# 肩痛・拘縮肩に対する Fascia リリース
肩関節周囲炎を中心に

Fasciaの評価と治療

# 肩痛・拘縮肩に対するFasciaリリース
### 肩関節周囲炎を中心に

編集主幹
**木村裕明**

編集
**高木恒太朗**
**並木宏文**
**小林 只**

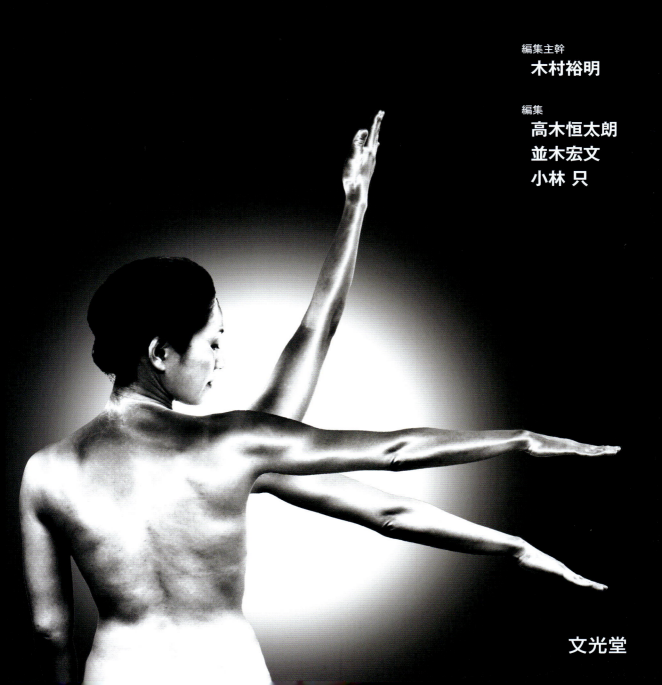

文光堂

## ■編集主幹

木村　裕明　木村ペインクリニック

## ■編　集

高木恒太朗　羽生総合病院漢方内科
並木　宏文　地域医療振興協会十勝いけだ地域医療センター
小林　　只　弘前大学医学部附属病院総合診療部

## ■編集協力

黒沢　理人　トリガーポイント治療院
鈴木　茂樹　木村ペインクリニック
浅賀　亮哉　木村ペインクリニック
谷掛　洋平　谷掛整形外科

## ■執　筆

木村　裕明　木村ペインクリニック
高木恒太朗　羽生総合病院漢方内科
並木　宏文　地域医療振興協会十勝いけだ地域医療センター
小林　　只　弘前大学医学部附属病院総合診療部
銭田　良博　株式会社ゼニタ銭田治療院千種駅前
吉村　亮次　bright 鍼灸院
鳥居　　諭　塩釜鍼灸治療室

## ■執筆協力者（五十音順）

黒谷　一志　隠岐広域連合立隠岐島前病院
白石　吉彦　隠岐広域連合立隠岐島前病院
渡海　守人　船橋整形外科スポーツ医学・関節センター肩関節・肘関節部門
朴　　基彦　ぱくペインクリニック
平野　貴大　中泊町国民健康保険小泊診療所
峰　　真人　みね鍼灸院
吉田　眞一　よしだ整形外科クリニック

## ■協力

一般社団法人日本整形内科学研究会（JNOS）
一般社団法人日本超音波鍼灸協会（JAU）

# 推薦のことば

　近年，さまざまな痛みに対する治療としてエコーガイド下の fascia リリースが盛んに用いられるようになってきました．疼痛を主訴とする運動器疾患の治療で最も重要なのは，痛みの発痛源・悪化因子を見極めるための診察，すなわち，問診・触診・動作・可動域評価などの機能解剖学的評価による原因診断といえます．前書「Fascia リリースの基本と臨床」では，fascia と機能解剖学の観点から，代表的な治療部位の紹介に加えて，症状分析・診察方法，エコー画像による解剖，基本的手技，注射に用いる針や薬液までが，動画とともに詳しく解説され，実際に fascia リリースの臨床現場への導入を考えている医師だけではなく，fascia リリースについて理解を深めたい多くの医療従事者にとって総論を学ぶための最適な書だと思います．

　第2作目である本書は，fascia リリースの適応と治療手技に関する各論の第一弾として，fascia の観点から肩関節周囲炎を再整理し，肩痛・拘縮肩に対する新たな保存療法への道を提案しています．肩痛・拘縮肩診療を進めるにあたって，編著者らの臨床経験から紡ぎだされた「基本的フローチャート」は初学者が肩痛・拘縮肩診療を始めるための手引きとして，各動作に応じた詳細な発痛源の評価方法は発痛源評価に困った時のリファレンスとして有用です．さらに，各診察方法や治療手技が豊富な図表と動画で詳細に解説されています．

　肩痛・拘縮肩診療においては，fascia リリース後の理学療法や生活指導も重要です．医師と理学療法士・鍼灸師などのセラピストが互いに連携し合うことで，より高くかつ持続的な治療効果が得られます．一方，手術が必要な場合には躊躇せず手術に踏み切ることも必要です．これら適応と判断を踏まえ，本書にある技術を習得し活用することが肩痛・拘縮肩で困っている患者さんの笑顔につながるものと期待します．

船橋整形外科病院 スポーツ医学・関節センター　菅谷啓之

# 序文

2017年3月7日，「fasciaリリースの入門書」にあたる「Fasciaの評価と治療」シリーズの第一弾として「解剖・動作・エコーで導くFasciaリリースの基本と臨床」が刊行されました．大きな反響とともに，整形外科・ペイン・プライマリケア関係の各種学会，および各種メディアでも扱われるようになりました．2018年4月には「Medical frontiers（NHK）」を通じて，海外190ヵ国に本手技が紹介され，世界的にも注目されつつあります．また，6月には約30年ぶりの改訂となるICD-11（国際疾病分類の第11回改訂版）がWHO（世界保健機関）から公表されました．ICD-11にはfasciaがBody Tissues（体組成の基本構造）に追加されました．

今回は，当初よりご要望をいただいていました各論の第一弾として，いわゆる"肩関節周囲炎"の評価治療に関する本書を刊行する運びになりましたが，刊行までの約2年間の執筆編集期間にはさまざまな試行錯誤がありました．

病名や疾患に関する現状の定義では，十分に説明ができない事象も多く，用語レベルの議論が必要でした．特に，凍結肩とfrozen shoulderの国内外の定義の差異，肩関節周囲炎の「周囲」と「炎症」の定義など疾患概念自体の曖昧さ，そして治療対象としての解剖部位の表現の困難さを適切に扱うことは，本書を執筆編集する上の最大の課題でした．

生理食塩水注射によるfasciaリリースは，筋膜だけでなく靱帯，腱，脂肪組織などさまざまなfasciaに有効なことを前書で記載しました．「肩関節周囲炎・凍結肩」に対して，烏口上腕靱帯および関節包＋肩甲下筋腱のリリースが，可動域改善のブレークスルーとなりました．この解剖学的部位を臨床的・エコー解剖的・マクロ解剖学的に検討したところ，関節包および腱板筋群の筋内腱・停止腱は組織的には連続しており，エコーガイド下であっても治療対象として明確に分離することは現状で困難であることがわかりました．そのため，烏口上腕靱帯が，最近の解剖学的知見から烏口上腕靱帯複合体と理解されているように，本書では「関節包複合体（関節包とそれに付着する筋内腱および靱帯）」という新概念を提案しました．今後は，分類学としての解剖学（議論するための恣意的な解剖学的境界の設定）を「現物を現物として認識し，表現する」という観点で再考する必要性を感じています．関節包複合体に対するリリースは，実は肩関節だけでなく肘関節，股関節，膝関節などにも応用できます．frozen shoulderに対して，frozen elbow，frozen hip，frozen kneeとでも言う病態があると考えています．これらについては今後，それぞれの各論で詳しく論じていく予定です．

本書は，肩痛・拘縮肩に対して，できるだけシンプルな一連の評価法と治療頻度の高い手技の融合を目指しました．基本診療フローチャートを中心に，各可動域評価に応じた発痛源評価，多様な診療現場で診療のヒントとなるような評価方法を，豊富な動画とオリジナルのイラストで丁寧かつ詳細にまとめました．その結果，当初予定していたより大幅に出版が遅れましたが，肩関節周囲炎の治療を根本的に改革する可能性のある充実した内容になったと自負しております．

上述のごとく，発痛源は筋膜を含むfascia全体であり，治療対象となる疾患カテゴ

リーも筋膜性疼痛症候群（MPS）ではなく fascial pain syndrome とも言うべき新概念が必要になりつつあります．そのため，我々の所属する研究会も大きく変化しました．MPS 研究会は廃止となり，新たに一般社団法人日本整形内科学研究会（JONS）が 2018年 4 月に発足しました．JONS は，fascia に関係する運動器疼痛および難治性疼痛などにおける診療・学術・教育・研究の発展を主目的として設立された，医師，歯科医師，医療系資格保持者などによる非営利型一般社団法人です．また，MPS 研究会と同様に多職種連携による患者の QOL の向上を基本理念とし，既存の学会と適切な連携を通じた社会貢献を目指すものです．

臨床的治療技術の進歩は著しいものですが，基礎的研究も進んできました．人体の異常な fascia の電気生理学的特徴に関する研究に加えて，日本大学医学部機能形態学系生体構造医学分野　相澤　信教授のご協力のもと，御献体におけるエコーガイド下 fascia リリースの基礎研究を進めています．

今回の書籍の執筆も「Fascia リリースの基本と臨床」と同様に限定公開 SNS 上で進められ，校正の段階では TV 会議システムの画面共有機能を活用しました．羽生総合病院の高木恒太朗先生は，本分野を適切に伝えるためのカバーデザインをはじめ多くのオリジナルの図の作成や治療手技の文書作成などを手がけました．十勝いけだ地域医療センターの並木宏文先生は，全体の進行状況を執筆・編集の進捗管理をサポートしました．弘前大学医学部総合診療部の小林　只先生は，本書の理論的な記載の中心になっていただきました．特に発痛源評価では，次々に新しい手技が開発される中で，何回も根本的な改定を担いました．船橋整形外科病院の渡海守人先生は，凍結肩・肩関節周囲炎の病態理解に関する新たな仮説提示の深い議論をいただきました．塩釜鍼灸治療院の鳥居諭先生は，注射によるアプローチが難しい部位への効果的な MYORUB®（ミオラブ）の活用方法を提示いただきました．株式会社ゼニタの銭田良博先生，中泊町国民健康保険小泊診療所の平野貴大先生，一般社団法人超音波鍼灸協会の吉村亮次先生には，動作分析・可動域評価の動画・写真撮影にご協力いただきました．

最後に，勤務時間外に写真撮影などを手伝ってくださった当院看護師長の大谷桂子様，動画・静止画撮影に加えて，私の執筆・編集の補佐をしていただいた当院理学療法士の鈴木茂樹先生と浅賀亮哉先生，トリガーポイント治療院の黒沢理人先生，本書の発刊までいろいろ助言をくださった文光堂の中村晴彦様をはじめ，すべての関係者に心より御礼申し上げます．

この治療法の劇的な効果を目の当たりにすることは，医師にとっても喜びです．fascia への理解がなかったがゆえに困っていた多くの患者達への福音となることを期待します．

2018 年 6 月　編者を代表して

木村ペインクリニック院長／一般社団法人日本整形内科学研究会会長　木村裕明

**目　次** | **肩痛・拘縮肩に対する Fascia リリース**
肩関節周囲炎を中心に

## 1 肩関節の基本的機能解剖 ………………………………………………… 1

① 肩の解剖 ………………………………………………………………………… 2

② 肩関節運動　基本編 …………………………………………………………… 6

③ 肩関節評価　発展編 …………………………………………………………… 15

　　Column　骨盤と肩の関係 ………………………………………………… 33

## 2 評価・治療 ……………………………………………………………………… 35

① 肩痛患者の診療アプローチ …………………………………………………… 36

　　Column　肩疾患と画像診断の関係 ……………………………………… 46

② 肩関節周囲炎と凍結肩へのアプローチ方法の基本的考え方 …………… 47

③ 本書で提唱する肩関節周囲炎と凍結肩への臨床アプローチ法 ………… 54

　　Column　炎症所見＝ドプラ陽性ではない！ ………………………… 56

　　Column　早期の凍結肩と棘下筋 MPS の鑑別 ………………………… 58

④ 腱板断裂を合併している肩関節周囲炎 …………………………………… 92

## 3 注射の治療手技 ……………………………………………………………… 95

① アプローチ方法 ………………………………………………………………… 96

② 前　方 …………………………………………………………………………… 98

　1）烏口肩峰靱帯 ………………………………………………………………… 99

　2）烏口上腕靱帯（烏口突起側，上腕骨側）………………………………… 101

　3）三角筋/肩甲下筋 …………………………………………………………… 106

　4）三角筋/小胸筋（烏口突起付着部）……………………………………… 108

　5）上腕二頭筋長頭腱/横上腕靱帯，上腕二頭筋長頭腱/結節間溝入口部 … 110

　6）大胸筋/小胸筋 ……………………………………………………………… 115

　7）広背筋停止部 ………………………………………………………………… 117

③ 後　方 ················································································· 120

1) 三角筋/棘下筋，棘下筋下脂肪体，後方関節包複合体（棘下筋＋関節包）········· 120

2) 上腕三頭筋長頭腱/小円筋，四辺形間隙 ······································ 124

3) 菱形筋 ··············································································· 126

④ 側　方 ················································································· 128

1) 三角筋筋膜浅層 ··································································· 129

⑤ 外上方 ················································································· 131

1) 肩峰下滑液包，三角筋下滑液包 ·············································· 132

Column　SAB と PBF のエコー解剖 ·············································· 136

⑥ 内上方 ················································································· 137

1) 前鋸筋上部線維，肩甲下筋起始部（上部）··································· 138

2) 棘上筋＋上方関節包（肩甲骨付着部）········································ 141

⑦ 腋　窩 ················································································· 143

1) 肩甲下筋/前鋸筋 ································································· 143

2) 烏口腕筋/広背筋 ································································· 145

⑧ 関節包複合体 ········································································· 147

1) 総論（機能解剖，基本的評価・治療法）······································ 147

2) 上前方関節包複合体（①棘上筋＋関節包）··································· 154

3) 上前方関節包複合体（②腱板疎部）··········································· 156

4) 前方関節包複合体（①上部肩甲下筋腱＋関節包）···························· 158

5) 前方関節包複合体（②中部肩甲下筋腱＋関節包）···························· 162

6) 下前方関節包複合体 ····························································· 164

⑨ 神経リリースの基本的評価法 ····················································· 166

1) 肩甲上神経＋肩甲上動脈 ························································ 169

2) 橈骨神経溝 ········································································· 171

## 4 注射以外の治療方法 — 175

① 総 論 — 176
② 鍼 — 177
③ 徒 手 — 179
④ 生活指導 — 182
Column 局所血流 — 187
⑤ 薬物療法 — 188

## 5 【論考】fascia からみた肩関節周囲炎の病態と治療 — 191

① 肩関節の可動域制限をきたす病態・治療方法 — 192
Column 凍結肩の海外事情の 1 コマ — 194
Column 痙縮，固縮，拘縮の差異 — 195
Column エコーでわかる？ disuse の筋と overuse の筋 — 206

索 引 — 207

著者，編集者，監修者ならびに弊社は，本書に掲載する医薬品情報等の内容が，最新かつ正確な情報であるよう最善の努力を払い編集をしております．また，掲載の医薬品情報等は本書出版時点の情報等に基づいております．読者の方には，実際の診療や薬剤の使用にあたり，常に最新の添付文書等を確認され，細心の注意を払われることをお願い申し上げます．

**Fascia の評価と治療**
**肩痛・拘縮肩に対する Fascia リリース**

# 動画ウェブサイトのご案内

　本書に掲載した手技などの動画を専用ウェブサイトに掲載しています．ぜひご覧ください．関連動画のある項目については，各項目内に WEB動画 ▶ マークを付して示しています．

　動画閲覧には会員登録が必要です．動画ウェブサイトの公開は 2018 年 8 月下旬を予定しております．弊社ホームページ https://www.bunkodo.co.jp/ にアクセスいただき，会員登録の上，ご利用ください．

　なお会員登録は無料ですが，動画閲覧にかかる通信料は利用者のご負担になります．

# 肩関節の基本的
# 機能解剖

# 1

# 1 肩関節の基本的機能解剖

## ①肩の解剖

■ポイント
> 肩関節は，解剖学的関節（肩甲上腕関節，肩鎖関節，胸鎖関節）と機能的関節（肩甲胸郭関節，肩峰下関節）で構成される．
> 肩関節は，靱帯・筋などにより，上腕骨，肩甲骨，体幹（胸郭，腹部）などと解剖学的に連結し，複雑な複合動作を可能にする．

肩関節（けんかんせつ）は，狭義としては肩甲骨と上腕骨の形成する球関節（肩甲上腕関節）である．一方，広義としては肩甲骨・上腕骨・鎖骨・胸骨・肋骨が連動して動く肩複合体として，肩甲上腕関節（第1肩関節），機能的関節としての肩甲胸郭関節（肩甲骨と胸郭との間の関節），機能的関節としての肩峰下関節（第2肩関節），肩鎖関節（肩峰関節面と鎖骨肩峰端にある関節面との間の平面関節），胸鎖関節（胸骨と鎖骨との間の関節で，形態学的には鞍関節，機能的には球関節）で構成される．さらに，本書では上肢挙上という観点で脊椎の側屈・回旋の影響も扱った．

### 肩を構成する骨

肩関節を構成する骨は，肩甲骨，上腕骨，鎖骨，胸骨，肋骨である．

肩甲骨は，三角形の扁平骨の形状で，胸郭の背側上外部で第2～8肋骨の間に位置する．肩甲骨の腹側の凹面は肩甲下窩と呼ばれ肩甲下筋が起始する．背側の凸面には上1/3の位置に肩甲棘と呼ばれる隆起がある．肩甲棘より上には棘上窩，下には棘下窩がありそれぞれ同名の筋が起始する．肩甲棘は肩関節臼蓋よりさらに外側に張り出して肩峰に移行する．肩関節臼蓋の上前方には烏口突起があ

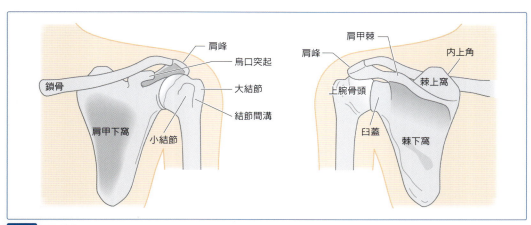

図1 肩を構成する代表的な骨

り，多くの靱帯や筋が付着する．

上腕骨は，半球状の上下端を有する長管骨として，上は肩甲骨に，下は尺骨・橈骨に連なる．上腕骨頭の前面には小結節，外側部には大結節がある．両結節の間にある溝は結節間溝と呼ばれ上腕二頭筋長頭腱が走行する．

鎖骨は胸骨と肩甲骨を連結するS状の骨で，上肢と体幹を連結する唯一の骨である．胸骨との間に胸鎖関節を肩甲骨との間に肩鎖関節を構成する．

胸骨は胸郭前面の正中部にある扁平骨であり，上から胸骨柄・胸骨体・剣状突起からなる．第1～7肋軟骨および鎖骨と連結して，胸鎖関節および胸肋関節を形成する．

肋骨は扁平長骨で，左右12対あり，後方で胸椎と連結して胸郭を構成する．

## 関節（図2）

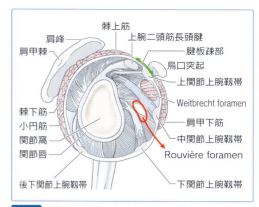

**図2** 肩甲上腕関節の支持構造（断面像）

肩運動に関わる関節には滑膜や関節包など関節構造を備えた解剖学的関節と，関節構造を持たないが関節に類似した機能を持つ機能的関節がある．解剖学的関節には肩甲上腕関節，肩鎖関節，胸鎖関節があり，機能的関節には肩甲胸郭関節，第2肩関節，烏口鎖骨間メカニズムがある．ここでは，肩甲上腕関節，肩甲胸郭関節，第2肩関節について概説する．

### 1. 肩甲上腕関節

肩甲上腕関節（glenohumeral joint：GHJ）は肩甲骨臼蓋，上腕骨頭，腱板，関節包，靱帯などの組織で構成されるが，関節構成組織は，総じて，外層を網状コラーゲン組織，内層を滑膜が覆っている．肩甲骨の臼蓋は上腕骨頭に比べて面積が小さく，上腕骨頭の約1/4を覆う．肩関節は，その広い可動域を叶えるために，関節を固定する目的である関節包靱帯の強度は，股関節や仙腸関節などに比較して弱い．ゆえに，肩甲骨の関節唇の存在は関節の安定性を高め，腱板は関節の動作

安定性の重要な要素となる．

関節包の定義は種々あるが，Giovanni Di Giacomoらの書籍「Atlas of Functional Shoulder Anatomy, 2008」のものが明快である：肩関節包は特異方向に配列した線維群のバンド（特に，関節包靱帯を指す）で強化された複合的構造（原文：the joint capsule of the shoulder is a complex structure reinforced by bands of specifically oriented fibers）．関節包の一部としての関節包靱帯は，肩甲上腕関節の関節包の一部が索状に肥厚したものとされることが多いが，比較的柔らかい関節包の中に，しっかりとした線維性結合組織として存在する．しかし，上関節上腕靱帯（SGHL）を例に見ても，その太さや強度には亜型が多く，関節包靱帯の個体差は大きい．関節包および関節包靱帯の詳細は別記する（147頁参照）．なお，烏口上腕靱帯や烏口肩峰靱帯などは各論で詳述する（詳細は99～105頁参照）．

腱板は棘上筋腱，棘下筋腱，小円筋腱，肩甲下筋腱の4つから構成され，回旋筋腱板とも呼ばれる（後述）．棘上筋腱と肩甲下筋腱の間には，結合組織で構成される腱板疎部がある．肩関節周囲炎では，腱板疎部の摩耗・瘢痕・伸張性低下は，外旋可動域制限の重要な因子である．

肉眼解剖・組織学的にも腱板の付着部と関

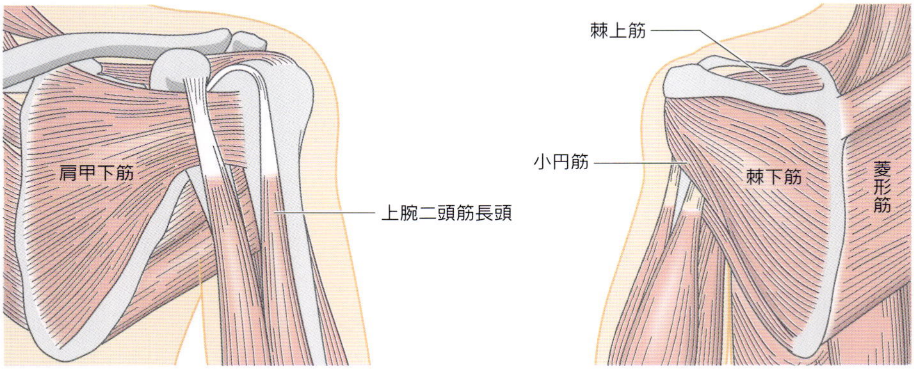

1　肩関節の基本的機能解剖

**図3** 腱板筋群の構成
肩甲帯の前面（左）および後面（右）．三角筋，僧帽筋，大胸筋，小胸筋，および胸郭を取り除き，腱板を示した．

節包は分離不可能であり，組織的連続性がある．そのため，本書の総論に位置する書籍「Fasciaリリースの基本と臨床」（文光堂，2017）でも，関節＝joint space（関節腔）＋fascia（結合組織）と提案した．本書の最終章では，この観点から肩関節周囲炎・凍結肩の病態の再整理を試みた．

### 2．肩甲胸郭関節

　肩甲骨の肋骨面と胸郭は古くから機能的関節と考えられてきた．肩甲骨と体幹を連結するのは解剖学的関節である肩鎖関節と，僧帽筋，前鋸筋，大・小菱形筋，肩甲挙筋，小胸筋の6つの筋である．これらは共同して肩甲帯を固定し，肩関節の可動域を増大させ，さらに肩甲上腕関節の運動を補って肩関節の筋力増大などの機能を果たしている．

### 3．機能的関節としての肩峰下関節（第2肩関節）

　この構造も肩の重要な機能学的関節である．肩峰，烏口肩峰靱帯，烏口突起により構成される烏口肩峰アーチの直下には肩峰下滑液包（subacromial bursa：SAB）があり，腱板，上腕骨大結節の円滑な滑動を実現している．烏口肩峰アーチは上腕骨頭の過度な上方移動を制限しつつ腱板を保護し，さらに棘上筋を上方から押さえることで関節運動の支点形成

力を高めている．

#### 主要な筋群

　肩甲上腕関節は，上方は棘上筋，前方は肩甲下筋，後方は棘下筋と小円筋によって連続的に包まれている（前上部の腱板疎部と下部は除く）（図3）．これらの筋は，筋の腱が一塊となってみえる，肩関節の回旋作用を持つ，などの特徴から，肩関節を被う腱性部は回旋筋腱板（rotator cuff）と呼ばれている．なお，腱板は関節包に付着し，組織学的に連続している．また，広義の肩関節に関わる筋群の名称および起始停止を一覧で提示する（**表1**）．

**参考文献**
1) Arai R, et al：The anatomy of the coracohumeral ligament and its relation to the subscapularis muscle. J Shoulder Elbow Surg 23：1575-1581, 2014
2) Boyle S, et al：Shoulder arthroscopy, anatomy and variants-part 2. Orthopaedics and Trauma 23：365-376, 2009
3) Wilson WR, et al：Variability of the capsular anatomy in the rotator interval region of the shoulder. Journal of Shoulder and Elbow Surgery 22：856-861, 2013
4) Di Giacomo G, et al：Atlas of Functional Shoulder Anatomy, Springer, 2008

① 肩の解剖

**表1** 肩関節に関わる各筋群の名称と起始停止

| 連結部位 | 筋 | | 起始 | 停止 |
|---|---|---|---|---|
| 体幹と肩甲骨 | 僧帽筋 | | 後頭骨下部～第12胸椎棘突起 | 肩甲棘，肩峰，鎖骨外側部 |
| | 大・小菱形筋 | | 第5頸椎～第5胸椎棘突起 | 肩甲骨内側縁の下2/3 |
| | 肩甲挙筋 | | 第1～4頸椎の横突起 | 肩甲骨内側縁の上1/3 |
| | 小胸筋 | | 第3～5肋骨前面 | 烏口突起 |
| | 鎖骨下筋 | | 第1肋骨前面 | 鎖骨下面 |
| | 前鋸筋 | | 第1～9肋骨の側面 | 肩甲骨の上角，内側縁，下角 |
| 体幹と上腕骨 | 広背筋 | | 第7～12胸椎・全腰椎の棘突起，腸骨稜 | 上腕骨小結節稜 |
| | 大胸筋 | | 鎖骨，胸骨，第1～6肋骨，腹直筋鞘 | 上腕骨大結節稜 |
| | 三角筋 | | 鎖骨，肩甲棘，肩峰 | 上腕骨三角筋粗面 |
| 肩甲骨と上腕骨 | 腱板 | 棘上筋 | 肩甲骨棘上窩 | 上腕骨大結筋 |
| | | 棘下筋 | 肩甲骨棘下窩 | 上腕骨大結筋 |
| | | 小円筋 | 肩甲骨外縁 | 上腕骨大結筋 |
| | | 肩甲下筋 | 肩甲下窩 | 上腕骨小結筋 |
| | 大円筋 | | 肩甲骨下角 | 上腕骨小結節稜 |
| | 上腕二頭筋 | | 長頭：肩甲骨関節上結筋<br>短頭：烏口突起 | 橈骨粗面，一部前腕筋膜 |
| | 上腕三頭筋 | | 長頭：肩甲骨関節下結筋<br>内側頭：内側上腕筋間中窩<br>外側頭：上腕骨大結筋下部 | 尺骨肘頭 |
| | 烏口腕筋 | | 烏口突起 | 上腕骨小結節稜の下方 |

## ②肩関節運動　基本編

■ポイント
> 肩関節運動には，屈曲，伸展，外転，内転，水平屈曲，水平伸展，1st 内旋，1st 外旋，2nd 内旋，2nd 外旋，3rd 内旋，3rd 外旋がある．加えて，臨床的に頻用する複合動作として，結帯動作，結髪動作がある．
> 上記の基本的評価を習得することは，多職種連携のための共通言語習得を意味する．

### 肩関節運動

　肩関節は非常に大きな可動性を持ちさまざまな方向に動く．ここでは肩関節の運動を表現する用語（屈曲，伸展，外転，内転，水平屈曲，水平伸展，1st 内旋・外旋，2nd 内旋・外旋，3rd 内旋・外旋）について説明する．初学者には，難しく感じるかもしれない．しかし，これは肩の運動器診療において「共通言語の習得」であり，診察を専門家に適切にコンサルトができるようになる最低限の段階である．具体的には，「2nd 外旋動作で肩前面の伸張時痛が残る患者の一例」というように伝えられるようにすることが目標となる．

#### 各動作の概説

　まずは全体像を提示する（図1）．内旋・外旋に関しては，上肢の肢位によって区別される（図2）．上腕骨の長軸を軸として手背の方向への回転を外旋，手掌の方向への回転を内旋と呼ぶ（図2）．これらの一連の診察

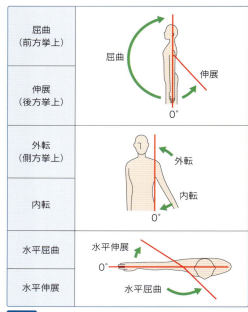

図1　肩運動の基本

方法を示す（WEB動画）．次に動作ごとの可動域評価方法を，ポイントを含めて記載する．
● 屈曲挙上（前方挙上）：上肢を前方に挙上す

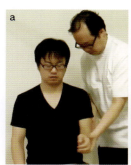
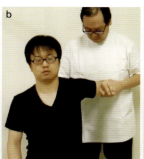
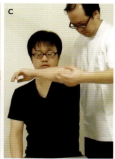

図2　上肢の肢位
a　第1肢位（1st：ファースト）：上腕骨を体側に接した状態で肘関節を90°屈曲し正しく手掌が内側，手背が外側に向いた状態．
b　第2肢位（2nd：セカンド）：第1肢位から肩関節を90°外転した肢位．
c　第3肢位（3rd：サード）：第2肢位からさらに肩関節を90°水平屈曲した肢位．

② 肩関節運動　基本編

**図3** 肩関節屈曲挙上による他動的関節可動域（passive ROM：pROM）の評価方法：**正常**

検者は右手で患者の肩峰と鎖骨を押さえる．患者に力を抜いてもらう．検者は左手で前腕を保持してゆっくりと挙上させる．
a　開始前
b　肩甲骨固定状態での屈曲挙上（肩甲上腕関節の評価）．正常では90°．
c　頚部代償動作が生じないように固定，肩甲骨と鎖骨の運動は固定せずに屈曲挙上（肩甲骨と鎖骨運動の評価）．正常では160°．

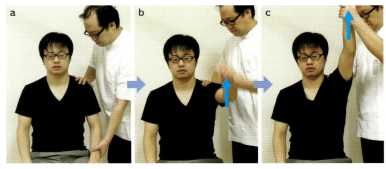

**図4** 肩関節屈曲挙上によるpROMの評価方法：**異常**

検者は右手で患者の肩峰と鎖骨を押さえる．患者に力を抜いてもらう．検者は左手で前腕を保持してゆっくりと挙上させる．
a　開始前
b　肩甲骨固定状態での屈曲挙上（肩甲上腕関節の評価）．90°まで上がらなければ異常．
c　頚部代償動作が生じないように固定して評価する．

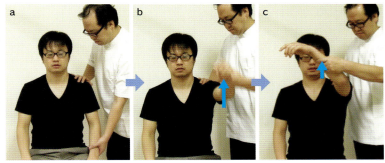

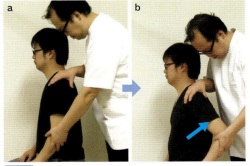

**図5** 伸展（pROM）の評価方法：**正常**

検者は右手で患者の肩峰と鎖骨を押さえる．患者に力を抜いてもらう．検者は左手で前腕を保持してゆっくりと挙上させる．
a　開始前
b　肩甲骨固定状態での伸展（肩甲上腕関節の評価）．正常では45°．

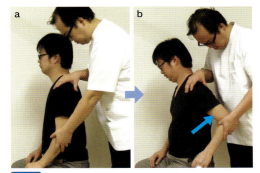

**図6** 伸展（pROM）の評価方法：**異常**

検者は右手で患者の肩峰と鎖骨を押さえる．患者に力を抜いてもらう．検者は左手で前腕を保持してゆっくりと挙上させる．
a　開始前
b　肩甲骨固定状態での伸展（肩甲上腕関節の評価）．正常では45°．

る運動（**図3**：正常，**図4**：異常，WEB動画▶）
- 伸展：上肢を後方に挙上する運動（**図5**：正常，**図6**：異常，WEB動画▶）
- 外転：上肢を外側に挙上する運動（**図7**：正常，**図8**：異常，WEB動画▶）

- 内転：上肢を内側に挙上する運動
- 水平屈曲（水平内転）：肩関節を90°外転させた状態で上肢を前方に動かす（**図9**：正常，**図10**：異常，WEB動画▶）．
- 水平伸展（水平外転）：肩関節を90°外転さ

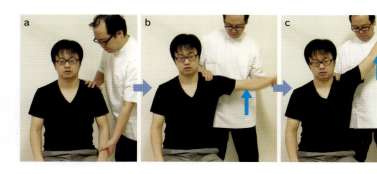

**図7** 肩関節外転挙上によるpROMの評価方法：**正常**

検者は右手で患者の肩峰と鎖骨を押さえる．患者に力を抜いてもらう．検者は左手で前腕を保持してゆっくりと挙上させる．
a　開始前
b　肩甲骨固定状態での屈曲挙上（肩甲上腕関節の評価）．正常では90°．
c　頚部代償動作が生じないように固定，肩甲骨と鎖骨の運動は固定しない（肩甲骨と鎖骨運動の評価）．正常では160°．

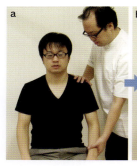 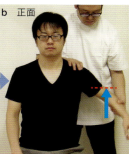 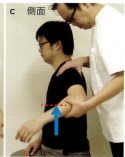

**図8** 肩関節外転挙上によるpROMの評価方法：**異常**

肩関節の外転は，正常では90°までは肩甲上腕関節の動きに起因し，異常の場合は90°まで上がらない．
a　検者は右手で患者の肩峰と鎖骨を押さえる．患者に力を抜いてもらう．
b，c　検者は左手で前腕を保持してゆっくりと挙上させる．

せた状態で上肢を後方に動かす（**図11**：正常，**図12**：異常， WEB動画 ）．

- 第1肢位での内旋，外旋はそれぞれ1st内旋（**図13**：正常，**図14**：異常， WEB動画 ），1st外旋（**図15**：正常，**図16**：異常， WEB動画 ）とも呼ばれる．
- 第2肢位での内旋，外旋はそれぞれ2nd内旋（**図17**：正常，**図18**：異常， WEB動画 ），2nd外旋とも呼ばれる（**図19**：正常，**図20**異常， WEB動画 ）．
- 第3肢位での内旋，外旋はそれぞれ3rd内旋（**図21**：正常，**図22**：異常， WEB動画 ），3rd外旋とも呼ばれる（**図23**：正常，**図24**：異常， WEB動画 ）．

順番はさまざまであるが，同じ方法で学習することで，定型的な診察が可能になる．一般的な可動域（ROM）評価の方法としては，「屈曲挙上→伸展→外転挙上→水平屈曲→水平伸展→1st内旋→1st外旋→2nd内旋→2nd外旋→3rd内旋→3rd外旋」である（**図25**， WEB動画 ）．

また，臨床で頻用される複合動作として，結帯動作（**図26, 27**），結髪動作がある．この2つは，本書での動作診察の基本として扱っている．臨床的な評価手順の一例として，複合動作を含めた一連の可動域評価の例も提示する（**図28**， WEB動画 ）．

- 結帯動作：伸展＋内旋＋内転（外転）（**図26**：正常，**図27**：異常， WEB動画 ）：発展編（31頁）で詳述．
- 結髪動作：屈曲＋外旋（＋外転）（ WEB動画 ）：発展編（32頁）で詳述．

② 肩関節運動　基本編

**図9** 肩関節 水平屈曲によるpROMの評価方法：**正常**

正常は135°．ポイントは肘が顎より対側まで動く．肩の前方移動の代償はない．
a　検者は右手で患者の肩峰と鎖骨を押さえる．患者に力を抜いてもらう．
b　検者は左手で前腕を保持してゆっくりと水平屈曲させる．

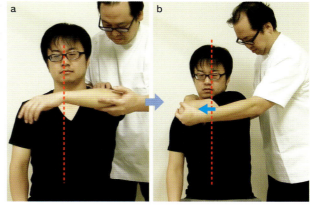

**図10** 肩関節 水平屈曲によるpROMの評価方法：**異常**

a　検者は右手で患者の肩峰と鎖骨を押さえる→肩の前方移動の代償を防ぐ．患者に力を抜いてもらう．
b，c　検者は左手で前腕を保持してゆっくりと水平屈曲させる．
異常では，肘が体の正中を越えないことが多い．

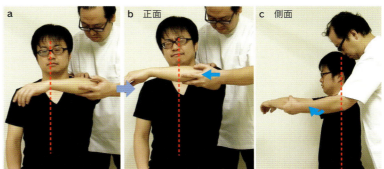

**図11** 肩関節水平伸展によるpROMの評価方法：**正常**

正常は30°（前額面より30°，以下の図の測定では125°）．
ポイントは肘が水平面で動くこと，肩の後方移動の代償がないように，検者は肩を保持する．
a　検者は右手で患者の肩甲骨を押さえる．患者に力を抜いてもらう．
b，c　検者は左手で肘〜前腕を保持してゆっくりと水平伸展させる．

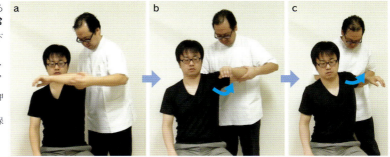

**図12** 肩関節水平伸展によるpROMの評価方法：**異常**

a　検者は右手で患者の肩甲骨を押さえる．患者に力を抜いてもらう．
b，c　検者は左手で肘〜前腕を保持してゆっくりと水平伸展させる．
肩甲胸郭関節の代償動作がでないように評価する．

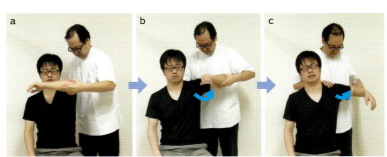

# 1 肩関節の基本的機能解剖

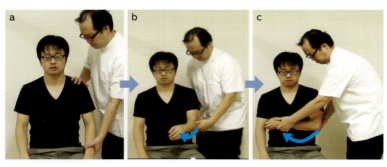

**図13** 肩関節1st内旋による pROMの評価方法：**正常**

a 患者に力を抜いてもらう．検者は右手で患者の肩峰と鎖骨を押さえる．
b，c 検者は左手で前腕を保持して，**「脇を締めて」**ゆっくりと内旋させる．
正常では，腹部に手掌がつく．

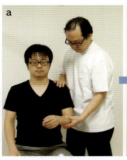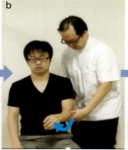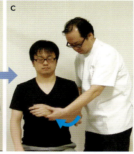

**図14** 肩関節1st内旋による pROMの評価方法：**異常**

a 患者に力を抜いてもらう．検者は右手で患者の肩峰と鎖骨を押さえる．
b，c 検者は左手で前腕を保持して，**「脇を締めて」**ゆっくりと内旋させる．
手掌が腹部につかない場合は，凍結肩などの関節包病変も考慮する．

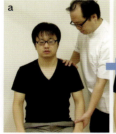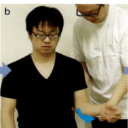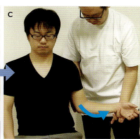

**図15** 肩関節1st外旋による pROMの評価方法：**正常**

a 正常は60°．患者に力を抜いてもらう．検者は右手で患者の肩峰と鎖骨を押さえる．
b，c 検者は左手で前腕を保持して，**「脇を締めて」**ゆっくりと外旋させる．正常では90°．

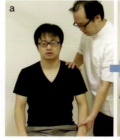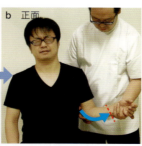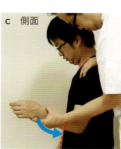

**図16** 肩関節1st外旋による pROMの評価方法：**異常**

正常では60°までは肩甲上腕関節の前方成分の硬さに起因することが多い．
a 検者は右手で患者の肩峰と鎖骨を押さえる．患者に力を抜いてもらう．
b，c 検者は左手で前腕を保持して，**「脇を締めて」**ゆっくりと外旋させる．
代償動作としての脊椎伸展に注意して評価する．

② 肩関節運動　基本編

**図 17** 肩関節 2nd 内旋による pROM の評価方法：**正常**

正常は 90°．肩の前方の硬さがポイント．
a　検者は右手で患者の肩峰と鎖骨を押さえる．患者に力を抜いてもらう．
b　検者は左手で前腕を保持してゆっくりと外転 90°（可能な範囲）+ 内旋動作．

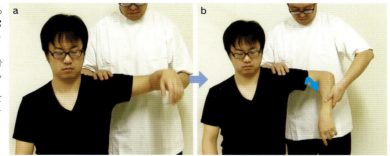

**図 18** 肩関節 2nd 内旋による pROM の評価方法：**異常**

a　検者は右手で患者の肩峰と鎖骨を押さえる．患者に力を抜いてもらう．
b　検者は左手で前腕を保持してゆっくりと外転 90°（可能な範囲）+ 内旋動作．
頸部や肩甲胸郭関節の代償動作に注意して評価する．

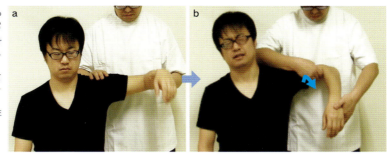

**図 19** 肩関節 2nd 外旋による pROM の評価方法：**正常**

正常は 90°．
a　検者は右手で患者の肩峰と鎖骨を押さえる．患者に力を抜いてもらう．
b　検者は左手で前腕を保持してゆっくりと外転 90°（可能な範囲）+ 外旋動作．

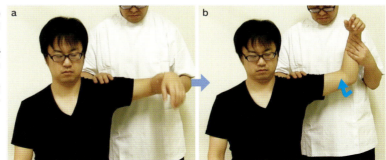

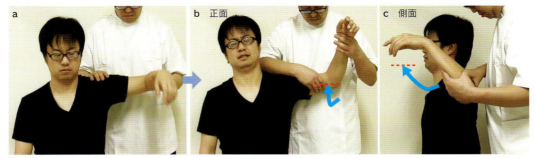

**図 20** 肩関節 2nd 外旋による pROM の評価方法：**異常**

ほとんどの場合は，肩前面の硬さに起因する．頸部も屈曲代償が起きることが多い．
a　検者は右手で患者の肩峰と鎖骨を押さえる→肩の前方移動の代償を防ぐ．患者に力を抜いてもらう．
b，c　検者は左手で前腕を保持してゆっくりと外転→外旋させる．

1 肩関節の基本的機能解剖

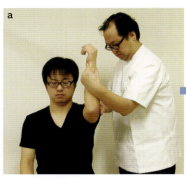
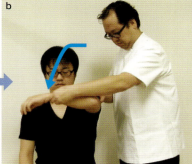

**図21** 肩関節3rd内旋による pROMの評価方法：**正常**

正常は90°．
a 検者は右手で患者の肩峰と鎖骨を押さえる．患者に力を抜いてもらう．
b 検者は左手で前腕を保持してゆっくりと屈曲90°（可能な範囲）＋内旋動作．

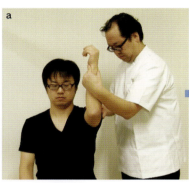
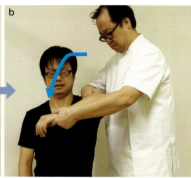

**図22** 肩関節3rd内旋による pROMの評価方法：**異常**

a 検者は右手で患者の肩峰と鎖骨を押さえる．患者に力を抜いてもらう．
b 検者は左手で前腕を保持してゆっくりと屈曲90°（可能な範囲）＋内旋動作．
肩が挙上しないように注意して評価する．

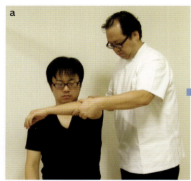
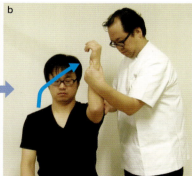

**図23** 肩関節3rd外旋による pROMの評価方法：**正常**

正常は90°．
a 検者は右手で患者の肩峰と鎖骨を押さえる．患者に力を抜いてもらう．
b 検者は左手で前腕を保持してゆっくりと屈曲90°（可能な範囲）＋内旋動作．

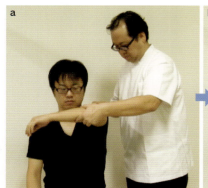
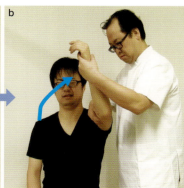

**図24** 肩関節3rd外旋による pROMの評価方法：**異常**

a 検者は右手で患者の肩峰と鎖骨を押さえる．患者に力を抜いてもらう．
b 検者は左手で前腕を保持してゆっくりと屈曲90°（可能な範囲）＋内旋動作．

② 肩関節運動　基本編

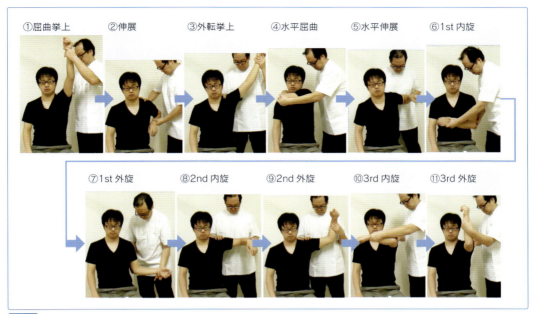

図25　肩関節：全可動域診察の一般的な手順

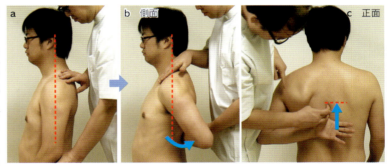

図26　結帯動作によるpROMの評価方法：**正常**

肩の前方移動の代償はない．正常：Th6〜7まで母指が届く，あるいは体側の肩甲骨を触れる．肩甲骨も胸郭から浮き上がっている：前傾と下方回旋が起きる．肩甲骨の外旋は起きない．
a　検者は右手で患者の肩峰と鎖骨を押さえる．患者に力を抜いてもらう．
b，c　検者は左手で前腕を保持してゆっくりと伸展・結帯動作をさせる．

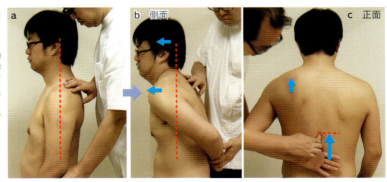

図27　結帯動作によるpROMの評価方法：**異常**

肩関節の伸展・結帯動作に制限がある場合は，肩の前方移動の代償が働く．頚部も前方移動する．母指がTh10までしか上がっていない．肩甲骨が胸郭から浮かず，肩甲骨の上方移動の代償が働く．
a　検者は右手で患者の肩峰と鎖骨を押さえる→肩の前方移動の代償を防ぐ．患者に力を抜いてもらう．
b，c　検者は左手で前腕を保持してゆっくりと伸展させる．

13

1 肩関節の基本的機能解剖

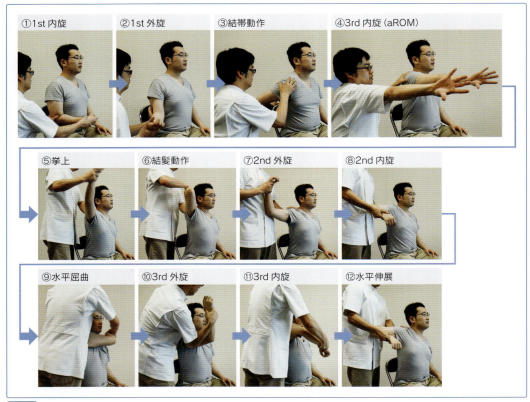

図28 肩関節
複合動作を含めた一連の可動域評価の例

③ 肩関節評価　発展編

## ③肩関節評価　発展編

■ ポイント
> 関節可動域には，自動関節可動域 active ROM と他動関節可動域 passive ROM がある．前者は筋の収縮性（収縮痛）を，後者は組織の伸張性（伸張痛）を評価できる．

> 各関節運動は，肩甲上腕関節，第 2 関節，肩甲胸郭関節，胸鎖関節，肩鎖関節，椎体などの複合運動であり，それぞれ収縮痛と伸張痛がある．

> 各動作に応じた頻度の高い発痛現を中心に実践していくことが大事である．

可動域制限の種類の見立て方法の基本を先に提示する（**表 1**）．動作分析・可動域診察は，自動関節可動域（active ROM：aROM）と他動関節可動域（passive ROM：

**表1** 肩の動作・可動域評価の基本的な考え方

| 治療部位 | その理由 |
| --- | --- |
| 動作筋・収縮する筋 | pROM 制限より aROM 制限が大きい時（pROM > aROM）<br>収縮痛（ギュー，ズーンなどの自覚症状）の時 |
| 伸張される組織（拮抗筋や靱帯など） | pROM 制限と aROM 制限が同程度の時（pROM ≒ aROM）<br>伸張痛（突っ張り感，一瞬のズキンなどの自覚症状）の時 |

| 種類 | 意味 | 肩甲骨運動 | 評価できる関節 |
| --- | --- | --- | --- |
| aROM | 患者自身による運動を評価 | 固定しない | ① 肩甲上腕関節，第 2 肩関節<br>② 肩鎖関節，胸鎖関節，肩甲胸郭関節<br>③ 椎体の代償動作 |
| | | 固定する | ① 肩甲上腕関節，第 2 肩関節 |
| pROM | 検者による（他動的）運動を診察・評価 | 固定しない | ① 肩甲上腕関節，第 2 肩関節<br>② 肩鎖関節，胸鎖関節，肩甲胸郭関節 |
| | | 固定する | ① 肩甲上腕関節，第 2 肩関節 |

### 【基本診察のまとめ】（より詳細は 55 頁を参照）

- pROM は純粋に組織の伸張制限を評価できる．aROM は組織の伸張性と筋の収縮性の両者を評価できる．そのため，aROM の評価は pROM よりも異常に対する感度が高く，aROM で異常がなければ pROM の診察を必ずしも実施する必要はない（本項の診察は原則，aROM → pROM という評価手順となっている）．
- pROM 制限と aROM 制限が同程度の場合は，組織の伸張制限の要素（例：1 st 外旋ならば肩前面の組織の伸張制限）を考慮する[1]．
- pROM 制限より aROM 制限が大きい場合は，筋の収縮痛の要素を考える．この際，主動筋の等尺性収縮と拮抗筋の伸張性収縮の両者が生じている．ズーンという重だるい症状が自覚される場合は主動筋による収縮痛を考え，突っ張り感や引っ張られるような症状が自覚される場合は拮抗筋の伸張痛（伸張性収縮痛を含む）を考える[2]．また，筋の治療部位も，収縮痛の時は筋腹や筋腱移行部を，伸張痛の時は筋同士の滑走性低下や付着部の治療を優先して行う．また，aROM 制限が強い場合は腕神経叢などの頚部病変による筋異常収縮を検討する．
- pROM の評価の際，最終可動域に弾性抵抗を認める場合は筋の伸張制限を，動きに弾力性がなく最終可動域に急にカチッとした制限を認める場合は靱帯の伸張制限や骨同士の接触を考慮する．
- 異常な fascia や筋を同定していく方法の一般論としては，「ある肩関節の動作に別の動作を加えることで，負荷がかかる筋や fascia の収縮性と伸張性を変化させ，関節可動域の変化を確認する」ことである．

## 1 肩関節の基本的機能解剖

pROM）がある．また，肩甲骨運動を固定する，固定しないで評価部位が異なる．両者の具体的診察の意味やその差異の認識が重要である．また，患者の自覚症状が，収縮痛か伸張痛かの判断も治療部位検索には大事となる．以下に，診察のポイントをまとめる．

### 肩甲上腕関節の評価

まずは，肩甲上腕関節に関して，各動作で使用する筋（動作筋：主動筋と補助筋）および各動作で伸張される組織に関して**表2**にそのまとめを提示する．収縮痛の時は，発痛

**表2** 肩甲上腕関節の動作（肩甲骨固定）

| 動作 | 動作筋 | 伸張される組織 |
|---|---|---|
| 屈曲 | ▪ 主動筋：三角筋前部線維，棘上筋前部線維，上腕二頭筋，烏口腕筋<br>▪ 補助筋：大胸筋鎖骨部 | ▪ 拮抗筋：棘下筋下部線維，小円筋，上腕三頭筋長頭，広背筋，大円筋，三角筋後部線維<br>▪ 棘下筋下脂肪体，後方関節包 |
| 伸展 | ▪ 主動筋：棘下筋下部線維，小円筋，上腕三頭筋長頭<br>▪ 補助筋：広背筋，大円筋，三角筋後部線維 | ▪ 拮抗筋：三角筋前部線維，烏口腕筋，棘上筋，大胸筋鎖骨部，上腕二頭筋，三角筋中部線維，小胸筋<br>▪ 第2肩関節（上方支持組織）：肩峰下滑液包<br>▪ 腱板疎部，上前方関節包 |
| 内転 | ▪ 主動筋：大胸筋，広背筋<br>▪ 補助筋：大円筋，三角筋前部線維，烏口腕筋，上腕二頭筋短頭 | ▪ 拮抗筋：三角筋，棘上筋，棘下筋，前鋸筋<br>▪ 上方関節包，棘上筋下脂肪体，三角筋下滑液包 |
| 外転 | ▪ 主動筋：三角筋中部線維，棘上筋，棘下筋上部線維，棘下筋下部線維<br>▪ 補助筋：三角筋前部線維，三角筋後部線維，前鋸筋 | ▪ 拮抗筋：大胸筋，広背筋，大円筋，三角筋前部線維，烏口腕筋，上腕二頭筋短頭<br>▪ 第2肩関節（上方支持組織）の癒着＋下方関節包 |
| 1st内旋 | ▪ 主動筋：肩甲下筋上部線維，大胸筋鎖骨部線維，大胸筋胸肋部線維<br>▪ 補助筋：三角筋前部線維，上腕二頭筋短頭，大円筋，広背筋，棘上筋前部線維 | ▪ 拮抗筋：棘下筋，棘上筋後部線維，三角筋後部線維，小円筋<br>▪ 上後方関節包 |
| 1st外旋 | ▪ 主動筋：棘下筋上部線維，棘下筋中部線維<br>▪ 補助筋：棘下筋上部線維，棘上筋後部線維，三角筋後部線維，小円筋 | ▪ 拮抗筋：肩甲下筋上部線維，大胸筋鎖骨部線維，大胸筋胸肋部線維，三角筋前部線維，上腕二頭筋短頭，大円筋，広背筋，棘上筋前部線維<br>▪ 腱板疎部，烏口上腕靱帯，上前方関節包，上関節上腕靱帯 |
| 2nd内旋 | ▪ 主動筋：肩甲下筋下部線維，大胸筋<br>▪ 補助筋：三角筋前部線維，大円筋，広背筋，上腕二頭筋短頭，烏口腕筋 | ▪ 拮抗筋：棘下筋下部線維，小円筋，三角筋後部線維<br>▪ 下後方関節包，棘下筋下脂肪体 |
| 2nd外旋 | ▪ 主動筋：棘下筋下部線維，小円筋<br>▪ 補助筋：三角筋後部線維 | ▪ 拮抗筋：肩甲下筋下部線維，大胸筋，烏口腕筋，三角筋前部線維，大円筋，広背筋，上腕二頭筋短頭<br>▪ 下前方関節包，中関節上腕靱帯，前下関節上腕靱帯 |
| 3rd内旋 | ▪ 主動筋：大胸筋鎖骨部線維，大円筋<br>▪ 補助筋：三角筋前部線維，肩甲下筋上部線維，広背筋 | ▪ 拮抗筋：棘下筋下部線維，小円筋，三角筋中部線維，三角筋後部線維<br>▪ 下後方関節包 |
| 3rd外旋 | ▪ 主動筋：棘下筋下部線維，小円筋，三角筋中部線維<br>▪ 補助筋：三角筋後部線維 | ▪ 拮抗筋：大胸筋鎖骨部，大円筋，広背筋，三角筋前部線維，肩甲下筋上部線維<br>▪ 下前方関節包 |
| 水平屈曲 | ▪ 主動筋：肩甲下筋，上腕二頭筋<br>▪ 補助筋：大胸筋鎖骨部線維，大胸筋胸肋部線維，三角筋前部線維，大円筋，烏口腕筋 | ▪ 拮抗筋：棘下筋中部線維（横線維），三角筋後部線維，上腕三頭筋，僧帽筋，広背筋<br>▪ 後方関節包，棘下筋下脂肪体 |
| 水平伸展 | ▪ 主動筋：棘下筋中部線維<br>▪ 補助筋：三角筋後部線維，上腕三頭筋，僧帽筋，広背筋 | ▪ 拮抗筋：肩甲下筋，上腕二頭筋，大胸筋鎖骨部線維，大胸筋胸肋部線維，三角筋前部線維，大円筋，烏口腕筋<br>▪ 前方関節包，烏口突起下滑液包 |

③ 肩関節評価　発展編

**表3** 肩甲胸郭関節の動作（肩甲骨の運動）

| 動作 | 動作筋 | 伸張される組織 |
|---|---|---|
| 挙上 | 僧帽筋上部線維，肩甲挙筋 | 僧帽筋下部線維 |
| 下制 | 僧帽筋下部線維 | 僧帽筋上部線維，肩甲挙筋 |
| 内転 | 菱形筋，僧帽筋中部線維 | 前鋸筋上部線維 |
| 外転 | 前鋸筋上部線維 | 菱形筋，僧帽筋中部線維 |
| 下方回旋 | 小胸筋，肩甲挙筋，菱形筋，前鋸筋上部線維，僧帽筋上部線維 | 前鋸筋下部線維，僧帽筋中部・下部 |
| 上方回旋 | 前鋸筋下部線維，僧帽筋上部・中部・下部 | 小胸筋，肩甲挙筋，菱形筋，前鋸筋上部線維 |
| 前傾 | 小胸筋，烏口腕筋，上腕二頭筋短頭 | 大菱形筋，僧帽筋下部線維，前鋸筋下部線維 |
| 後傾 | 大菱形筋，僧帽筋下部線維，前鋸筋下部線維 | 小胸筋，烏口腕筋，上腕二頭筋短頭，烏口上腕靱帯，烏口鎖骨靱帯 |

臨床のパターン：
① 猫背・肩内旋＋内転＝肩甲骨の外転，上方回旋の制限→治療部位：肩前部＋内転筋群（菱形筋，僧帽筋）＋下方回旋筋群（前鋸筋上部線維＋小胸筋＋肩甲挙筋）＋肩鎖関節，胸鎖関節，烏口鎖骨靱帯
② 上方支持組織の癒着例：肩甲骨の外転・下方回旋の代償作用

源を動作筋内に探し，伸張痛・伸張制限の時は発痛源を伸張される組織の中に探す．

### 肩甲胸郭関節の評価

肩甲胸郭関節は，肩甲骨と胸郭によって構成される関節であり，関節包や滑膜組織が存在しない．これらを備えた解剖学的関節と対比して機能的関節と呼ばれる．また，肩関節運動における機能的関節にはほかに烏口肩峰アーチと上腕骨で構成される第2肩関節（上方支持組織）がある．

まず，各動作の動作筋と伸張される組織を提示する（**表3**，**図1**）．

臨床的に考察頻度が高い2つのパターンは以下である．
- 肩挙上時の肩甲骨運動：肩甲骨の上方回旋→外転→挙上（**図2**, WEB動画▶）正常，異常．
- 挙上から戻す時の肩甲骨運動：肩甲骨の下制→内転→下方回旋（**図2**, WEB動画▶）正常，異常．

### 肩甲上腕関節と肩甲胸郭関節の評価

aROMとpROMの評価の差異とpROM

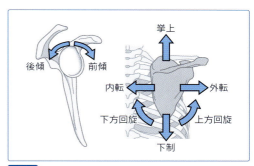

**図1** 肩甲胸郭関節の動作（肩甲骨の運動）

の評価方法には，スクリーニング評価と詳細評価の2種類がある．狭義の肩関節は「肩甲上腕関節」であり，肩関節の可動域に関係する関節群としての広義の肩関節は「肩甲上腕関節・肩鎖関節・胸鎖関節」の複合体である．また，機能的な可動域まで考慮すれば，肩甲骨運動も含まれるため「肩甲上腕関節・肩鎖関節・胸鎖関節＋第2肩関節＋肩甲胸郭関節」となる．

### 肩関節運動の一般化：肩甲上腕関節→肩甲胸郭関節→椎体まで

このように，肩関節の場合，aROMは「肩

17

1 肩関節の基本的機能解剖

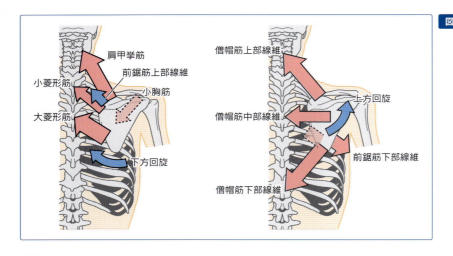

図2 下方回旋(左)と上方回旋(右)の動作筋

表4 肩関節動作の一般化

| 肩関節の運動 ||| aROM ||
| 可動域 | 関節 | 運動の種類 | 動作筋 | pROM |
| :--- | :--- | :--- | :--- | :--- |
| | | | | 伸張される組織 |
| ＜X度 | 肩甲上腕関節 | 屈曲，伸展，外転，内転，外旋，内旋，水平屈曲，水平伸展など | ・主動筋<br>・補助筋 | ・拮抗筋・腱<br>・靱帯<br>・脂肪体<br>・滑液包<br>・関節包 |
| X度〜Y度 | 肩甲胸郭関節 | 挙上・下垂・内転・外転・上方回旋・下方回旋など | ・主動筋<br>・補助筋 | ・拮抗筋・腱<br>・靱帯<br>・脂肪体 |
| Y度＜ | 椎体（骨盤） | 側屈・回旋・屈曲・伸展など | ・主動筋<br>・補助筋 | ・拮抗筋・腱<br>・靱帯 |

動き出しは，肩甲上腕関節で行われる．実際は，aROM でも肩甲骨の固定が必要であり，肩甲胸郭関節も作用している．明らかに肩甲胸郭関節の動作が生じるのは肩甲上腕関節の可動域終盤である．肩甲胸郭関節の最終可動域近くになると，目的の運動 A を補完するために椎体および骨盤の動作が開始する．
収縮痛の時は，動作筋を治療．伸張制限・伸張時痛の時は，伸張される組織を治療．

甲上腕関節・肩鎖関節・胸鎖関節＋第2関節＋肩甲胸郭関節」の複合運動の評価である．pROM はその診察方法により意味が変わる．上記5つの関節を別々に評価する方法もあるが，スクリーニングとしては，肩甲骨を固定しない aROM の評価，および肩甲骨を固定した pROM の「① 肩甲上腕関節および第2肩関節」の評価を推奨する．両者の評価の差分が，「② 肩鎖関節・胸鎖関節・肩甲胸郭関節」の評価となる．

上記の治療方針まで含めた一般化概念を提案する（表4）．肩甲上腕関節→肩甲胸郭関節（肩鎖関節・胸鎖関節・肩甲骨運動を含む）→椎体運動の順番で目的動作を補完するように身体を使う．

上腕骨は肩甲骨よりも重い．重い物体を持ち上げるには，厳密に言えば，肩甲上腕関節が動き出すときにも，軽いほう，即ち肩甲骨が十分に支えられている必要がある．具体的には，肩関節の外転時には，前鋸筋下部線維と僧帽筋の収縮により肩甲骨胸郭関節が安定し，主働筋である三角筋と棘上筋が作用することで，外転動作が可能になる．以下に，各動作を順に提示していく．

③ 肩関節評価　発展編

**表5** 外転挙上動作に関する運動

| 外転挙上 | | | 動作筋 | 伸張される組織 |
|---|---|---|---|---|
| <90° | 肩甲上腕関節 | 外転 | ・主動筋：三角筋中部線維，**棘上筋**，棘下筋上部線維，棘下筋下部線維<br>・補助筋：三角筋前部線維，三角筋後部線維 | ・拮抗筋（＝内転の動作筋）：大胸筋，広背筋，大円筋，三角筋前部線維，**烏口腕筋**，上腕二頭筋短頭<br>・第2肩関節（上方支持組織）：**肩峰下滑液包**，peribursal fat（PBF）<br>・下方関節包 |
| 90〜170° | 肩甲胸郭関節 | 外転 | ・主動筋：**前鋸筋上部線維**，肩甲下筋，棘下筋下部線維，小円筋，大円筋<br>・補助筋：棘上筋後部線維，棘下筋上部線維 | ・拮抗筋（＝内転の動作筋）：大菱形筋，小菱形筋，僧帽筋中部線維 |
| | | 上方回旋 | ・動作筋：前鋸筋下部線維，僧帽筋上部・中部・下部（肩甲棘） | ・拮抗筋（＝下方回旋の動作筋）：**小胸筋**，肩甲挙筋，菱形筋，**前鋸筋上部線維** |
| 170°<<br>腕が頭部に着く | 頚部筋群 | 側屈 | ・主動筋：**斜角筋**，**肩甲挙筋**<br>・補助筋：頭長筋，頚長筋など | なし |

収縮痛の時は，動作筋（特に重要な治療部位は**太字**）を治療．
伸張制限・伸張時痛の時は，伸張される組織（特に重要な治療部位は**太字**）を治療．
外転挙上の最終域は，同側の頚部の収縮が補助動作で利用されることが多い．

**図3** 肩外転挙上によるaROMの評価方法
a　正常（肩甲上腕関節・肩甲骨運動ともに正常）
b　異常（肩甲上腕関節運動異常：外転制限，肩甲骨運動正常）
c　異常（肩甲上腕関節運動正常，肩甲骨運動異常：外転・上方回旋制限）

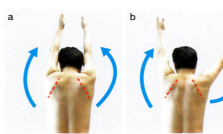
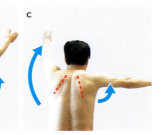

## 外転挙上動作（WEB動画 ▶）

　外転挙上動作は，肩運動のaROMのスクリーニング診察として一般的に実際されることが多い．なぜならば，肩甲上腕関節の外転と肩甲骨の外転・上方回旋の両者を総合的に判断することができるためである．外転挙上動作（aROM）の評価方法（**図3**）と外転挙上動作（pROM）の評価方法（基本編の図7）を提示する．aROMの制限があるが，pROMで制限がない場合は，肩甲上腕関節であれば外転の筋群（三角筋中部線維など）の収縮・動作筋を治療する．pROM制限がある場合（基本編の図8）は，伸張される組織（下方関節包など）の治療を考慮する．

　**図3c**のような患者は，MRIやエコー検査でも肩関節（肩甲上腕関節）に異常はなく，しばしば心因性と診断されることがあるが，肩甲胸郭関節の可動域制限（外転・上方回旋制限）に起因することが多い（**表5**，60頁で詳述する）．具体的には，外転挙上時（aROM）で，前傾あるいは後傾制限がある場合は，小胸筋・前鋸筋・烏口鎖骨靱帯の治療を検討する．

　また，肩挙上時（aROM）に，耳に腕がつかないような患者も心因性とされることが少なくないが，腕神経叢の異常，頚部筋群の収縮障害や肩甲骨運動障害（主に上方回旋制限）に起因していることも稀ではない．

19

## 1 肩関節の基本的機能解剖

**外転の動作筋と伸張する筋・組織**

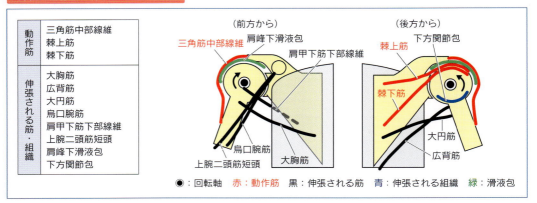

**表6** 内転動作に関する運動

| 内転 | | | 動作筋 | 伸張される組織 |
|---|---|---|---|---|
| <30° | 肩甲上腕関節 | 内転 | ・主動筋：大胸筋腹部線維，大胸筋胸肋部線維，広背筋<br>・補助筋：大円筋，三角筋前部線維，烏口腕筋，上腕二頭筋短頭 | ・筋・腱：三角筋，棘上筋，棘下筋<br>・棘上筋下脂肪体<br>・第2肩関節（上方支持組織：**三角筋下滑液包，肩峰下滑液包**）<br>・上方関節包 |
| 30〜45° | 肩甲胸郭関節 | 内転・下方回旋 | ・主動筋：僧帽筋<br>・補助筋：菱形筋 | ・前鋸筋 |

臨床的には，上方支持組織の癒着が多い．
収縮痛の時は，動作筋（特に重要な治療部位は**太字**）を治療．
伸張制限・伸張時痛の時は，伸張される組織（特に重要な治療部位は**太字**）を治療．

**内転の動作筋と伸張する筋・組織**

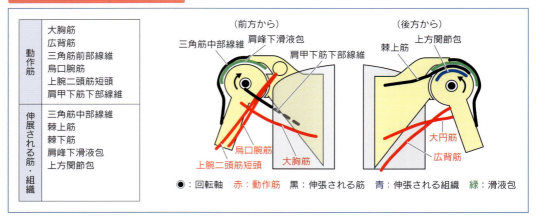

**内転動作（ WEB動画 ）**

内転における肩甲上腕関節と肩甲胸郭関節と椎体の動作のまとめ（**表6**）．

③ 肩関節評価　発展編

表7　屈曲挙上動作に関する運動

| 屈曲挙上 | | | 動作筋 | 伸張される組織 |
|---|---|---|---|---|
| < 90° | 肩甲上腕関節 | 屈曲 | ・主動筋：三角筋前部線維，棘上筋前部線維，上腕二頭筋，烏口腕筋<br>・補助筋：大胸筋鎖骨部線維 | ・筋・腱：**上腕三頭筋長頭**，広背筋，大円筋，三角筋後部線維<br>・**棘下筋下脂肪体**<br>・**下後方関節包** |
| 90～170° | 肩甲胸郭関節 | 後傾 | ・大菱形筋，僧帽筋下部線維，前鋸筋下部線維 | **小胸筋**，烏口腕筋，上腕二頭筋短頭，烏口上腕靱帯，烏口鎖骨靱帯 |
| | | 上方回旋 | ・動作筋：前鋸筋下部線維，僧帽筋上部・中部・下部（肩甲棘） | ・拮抗筋：**小胸筋**，肩甲挙筋，菱形筋，**前鋸筋上部線維** |
| 170°< | 椎体 | 伸展 | ・脊柱起立筋，広背筋など | ・前胸部～腹部の筋群 |

正常では，肩甲上腕関節：肩甲胸郭関節＝2：1の比率で運動する．
収縮痛の時は，動作筋（特に重要な治療部位は**太字**）を治療．
伸張制限・伸張時痛の時は，伸張される組織（特に重要な治療部位は**太字**）を治療．
屈曲挙上の最終域は，椎体の伸展動作で補助されることが多い．

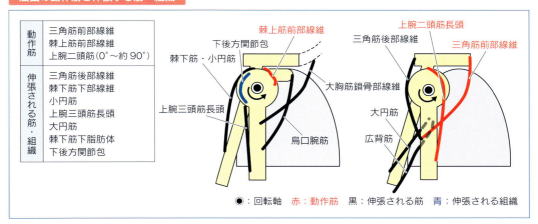

### 屈曲挙上（WEB動画▶）

　屈曲挙上動作もまた，肩運動のaROMのスクリーニング診察として実施される．外転挙上とは違い，上腕二頭筋や烏口腕筋による屈曲動作を基本にしているため，棘上筋や棘下筋などの腱板や肩甲下滑液包（SAB）に起因する痛みを伴うことなく挙上動作が可能である．

　表7に屈曲挙上における肩甲上腕関節と肩甲胸郭関節と椎体の動作をまとめた．正常動作と異常動作を提示する（基本編の図3，4）．

# 1 肩関節の基本的機能解剖

**表8** 伸展動作に関する運動

| 伸展 | | | 動作筋 | 伸張される組織 |
|---|---|---|---|---|
| <45° | 肩甲上腕関節 | 伸展 | ・主動筋：三角筋前部線維，棘上筋前部線維，上腕二頭筋，烏口腕筋<br>・補助筋：大胸筋鎖骨部線維 | ・筋・腱：**上腕三頭筋長頭**，広背筋，大円筋，三角筋後部線維<br>・**烏口突起下滑液包**<br>・**上前方関節包** |
| 45〜75° | 肩甲胸郭関節 | 前傾 | ・小胸筋，烏口腕筋，上腕二頭筋短頭 | 大菱形筋，僧帽筋下部線維，前鋸筋下部線維 |
| | | 下方回旋 | ・動作筋：小胸筋，肩甲挙筋，菱形筋，前鋸筋上部線維 | **前鋸筋下部線維**，僧帽筋中部・下部（**肩甲棘の治療**） |
| 75°< | 椎体 | 屈曲 | ・前胸部〜腹部の筋群 | ・脊柱起立筋，広背筋など |

正常では，肩甲上腕関節：肩甲胸郭関節＝2：1の比率で運動する．
収縮痛の時は，動作筋（特に重要な治療部位は**太字**）を治療．
伸張制限・伸張時痛の時は，伸張される組織（特に重要な治療部位は**太字**）を治療．
屈曲挙上の最終域は，椎体の伸展動作で補助されることが多い．

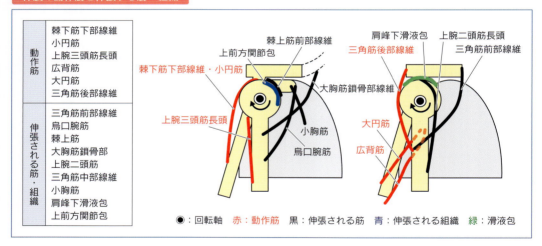

伸展の動作筋と伸張する筋・組織

## 伸展（ WEB動画 ）

表8に伸展における肩甲上腕関節と肩甲胸郭関節と椎体の動作をまとめた．正常動作と異常動作を提示する（基本編の図5，6）．

## ③ 肩関節評価　発展編

**表9**　1st内旋動作に関する運動

| 1st内旋 | | | aROM | pROM |
|---|---|---|---|---|
| 可動域 | 関節 | 運動の種類 | 動作筋 | 伸張される組織 |
| <45° | 肩甲上腕関節 | 内旋 | ・主動筋：**肩甲下筋上部線維**，大胸筋鎖骨部線維，大胸筋胸肋部線維<br>・補助筋：三角筋前部線維，上腕二頭筋短頭，大円筋，広背筋，**棘上筋前部線維** | ・拮抗筋・腱：**棘下筋上部・中部線維**，**棘上筋後部線維**，三角筋後部線維，小円筋<br>・靱帯：棘下筋下脂肪体<br>・滑液包：三角筋下滑液包<br>・**関節包：後方関節包** |
| 45〜90° | 肩甲胸郭関節 | 外転 | ・主動筋：**前鋸筋上部線維**<br>・補助筋：小胸筋 | ・拮抗筋・腱：菱形筋，僧帽筋中部線維（**肩甲棘**）<br>・靱帯：肋椎関節<br>・脂肪体：**棘下筋下脂肪体** |
| 90°< | 椎体 | 対側回旋 | ・主動筋：対側起立筋，同側多裂筋<br>・補助筋：対側腰方形筋 | ・拮抗筋・腱：同側起立筋，対側多裂筋，同側腰方形筋 |

45°までは肩甲上腕関節で実施可能である．45〜90°は，肩甲骨の外転動作が必要である．肩甲上腕関節あるいは肩甲胸郭関節に可動域制限がある場合は，椎体の代償運動が必要になる．
収縮痛の時は，動作筋（特に重要な治療部位は**太字**）を治療．伸張制限・伸張時痛の時は，伸張される組織（特に重要な治療部位は**太字**）を治療．

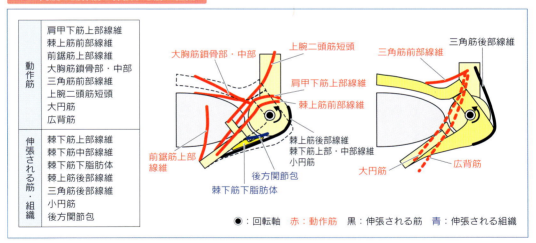

### 1st内旋の動作筋と伸張する筋・組織

### 1st内旋（WEB動画▶）

　表9に1st内旋における肩甲上腕関節と肩甲胸郭関節と椎体の動作をまとめた．正常動作と異常動作を提示する（基本編の図13，14）．

# 1 肩関節の基本的機能解剖

**表10** 1st外旋動作に関する運動

| 1st外旋 ||| aROM ||
|---|---|---|---|---|
| 可動域 | 関節 | 運動の種類 | 動作筋 | pROM 伸張される組織 |
| <30° | 肩甲上腕関節 | 外旋 | ・主動筋：**棘下筋中部線維，棘上筋後部線維**<br>・補助筋：棘下筋上部線維，三角筋後部線維，小円筋 | ・拮抗筋・腱：**肩甲下筋上部線維**，大胸筋鎖骨部線維，大胸筋胸肋部線維，三角筋前部線維，上腕二頭筋短頭，大円筋，広背筋，**棘上筋前部線維**<br>・靭帯：烏口肩峰靭帯，上関節上腕靭帯<br>・脂肪体：棘下筋下脂肪体<br>・滑液包：**肩峰下滑液包，烏口突起下滑液包**<br>・関節包：腱板疎部，上前方関節包 |
| 30～60° | 肩甲胸郭関節 | 内転 | ・主動筋：**前鋸筋上部線維**<br>・補助筋：小胸筋 | ・拮抗筋・腱：菱形筋，僧帽筋中部線維（**肩甲棘**）<br>・靭帯：肋椎関節<br>・脂肪体：**棘下筋下脂肪体** |
| 60°< | 椎体 | 同側回旋 | 同側起立筋，対側多裂筋，同側腰方形筋 | ・拮抗筋・腱：対側起立筋，同側多裂筋，対側腰方形筋 |

30°までは肩甲上腕関節で実施可能である．30～60°は，肩甲骨の外転動作が必要である．肩甲上腕関節あるいは肩甲胸郭関節に可動域制限がある場合は，椎体の代償運動が必要になる．
収縮痛の時は，動作筋を治療．伸張制限・伸張時痛の時は，伸張される組織を治療．
特に重要な治療点は，**太字**とした．治療部位の鑑別は，圧痛点とエコーで行う．

### 1st外旋の動作筋と伸張する筋・組織

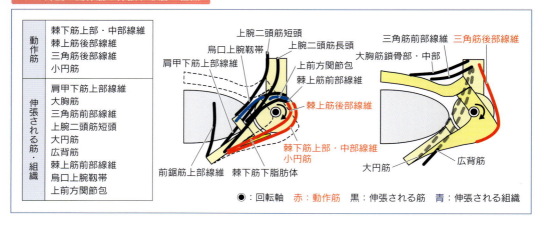

## 1st外旋（ WEB動画 ▶ ）

表10に1st外旋における肩甲上腕関節と肩甲胸郭関節と椎体の動作をまとめた．正常動作と異常動作を提示する（基本編の図15，16）．

③ 肩関節評価　発展編

**表11** 2nd内旋動作に関する運動

| 2nd内旋 ||| aROM ||
|---|---|---|---|---|
| 可動域 | 関節 | 運動の種類 | 動作筋 | pROM<br>伸張される組織 |
| <90° | 肩甲上腕関節 | 90°外転位の内旋 | ・主動筋：肩甲下筋下部線維，大胸筋，烏口腕筋<br>・補助筋：三角筋前部線維，大円筋，上腕二頭筋短頭 | ・拮抗筋・腱：**棘下筋下部線維**，小円筋，三角筋後部線維，広背筋<br>・靱帯：棘下筋下脂肪体<br>・滑液包：**肩峰下滑液包**<br>・関節包：**下後方関節包** |
| 90°< | 肩甲胸郭関節 | 挙上・下方回旋 | ・小胸筋，肩甲挙筋，菱形筋，前鋸筋上部線維 | ・拮抗筋・腱：前鋸筋下部線維，僧帽筋上部・中部・下部（肩甲棘の治療） |

90°までは肩甲上腕関節で実施可能である．90°以上は，肩甲骨の挙上・下方回旋が必要である．椎体の代償運動は通常起きない．収縮痛の時は，動作筋を治療．伸張制限・伸張時痛の時は，伸張される組織（特に重要な治療部位は**太字**）を治療．

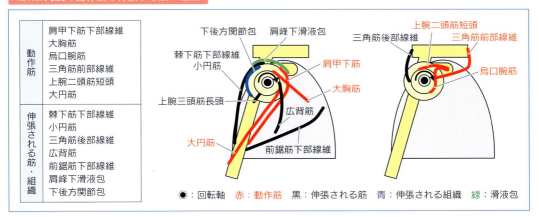

2nd内旋の動作筋と伸張する筋・組織

## 2nd内旋（WEB動画）

表11に2nd内旋における肩甲上腕関節と肩甲胸郭関節と椎体の動作をまとめた．正常動作と異常動作を提示する（基本編の図17，18）．

# 1 肩関節の基本的機能解剖

**表12** 2nd 外旋動作に関する運動

| 2nd 外旋 ||| aROM ||
|---|---|---|---|---|
| 可動域 | 関節 | 運動の種類 | 動作筋 | pROM |
|  |  |  |  | 伸張される組織 |
| <75° | 肩甲上腕関節 | 90°外転位の外旋 | ・主動筋：棘下筋下部線維，小円筋<br>・補助筋：三角筋後部線維，広背筋 | ・拮抗筋・腱：**肩甲下筋下部線維**，大胸筋，**烏口腕筋**，三角筋前部線維，大円筋，上腕二頭筋長頭・短頭<br>・靱帯：**中関節上腕靱帯，前下関節上腕靱帯**<br>・脂肪体：棘下筋下脂肪体<br>・滑液包：**烏口突起下滑液包**<br>・関節包：**下前方関節包** |
| 75～90° | 肩甲胸郭関節 | 外転＋上方回旋 | ・前鋸筋下部線維，僧帽筋上部・中部・下部（肩甲棘の治療） | ・拮抗筋・腱：**小胸筋，肩甲挙筋，菱形筋，前鋸筋上部線維**<br>・靱帯：肋椎関節包靱帯 |
| 90°< | 椎体 | 伸展 | ・起立筋，多裂筋など | ・頚長筋・頭長筋，腹筋など |

75°までは肩甲上腕関節で実施可能である．75～90°は，肩甲骨の外転＋上方回旋動作が必要である．肩甲上腕関節あるいは肩甲胸郭関節に可動域制限がある場合は，椎体の伸展代償運動が必要になる．
収縮痛の時は，動作筋を治療．伸張制限・伸張時痛の時は，伸張される組織（特に重要な治療部位は**太字**）を治療．

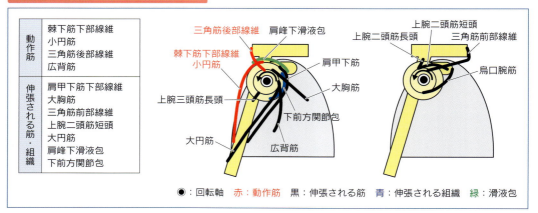

2nd 外旋の動作筋と伸張する筋・組織

## 2nd 外旋（ WEB動画 ）

表12 に 2nd 外旋における肩甲上腕関節と肩甲胸郭関節と椎体の動作をまとめた．正常動作と異常動作の静止画と動画を提示する（基本編の図19, 20）．

③ 肩関節評価　発展編

**表 13** 3rd 内旋動作に関する運動

| 3rd 内旋 | | | aROM | |
|---|---|---|---|---|
| | | | | pROM |
| 可動域 | 関節 | 運動の種類 | 動作筋 | 伸張される組織 |
| < 80° | 肩甲上腕関節 | 90°屈曲位の内旋 | ▪ 主動筋：大胸筋鎖骨部，大円筋<br>▪ 補助筋：三角筋前部線維，肩甲下筋上部線維，烏口腕筋，上腕二頭筋短頭 | ▪ 拮抗筋・腱：棘下筋下部線維，小円筋，三角筋中部線維，三角筋後部線維<br>▪ 靱帯：**後下関節上腕靱帯**<br>▪ 滑液包：**肩峰下滑液包**<br>▪ 関節包：**下後方関節包** |
| 80〜90° | 肩甲胸郭関節 | 外転＋挙上＋上方回旋 | **前鋸筋上部線維**，僧帽筋 | ▪ 拮抗筋・腱：**菱形筋** |
| 90°< | 椎体 | 対側側屈 | ▪ 同側起立筋，対側多裂筋など | ▪ 対側起立筋，同側多裂筋など<br>▪ 靱帯：肋椎関節包靱帯 |

80°までは肩甲上腕関節で実施可能である．80〜90°は，肩甲骨の外転＋挙上＋上方回旋動作が必要である．肩甲上腕関節あるいは肩甲胸郭関節に可動域制限がある場合は，椎体の伸展代償運動が必要になる．
収縮痛の時は，動作筋（特に重要な治療部位は**太字**）を治療．伸張制限・伸張時痛の時は，伸張される組織（特に重要な治療部位は**太字**）を治療．

**表 14** aROM 3rd 内旋（90°屈曲内旋）

| | | | 解説 | 治療部位 |
|---|---|---|---|---|
| 正常 | | | 1. 肩甲上腕関節が内旋できる．前外側の SAB 周囲が柔軟性が高い<br>2. 肩甲骨の代償動作（肩甲骨が浮く）が起きない | |
| 異常 | | | 1. 肩甲上腕関節前外側の SAB 周囲の硬さ<br>2. 肩甲骨の代償動作（肩甲骨が浮く）ができない | 肩甲胸郭関節（**表 13**） |
| 異常 | | | 1. 肩甲上腕関節前外側の SAB 周囲の硬さ<br>2. 肩甲骨の代償動作（肩甲骨が浮く）が起きている | 肩甲上腕関節（**表 13**） |

**3rd 内旋**（WEB動画▶）

表 13 に 3rd 内旋における肩甲上腕関節と肩甲胸郭関節と椎体の動作をまとめた．

pROM の正常動作と異常動作の静止画と動画を提示する．また，aROM の正常動作と異常動作を**表 14** に提示する（基本編の図 21，22）．

# 1 肩関節の基本的機能解剖

**3rd 内旋の動作筋と伸張する筋・組織**

| 動作筋 | 大胸筋鎖骨部<br>大円筋<br>三角筋前部線維<br>肩甲下筋上部線維 |
|---|---|
| 伸張される筋・組織 | 棘下筋下部線維<br>小円筋<br>三角筋中部線維<br>三角筋後部線維<br>下後方関節包 |

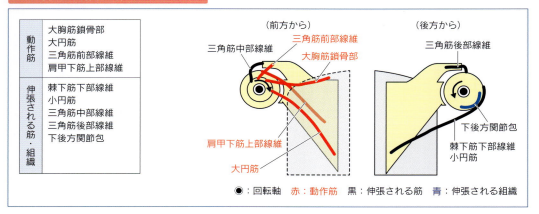

●：回転軸　赤：動作筋　黒：伸張される筋　青：伸張される組織

**表15** 3rd外旋動作に関する運動

| 3rd 外旋 ||| aROM ||
|---|---|---|---|---|
| 可動域 | 関節 | 運動の種類 | 動作筋 | pROM<br>伸張される組織 |
| ＜80° | 肩甲上腕関節 | 90°屈曲位の内旋 | ・主動筋：棘下筋下部線維，小円筋，三角筋中部線維<br>・補助筋：三角筋後部線維 | ・拮抗筋：大胸筋鎖骨部，**大円筋**，三角筋前部線維，**肩甲下筋上部線維**<br>・**下前方関節包** |
| 80〜90° | 肩甲胸郭関節 | 内転＋挙上＋下方回旋 | ・菱形筋，僧帽筋 | ・拮抗筋・腱：**前鋸筋上部線維** |
| 90°＜ | 椎体 | 同側側屈 | ・同側起立筋，対側多裂筋など | ・対側起立筋，同側多裂筋など<br>・靱帯：肋椎関節包靱帯 |

80°までは肩甲上腕関節で実施可能である．80〜90°は，肩甲骨の内転＋挙上＋下方回旋動作が必要である．肩甲上腕関節あるいは肩甲胸郭関節に可動域制限がある場合は，椎体の伸展代償運動が必要になる．
収縮痛の時は，動作筋を治療．伸張制限・伸張時痛の時は，伸張される組織（特に重要な治療部位は**太字**）を治療．

**3rd 外旋の動作筋と伸張する筋・組織**

| 動作筋 | 棘下筋下部線維<br>小円筋<br>三角筋中部線維<br>三角筋後部線維 |
|---|---|
| 伸張される筋・組織 | 大胸筋鎖骨部<br>大円筋<br>三角筋前部線維<br>肩甲下筋上部線維<br>下前方関節包 |

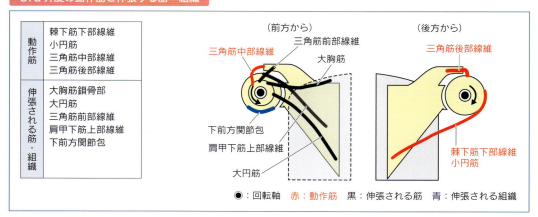

●：回転軸　赤：動作筋　黒：伸張される筋　青：伸張される組織

**3rd 外旋（ WEB動画 ▶ ）**

表15に3rd外旋における肩甲上腕関節と肩甲胸郭関節と椎体の動作をまとめた．正常動作と異常動作を提示する（基本編の図23, 24）．

## ③ 肩関節評価　発展編

**表16** 水平屈曲動作に関する運動

| 水平内転 |||| aROM ||
|---|---|---|---|---|---|
| 可動域 | 関節 | 運動の種類 | 動作筋 | pROM ||
| ^ | ^ | ^ | ^ | 伸張される組織 ||
| < 90° | 肩甲上腕関節 | 水平内転 | ・主動筋：肩甲下筋，上腕二頭筋，大胸筋鎖骨部線維<br>・補助：大胸筋胸肋部線維，三角筋前部線維，大円筋，烏口腕筋 | ・拮抗筋・腱：**棘下筋中部線維**，三角筋後部線維，上腕三頭筋，僧帽筋，広背筋<br>・脂肪体：**棘下筋下脂肪体**<br>・滑液包：**肩峰下滑液包**<br>・関節包：**後方関節包** ||
| 90～135° | 肩甲胸郭関節 | 外転 | ・主動筋：**前鋸筋上部線維**<br>・補助：小胸筋 | ・拮抗筋・腱：菱形筋，僧帽筋中部線維（**肩甲棘**）<br>・靱帯：肋椎関節 ||

90°までは肩甲上腕関節で実施可能である．90°以上は，肩甲骨の外転動作が必要である．
生活動作としては，肩甲上腕関節あるいは肩甲胸郭関節に可動域制限がある場合は，椎体の回旋による代償運動が生じるため，椎体の代償動作が起きないように評価することが大事である．
収縮痛の時は，動作筋（特に重要な治療部位は**太字**）を治療．伸張制限・伸張時痛の時は，伸張される組織（特に重要な治療部位は**太字**）を治療．

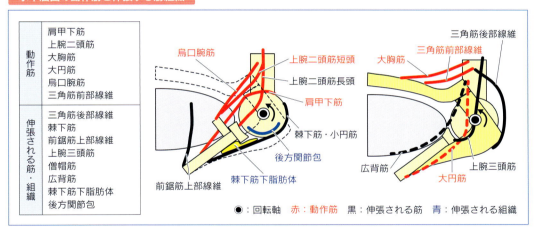

水平屈曲の動作筋と伸張する筋組織

### 水平屈曲 ( WEB動画 )

表16に水平屈曲における肩甲上腕関節と肩甲胸郭関節と椎体の動作をまとめた．正常動作と異常動作の静止画と動画を提示する（基本編の図9，10）．

## 1 肩関節の基本的機能解剖

**表17** 水平伸展動作に関する運動

| 水平外転 |||| aROM ||
|---|---|---|---|---|---|
| 可動域 | 関節 | 運動の種類 | 動作筋 | pROM ||
| ^^^ | ^^^ | ^^^ | ^^^ | 伸張される組織 ||
| 〜0° | 肩甲上腕関節 | 水平外転 | ・主動筋：棘下筋中部線維（横線維）<br>・補助筋：三角筋後部線維，上腕三頭筋，僧帽筋，広背筋 | ・拮抗筋・腱：肩甲下筋，**上腕二頭筋，大胸筋鎖骨部線維**，三角筋前部線維，大円筋，烏口腕筋<br>・烏口突起下滑液包<br>・**前方関節包** ||
| 0〜30° | 肩甲胸郭関節 | 内転 | ・主動筋：菱形筋<br>・補助筋：僧帽筋 | ・拮抗筋・腱：**前鋸筋上部線維**<br>・靱帯：胸鎖関節 ||

0°までは肩甲上腕関節で実施可能である．0〜30°は，肩甲骨の内転動作が必要である．
生活動作としては，肩甲上腕関節あるいは肩甲胸郭関節に可動域制限がある場合は，椎体の回旋による代償運動が生じるため，椎体の代償動作が起きないように評価することが大事である．
収縮痛の時は，動作筋を治療．伸張制限・伸張時痛の時は，伸張される組織（特に重要な治療部位は**太字**）を治療．

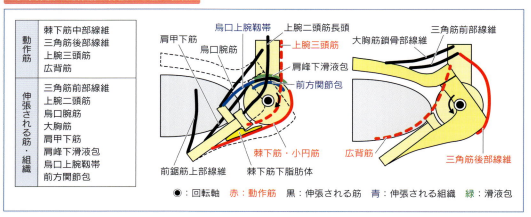

### 水平伸展（WEB動画）

表17に水平伸展における肩甲上腕関節と肩甲胸郭関節と椎体の動作をまとめた．正常動作と異常動作の静止画と動画を提示する（基本編の図11，12）．

③ 肩関節評価　発展編

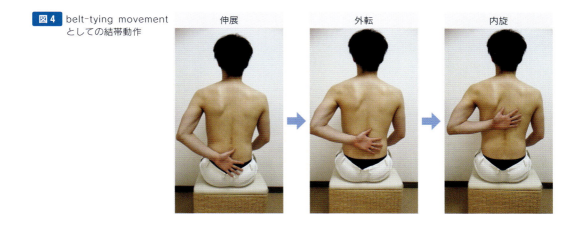

図4　belt-tying movement としての結帯動作

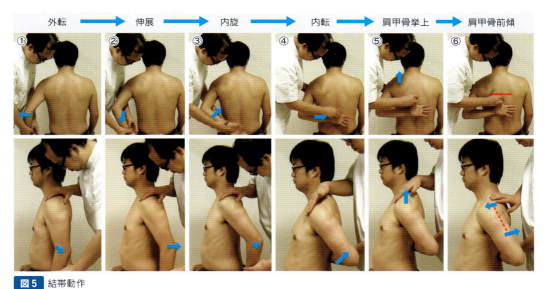

図5　結帯動作
①→⑥の順に動く．①から④は肩甲上腕関節の動作，⑤から⑥は肩甲胸郭関節の動作．
外転してから伸展する場合は，手を体幹が通過するために外転40°程度が必要であり，外転制限が著しい患者では①の動作を起こせず結帯動作自体ができない．しかし，内旋・外旋0°の脇を締めた状態で外転せずに伸展から開始することで結帯動作は可能である．この状態では，外転が起きないため，結帯動作の伸展＋内旋＋内転の複合動作となる．

## 結帯動作（WEB動画▶）

　結帯動作は肩関節の複合動作であるが，その運動学的評価はさまざまな意見がある．結帯動作の英語は belt-tying movement と表現されるが，belt-tying movement の定義は伸展＋外転＋内旋の複合動作である（図4）．

　その制御因子は烏口腕筋・棘下筋という報告もあれば[3]，肩甲骨の運動が中心（序盤が肩甲骨の前傾運動：僧帽筋下部線維と前鋸筋下部線維の伸張制限が前傾運動を抑制する，後半が下方回旋：前鋸筋上部線維）という報告もある．報告が一定しない理由は，症状がない健常人とされる被検者の筋緊張状態や動作の癖なども影響していると考えられる．少なくとも，肩甲胸郭関節も含めた複合動作であるとする考え方もある[4,5]．一方，aROMとしての結帯動作が，Hoppenfeld の著書に

31

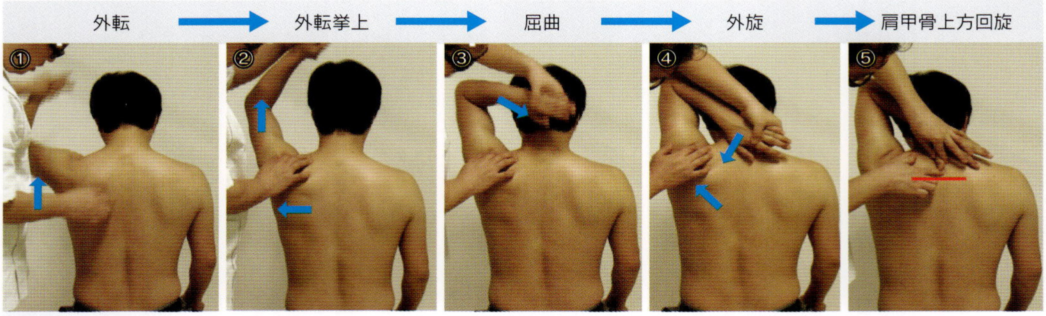

1 肩関節の基本的機能解剖

外転 ➡ 外転挙上 ➡ 屈曲 ➡ 外旋 ➡ 肩甲骨上方回旋

① ② ③ ④ ⑤

**図6** 結髪動作
①→⑤の順に動く．①は肩甲上腕関節の動作，②から⑤は肩甲上腕関節と肩甲胸郭関節の動作．
①→②：肩の外転挙上．③で肩と肘の屈曲と外旋．④で肩甲骨の上方回旋を伴いながら肩甲上腕関節の屈曲・外旋が増加する．外旋負荷が十分にかけにくい場合は，外転挙上の間に2nd外旋位を確認することで，外旋制限を適切に評価できる．

記載されている「対側の肩甲骨下角を触知できることで正常と判断する inferior apley scratch test（iAST）」と解釈されれば[6]，内転＋伸展＋内旋の複合動作になる[6,7]．結帯動作に関する議論が噛み合わない大きな理由の一つは，別の動作現象を結帯動作と表現されていることにあると思われる．つまり，結帯動作の方法によって，実際の動作方向が異なることに注意する必要がある（**図5**）．実際，リハビリテーションや整形外科分野の結帯動作に関する研究報告でも，具体的動作に関する言及が必要となっている．

スクリーニングとしての aROM の結帯動作では，対側の肩甲骨下角を触知できることで正常と判断する．pROM としては，**図5**のようにどの動きの制限を生じているのかを考察しながら評価することが大事となる．頻度としては，伸展制限と内旋制限が多い．

**結髪動作**（ WEB動画 ▶ ）

結髪動作は肩甲上腕関節の外転＋外旋＋屈曲の複合動作である．結帯動作と同様に，その運動学的評価にはさまざまな意見がある．歴史的には，Hoppenfeld の著書に記載されている「aROM で対側の肩甲骨上角を触れれ

ば正常と評価する superior apley scratch test（sAST）」[1] と解釈すれば，外転＋外旋の複合動作となる．しかし，sAST は外転ではなくむしろ屈曲運動と強い相関があることが報告されている[7,8]．それは，aROM としての結髪動作を行うと，外転挙上よりも屈曲挙上の延長で実施されていることが多いことを意味する．pROM として結髪動作を評価する場合は，肘を開くように外旋ストレスをかけることで2nd外旋の可動域制限を評価することが多い（**図6**）．そのため，収縮痛としての結髪動作では屈曲挙上の筋群，結合組織の伸張痛としての結髪動作では2nd外旋制限の治療を行う頻度が高い．そもそも，結髪動作ができるということは，90°以上外転ができることを意味する．結髪動作ができること自体が，肩甲上腕関節の機能障害あるいは癒着の程度が小さいと評価できる．

スクリーニングとしては，aROM で対側の肩甲骨上角を触れれば正常と評価する．pROM としての評価のポイントは，胸を張った状態（頚部の前屈による代償動作を防ぐ）で，十分な肩の外旋位で評価することである．臨床の場面では，頚部屈曲と肩関節外旋不十分による結髪動作となっていることが多い．測定は，母指の棘突起への位置で行う．

## 文献

1) Hoppenfeld S, 首藤 貴ほか訳：図解四肢と脊椎の診かた, 野島元雄監訳, 医歯薬出版, 東京, 1984
2) 白石吉彦ほか編：THE 整形内科, 南山堂, 東京, 2016
3) 鈴木 静ほか：結帯動作の制限因子の追求—筋に着目して—. 日本理学療法学術大会 2011：Cb0511-Cb11, 2012
4) 山崎 敦ほか：結帯動作における肩甲胸郭関節および肩甲上腕関節の運動分析. 日本理学療法学術大会 2012：48101388-88, 2013
5) 高見 武ほか：結帯動作における肩甲骨周囲筋群の筋活動について. 関西理学療法 11：65-70, 2011
6) McFarland EG, et al：Examination of the Shoulder：the Complete Guide, Thieme, Stuttgart, 2006
7) 井上和章ほか：肩関節機能障害者における Apley Scratch Test と自動的可動域の関連. 理学療法学 19：58-63, 1992
8) 阿部 信ほか：結髪動作に関連する肩関節可動域について. 日本理学療法学術大会 2003：C0754-C54, 2004

---

## column

# 骨盤と肩の関係

　肩関節挙上動作は複合動作であり，肩甲上腕関節，肩甲胸郭関節，椎体などが関与することは本文で示した．椎体などの屈曲・伸展に強く関与するポイントとして，ここでは骨盤の傾き（前傾と後傾）との関係を紹介する（図1, WEB動画）．

### 骨盤の後傾

　仙腸関節の counter nutation と同義であることが多い．姿勢や生活動作によるアライメントの乱れ，あるいは腸腰筋・腹筋の伸張性低下，大腿内転筋群の筋力低下，大腿外側の筋緊張亢進などの原因により，骨盤が後傾すると，腰椎前弯の減少により体幹が屈曲し，腹筋や腸腰筋の短縮と腰部筋・靱帯の過伸張を引き起こす．さらに，胸椎の後弯強化により肩甲骨の外転と上腕骨の内旋を引き起こし，いわゆる猫背の状態となる．結果，胸腰筋膜に連続する僧帽筋の伸張ストレスも増加し，肩甲胸郭運動の制限も起きる．また，骨盤後傾は胸腰筋膜の緊張を増加させ，連続する広背筋（上腕骨小結節に停止）の緊張により肩甲上腕関節の挙上制限も起こす．猫背の持続は，

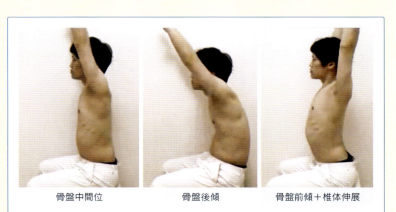

図1 骨盤の傾斜と肩運動の関係

骨盤中間位　　　骨盤後傾　　　骨盤前傾＋椎体伸展

肩甲骨の外転位と大胸筋・烏口上腕靭帯の短縮（伸張制限）を起こし，肩甲上腕関節の1st外旋制限にも関係する．加えて，胸腰椎の代償動作として，頚椎前弯が強化され後頚部の短縮と前頚部の過伸張が引き起こされる．病歴上腰痛症の既往があり，徐々に肩こりと肩関節の可動域制限が出てくるパターンが臨床では多い．また，立位で骨盤後傾の場合，股関節は外旋・屈曲しガニ股となる．また，猫背の姿勢となった結果，身体のバランスをとるために両腕を背部に組んで歩くようになる．座位で骨盤後傾の場合，身体のバランスをとるために身体の前方で腕を組む，あるいは腹部に両手を置くことが多い．その結果，肩の内旋位の維持により，肩前面の組織の伸張性低下を引き起こす．

### 骨盤の前傾

　仙腸関節の nutation と同義であることが多い．姿勢や生活動作によるアライメントの乱れ，あるいは胸腰筋膜・鼠径部・下部腰椎レベルの横突棘筋の伸張性低下などの原因により，骨盤が前傾すると，腰椎前弯強化により体幹が伸展し，腰部の筋・靭帯の短縮，骨盤前傾自体による鼠径部の短縮と内転筋群の過緊張を引き起こす．さらに，胸椎後弯の減少による背部の短縮と前胸部の過伸張を引き起こし，いわゆる反り腰の状態となる．加えて，頚椎前弯の減少による前頚部（頚長筋・頭長筋など）の短縮と後頚部の過伸張を起こす．骨盤前傾の姿勢は，一般的に「背筋が伸びたよい姿勢」と認識されることが多いが，慢性疼痛患者で多い姿勢の種類でもある．立位で骨盤前傾の場合，いわゆる"出っ尻"の姿勢となる．座位で骨盤前傾の場合は，身体のバランスをとるために，机に両肘をつく（両側肩甲上腕関節の軽度屈曲・外転・内旋位）ことが多い．結果，上腕骨頭と肩峰の距離が短い状態が維持されることによる上方支持組織の伸張性低下を引き起こす．

# 評価・治療 | 2

2　評価・治療

# 2 評価・治療

## ①肩痛患者の診療アプローチ

■ポイント

▷ 問診，身体診察，エコー評価による基本的な運動器疾患の鑑別技術の習得が重要である．

▷ 外傷性腱板断裂などの明らかな損傷，上腕二頭筋長頭腱炎や石灰化性腱板炎などの炎症性疾患などは，局所麻酔薬とステロイド注射がよい適応であり，生理食塩水注射による fascia リリースの直接的適応にはならない．

　肩痛患者の原因は，肩自体が原因であるだけではなく，狭心症や胆石発作などの内科疾患による関連痛，頚部からの関連痛など多様である．そのため本項では，fascia リリース治療の適応に至るまでの診断のプロセスを概説した後，肩関節周囲炎に関する現時点の我々の治療方針を提示する．

### 肩痛の鑑別疾患

　肩痛の原因疾患は，内科疾患，運動器疾患など多岐にわたる（図1）．運動器疾患の中でも，外傷に起因する骨折や筋断裂，スポーツ障害は特異的な病歴を伴うことが一般的であるため，問診で確認する（高齢者で転倒・外傷の記憶がない場合もあるので要注意である）．従来，単純 X 線が整形外科診療で一般的に使用されていた．しかし，図1のうち，単純 X 線で診断可能なのは，基本的に骨折・関節脱臼・変形性肩関節症・石灰化性腱板炎（図2）の４つのみである．MRI では筋断裂・血腫・炎症性疾患などの存在診断は可能であるが，エコーでは検査の迅速性，動きの評価，また検査から連続して注射などの intervention への移行ができる点などで優れている．

　また，腱板への石灰沈着（図2）や腱板断裂など，その"石灰"あるいは"腱板断裂"が患者の自覚症状に関与しているかどうか，つまり病変が症候性か無症候性かをエコーガイド下触診なども併用することで判断可能となる．

### 診断のストラテジー（表1，図3）

　まずは，肩関節周囲炎以外の病態を除外する必要がある．肩の動作痛・可動域制限がない場合は，肩以外からの関連痛を疑う．次に頚部や胸部の動作を確認し肩痛との関連がない場合は，内科疾患の関連痛を考慮する．以下に，具体的な鑑別方法を概説する．

🔊問診：OPQRST の確認（肩痛患者の評価）
（OPQRST の意味は「Fascia リリースの基本と臨床」（35 頁）も参照）

O：onset 発症様式：外傷や動作による突然発症は筋腱など組織の断裂を疑う．痛みは，断裂した瞬間よりも二次性の炎症・血腫形成によって，時間単位で徐々に悪化していく．

P：palliative/provocative 寛解因子/増悪因子：頚部・肩関節などの運動痛や動作による症状の変化を確認する．

① 肩痛患者の診療アプローチ

**図1** 肩痛の鑑別疾患

X線で判断できる病態は主に4つ．その他は，MRIで存在診断はできるが，自覚症状との関係性はエコーの方が適切に判断できる．
PMR：リウマチ性多発筋痛症

【外傷】
- 骨折
- 肩関節脱臼
- 筋断裂・血腫
- 関節内出血 など

【スポーツ障害】
- SLAP損傷
- 骨端線損傷 など

【その他】
- 骨腫瘍

【内科疾患】
- 内臓からの関連痛
  胆石発作，狭心症発作，大動脈解離
- 炎症性疾患
  膠原病（関節リウマチ，PMR）

【炎症性疾患】
- 関節包：結晶性関節炎（偽痛風など），凍結肩（癒着性関節包炎），変形性肩関節症，化膿性関節炎
- 滑液包：肩峰下滑液包炎，烏口突起下滑液包炎
- 関節外：上腕二頭筋長頭腱炎，腱板炎（棘上筋腱炎，上腕二頭筋腱炎，肩甲下筋付着部炎，棘下筋腱炎），石灰化性腱板炎，腱板断裂（棘上筋，棘下筋など）

【非炎症性疾患】
- 筋膜性疼痛
  肩周囲筋群
  頚部からの関連痛
- 心因性　など

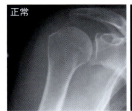
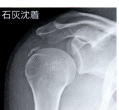
正常　　石灰沈着

**図2** 肩の単純X線写真

**表1** 肩関節周囲炎からみた評価の枠組み

肩の痛み
1) 肩関節周囲炎以外の肩の痛み（まず除外すべき病態）
- 内科疾患：心臓や胆嚢の関連痛
- 膠原病：関節リウマチ，リウマチ性多発筋痛症など
- 感染症：蜂窩織炎，皮下組織や筋の膿瘍，化膿性関節炎など
- 外傷：肩関節とその周囲の骨折，腱断裂，脱臼など
- 頚部（例：筋，神経）からの関連痛

2) 肩関節周囲炎
① 炎症が主体の肩関節周囲炎
② 線維化が主体の肩関節周囲炎
　ア）凍結肩には至らない肩関節周囲炎
　イ）凍結肩

| 初診患者対応 | 1. 内科疾患（心臓・胆嚢など）の除外：関節可動域変化で症状の増減がない→内科医へ<br>2. 外傷の除外：外傷性の有無を問診で確認．骨折・腱板断裂の評価に自信がない→整形外科医へ<br>3. 膠原病の除外：多関節炎である→内科医へ<br>4. 炎症の急性期所見（発赤・熱感・腫脹・疼痛）の確認<br>　　a．診察：体表上からみた腫脹→感染症や蜂窩織炎考慮→注射禁忌→内科・整形外科へ |
|---|---|
| 運動器エコー診療 | b．エコー：通常の運動器エコー実施．<br>　■ 上腕二頭筋長頭腱炎：結節間溝で評価<br>　■ 肩峰下滑液包炎：SAB内の液体貯留：プローブで圧迫し過ぎると見逃すので注意<br>　■ 棘上筋腱炎：棘上筋の肥厚．正常は6mm未満．10m$l$以上で優位<br>　■ 石灰化性腱板炎：石灰の有無と，ドプラで血流あり |
| MPS・fasciaの評価 | 5. 炎症の急性期所見がない→MPS・fasciaとして評価開始<br>6. 可動域制限を評価 |

**図3** 肩痛の患者診療の流れ
注釈：SAB（肩峰下滑液包）

Q：quality 性状：伸張痛（突っ張り感），収縮痛（ズーンと重い感じ，一瞬のズキン）．
R：region/radiation/ROM 場所/放散/可動域：症状部位を指1本で指せる場合（one finger test）は，その部位に原因があることが多い．指1本で指せない場合は，

関連痛を考慮する．前腕や頚部に症状が放散する場合は神経所見を確認する．肩疾患では夜間痛による睡眠障害，洗髪，ベルトやブラジャーなどの着脱を確認する．洗髪動作は結髪動作を意味し，ベルトやブラジャーは結帯動作を評価している．結帯動作と結髪動作は肩関節診察の基本としても生活動作の支障度としても非常に重要な項目である．

S：related symptoms/severity：随伴症状/重篤度（しびれ感・麻痺は？ 睡眠障害？ 仕事や生活への支障は？）．

T：time course：詳細な問診で時間経過（day の単位で悪化傾向＝急性炎症，月の単位で悪化傾向＝基本的には炎症の遷延化で筋膜性疼痛症候群 myofascial pain syndrome（MPS）が合併し増悪する場合もある．日内変動や週内変動がハッキリしている＝遅発性筋痛症やMPS の可能性）を確認する．夜間痛への対応方法は 182 頁参照．

#### ◉ 圧痛部位

関連痛の部位にも圧痛（関連圧痛）があることは少なくない．また，浅部や深部の病変部位を適切に手指で刺激することはしばしば難しい．熟練者はともかく，初学者は圧痛のみに評価を頼るのは治療部位の見立てがうまくいかず，適切な治療を実施できない可能性が高い．触診時の手指の具体的な使い方などは「Fascia リリースの基本と臨床」（37 頁）を参照．

#### ◉ 動作分析・可動域評価

結帯動作と結髪動作をまずは確認する．passive ROM（pROM）制限より active ROM（aROM）制限が大きい時は，筋腱などの断裂，筋の過緊張・痙縮，筋腹や筋腱移行部の MPS などを疑う．関節包の病態では，全可動域障害が基本である．肩関節周囲炎では，炎症部位に応じた特異的な可動域制限や動作痛をきたす．炎症が主体の肩関節周囲炎では安静時痛が強く，微熱や採血で炎症反応（赤血球沈降速度や C 反応性蛋白（CRP）の亢進など）を認めることもある．線維化がメインの肩関節周囲炎では，炎症の急性期の徴候（発赤，熱感，腫脹）は乏しい．

#### ◉ エコー評価

炎症所見をエコーで確認する．局所の血流増加（発赤・熱感）はドプラで評価する．しかし，どんなエコーでもよいわけではない．従来，病変部に炎症所見がないと評価されながらも経験上ステロイド注射や非ステロイド性抗炎症薬（NSAIDs）内服が有効であった患者に，Superb. Micro-vascular Imaging（SMI）（東芝メディカルシステムズ，現キヤノンメディカルシステムズ）という非常に微細な血流を評価できる機能を使用して初めて，炎症所見が確認できたという報告もある．機種によるドプラの性能を確認しておく必要がある．また，ドプラに依存せず，炎症による組織の腫脹・肥厚を B モードで確認する（腱板炎であれば厚さが 6 mm 以上など，上腕二頭筋長頭腱の腫脹・肥厚）ことが重要である．

#### ◉ 治療的診断

炎症性病態の場合，生理食塩水の局所注射では治療効果はなく，局所麻酔薬で症状が消失することで確定診断とする．ただし，炎症性疾患に MPS が合併している場合は，生理食塩水でも効果を認める場合があり，炎症病態の適切な判断が大事である（詳細は 47 頁参照）．

### 治療方法の概説

「Fascia リリースの基本と臨床」（51 頁）も参考いただきたいが，炎症性疾患や他の病態と MPS が合併していることも非常に多いため，両者の治療を並行して実施していくことが大事となる．以下に，その概要を示す．

- 炎症の急性期の病態：エコーでドプラ陽性→ステロイドを含む局所注射，抗炎症薬の内服，疼痛が出ない生活動作の指導．
- 石灰沈着が誘因の病態（石灰化性腱板炎）：ステロイドを含む局所注射，石灰の穿刺吸引（パンピング）も考慮．
- 非炎症性疾患（筋・靱帯などの fascia の異常）：生理食塩水注射などによる fascia リリース．
- 肩関節周囲炎・凍結肩：炎症の急性期の部位にはステロイドなどの抗炎症作用を期待する治療，炎症の消退期（線維化が主な病態）には結合組織の fascia のリリース．関節包や靱帯の癒着が非常に強い場合は，授動術（manipulation）や鏡視下手術も考慮．

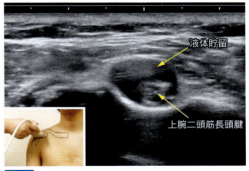

図4 凍結肩のエコー所見（上腕二頭筋長頭腱周囲の液体貯留）

## 各疾患の概説

以下，代表的な疾患を概説する．

### 関節包が関与する病態

関節包が関与する病態では，全可動域障害が基本である．結晶性関節炎や化膿性肩関節炎は非常に強い炎症であり，肩関節の可動域はほぼ制限されている（例：屈曲15°，伸展10°，外転10°，内転0°，1st外旋10°，1st内旋0°など）．安静時痛も強く，痛みによる睡眠障害も必発である．多くの場合，皮膚側には炎症の急性期所見（発赤，熱感，腫脹）を認めないため，深部組織の炎症が見逃されることがある．深部組織の炎症が，皮膚側まで発赤・熱感・腫脹が波及していないというだけであるので，要注意である．

### 1. 結晶性関節炎（偽痛風など）

時間（hour）の単位で急激に悪化する病歴が多い．具体的には，昨夜まで症状がないか違和感程度であったが，朝の起床時に激痛で肩が動かせないといった病歴である．膝関節，股関節，恥骨結合部など偽痛風の石灰沈着は結晶性関節炎を疑う所見である．また，膝自体に症状がなくても，エコーを実施する価値はある．痛風結晶と偽痛風結晶は膝の軟骨への沈着方法が異なる（痛風：軟骨の外表面に結晶が沈着し不鮮明な線状高エコーで描出．偽痛風：軟骨内に結晶が沈着し，軟骨内の無エコー領域の中にスポット状の高エコーで描出[1]）．確定診断としては，肩関節液の穿刺吸引による顕微鏡検査である．白濁液が吸引されることも多いが，混濁の程度は液中の白血球数に比例しているため，外観上の白濁の強さと感染の相関はあまりないとの報告もある．

化膿性肩関節炎が否定できる状況ならば，関節内へのステロイド投与も有効である．診断に自信がないときは，内服NSAIDsや弱オピオイド（トラムセット®）などで疼痛コントロールを行えば1週間程度で自然軽快する．炎症の遷延や痛みによる廃用で，二次的な凍結肩 secondary frozen shoulder に進展しないようにリハビリテーションは必須である．

### 2. 化膿性肩関節炎

日（day）の単位で進行することが多い．関節穿刺の既往を十分に確認する．しかし，血流感染による病因も稀ではなく，関節穿刺の既往がないことで化膿性肩関節炎は否定できない．関節の吸引液が白濁ではなく，黄色（黄色ブドウ球菌）や緑色（緑膿菌）など有色であ

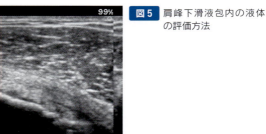

図5 肩峰下滑液包内の液体の評価方法

液体貯留

プローブの圧迫が適切.　プローブの圧迫が強すぎる.

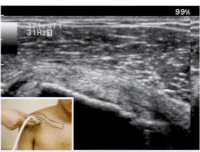

増生した滑膜

図6 慢性肩峰下滑液包炎
滑液包内の滑膜増生が著明.

れば，化膿性関節炎を強く疑う．専門医に紹介した方がよい．

### 3. 凍結肩（重度の癒着性肩関節包炎）

急性発症と緩徐発症（192頁）があるが，少なくとも週（week）の単位で徐々に悪化してくる．単純X線では診断できない．エコーではさまざまな間接所見（炎症所見がない上腕二頭筋長頭腱周囲の液体貯留（図4），棘下筋伸長時の上腕骨頭の前方偏位，外転時の腱板の肩峰への衝突，1st外旋時の肩甲下筋の烏口突起への衝突など）が見られる．詳細は2．②肩関節周囲炎と凍結肩へのアプローチ方法の基本的考え方で述べる．

### 4. 変形性肩関節症

単純X線，CT，エコーで関節包の骨付着部に骨棘を確認することで診断できる．しかし，X線やCTなどの静止画では，患者の可動域制限が骨性あるいは軟部組織に起因するかの判断はできない．一方，エコーでは，骨同士が衝突する像を確認することなどで，病変部と患者の症状の関連性を評価できる．骨棘周囲のfasciaリリースにより，骨頭中心軸を改善し，骨性可動域制限も軽快する例もしばしばである．関節内に滑膜炎が生じている場合（変形性肩関節炎）は，関節内へのステロイド注射が有効である．

一方，肩甲胸郭関節などのリハビリテーションを行っても，日常生活で困らないレベルの肩運動機能を保持できない場合や難治性の場合は，鏡視下手術などによる骨棘除去術も検討する．

## 滑液包が関与する病態

肩の滑液包には，肩峰下滑液包，三角筋下滑液包，烏口突起下滑液包，肩甲下滑液包などがある．肩峰下滑液包と三角筋下滑液包，関節内と肩甲下滑液包は，それぞれ交通していることが多い．滑液包炎は，診察のみでは診断は困難であるが，エコーであれば瞬時に診断が可能である．エコー診断の注意点は，プローブを強く圧迫しないことである（特に初学者は要注意である）．滑液包内に貯留した液体は，プローブで強く圧迫すると，エコー画像上見えなくなる（図5）．

### 1. 肩峰下滑液包炎，三角筋下滑液包炎
（図5，6）

腱板断裂（特に不全断裂），石灰化性腱板炎，第2肩関節のoveruseや摩擦に起因した炎症により生じることが多い．慢性的な炎症が持続した場合は，滑液包内に滑膜増生を認めることもある．この場合は，滑液包内へのステロイド注射が有効である．さらに，炎

① 肩痛患者の診療アプローチ

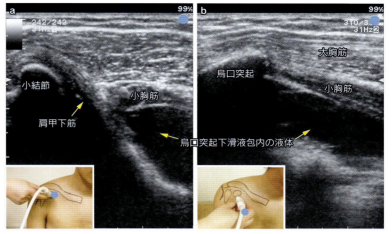

**図7** 烏口突起下滑液包炎
a 横操作．小胸筋と肩甲下筋の間に烏口突起下滑液包内の液体貯留．
b 縦操作．小胸筋の深部に烏口突起下滑液包内の液体貯留．

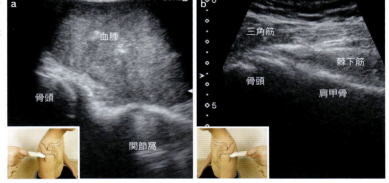

**図8** 棘下筋の筋腱移行部断裂＋棘下筋内血腫
a 患側．皮下から関節にかけて大きな血腫を確認．
b 健側．三角筋，棘下筋，骨頭，肩甲骨を確認．

症が持続すると，骨頭の上方支持組織であるperibursal fat（PBF）や周囲組織などに癒着が生じ，著明な可動域制限（特に外転障害）が生じる．そのため，早期の適切な治療が大事となる．

### 2. 烏口突起下滑液包炎

上記2つの滑液包炎に比べて見逃されやすい．1st外旋制限の原因として，烏口上腕靱帯，肩甲下筋，前方関節包の治療でも改善しにくい場合に特に重要である．

図7のように烏口突起下滑液包内に著明な液体貯留を認めることは少なく，多くは炎症後瘢痕として，烏口突起下滑液包と烏口上腕靱帯の癒着，烏口突起下滑液包と肩甲下筋の癒着，烏口突起下滑液包と烏口突起，上腕二頭筋短頭や小胸筋の癒着を生じていること

が多い．そのため，肩甲上腕関節だけでなく，肩甲骨の前傾による肩甲胸郭運動障害も引き起こすため，特に結帯動作制限が著明な傾向になる．

### 関節包外（関節包・滑液包以外）が関与する病態

関節包外とは，肩関節包・烏口上腕靱帯複合体（CHL complex）（147頁）・関節上腕靱帯（GHL）より表層の組織を示す．誘因としては，外傷性の腱板断裂や血腫が多い．多くは，棘上筋腱停止部や棘下筋腱停止部近傍の断裂が多いが，筋腱移行部や筋腹断裂のこともある．

### 1. 筋断裂，血腫（外傷性）（図8）

抗凝固薬内服中の高齢男性の転倒後の肩痛．棘下筋の広範囲な障害は非常に広い可動

2 評価・治療

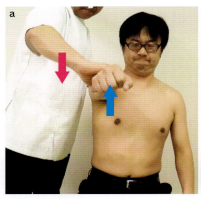
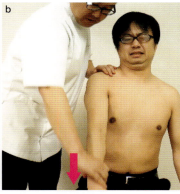

図9 drop arm sign 診察
a 患者の腕を検者が上方から下方へ押し下げる．正常では，患者は十分に抵抗できる．
b 異常では，患者の腕が下方に落ちる．
赤矢印：検者の力の方向
青矢印：患者の力の方向

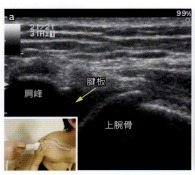
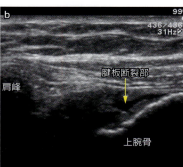

図10 腱板（棘上筋）完全断裂部位が注射後は明瞭になる
a 注射前．腱板が見えるが断裂部は不明瞭．
b 注射後．注射液が低エコーで描出され，腱板断裂部は明瞭に描出．

域制限を引き起こす．病歴から断裂を疑い，腱板の停止部だけでなく筋腹も圧痛とエコーの確認を基本操作として頂きたい．

### 2．腱板完全断裂（図9，10， WEB動画 ）

腱板断裂の原因は，外傷性と変性の2つに大別できる．外傷性では，転倒やスポーツなどの強い負荷・外力の誘因が病歴上多い．アキレス腱断裂と同様に断裂した瞬間は痛みがないことが多い．ブツンと音が聞こえたという病歴が確認できることもしばしばである．診察上は，外転動作のaROM制限が著明であるが，pROM制限は乏しいことが特徴である．また，drop arm sign（図9）が感度，特異度ともに優れている．

急性断裂の場合はエコー上，断端がハッキリとしており，筋の萎縮をほとんど認めない．一方，変性による断裂では，日々の生活のoveruseで腱板が段々すり減って，腱板不全断裂を介して完全断裂に至るような病歴の患者も少なくない．肩甲下筋や棘上筋などのMPSや肩関節周囲の炎症による癒着から拘縮をきたし，可動域を広げようとした結果，あるいは「適応」として腱板断裂が生じたものと推察される患者も多い．このような断裂自体の多くは無症候性であり，overuseによる第2肩関節部（上方支持組織）の炎症による痛みで受診することが多いが，エコーで観察しても腱板の萎縮が著明で，陳旧性を疑う所見（図10）を得ることも多い．陳旧性断裂に関しては腱板断裂（92頁）参照．腱板完全断裂している状態では，関節包の圧上昇が回避されるため，凍結肩（と臨床上認識されるような著しい全方向性の関節可動域制限）に進展することは少ないとされている．この場合，1st外旋や内旋制限は乏しいが，上方支持組織の著明な癒着により外転制限と伸展制限が著明であることが多い．エコーでは，腱板の萎縮と外転動作時の腱板と上腕骨頭の肩峰へ

① 肩痛患者の診療アプローチ

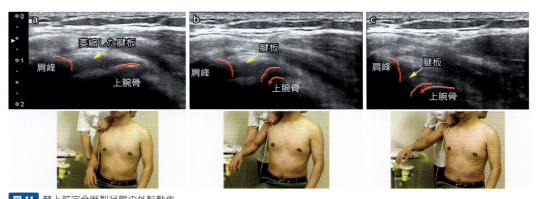

**図11** 棘上筋完全断裂状態の外転動作
a 外転 0°，b 外転 45°，c 外転 60°
赤線：骨の輪郭の一部，黄矢印：腱板の位置，赤矢印：外転動作による上腕骨の移動

の衝突を確認できることが多い（図11）．陳旧性腱板断裂状態での治療部位検索との具体的治療法は別に述べる（92頁参照）．

### 3. 腱板不全断裂（図12，WEB動画▶）

受傷起点は完全断裂とほぼ同様で，外傷性と overuse などによる変性がある．変性不全断裂は続発する周囲組織の炎症が必発であり，肩峰下滑液包炎や腱板炎の合併も多い．そのため，臨床上，完全断裂よりも症状が強い傾向がある．肩痛を訴えて受診した患者で不全断裂を見つけた場合には，棘上筋や肩甲下筋などの腱板筋群の MPS および腱板炎を基礎とした，overuse による二次的な断裂と推察される患者が多い．不全断裂には，滑液包側（浅層）断裂と深層断裂がある．一般的なエコー検査のみでは見逃されることも多く，検者のエコー技術レベルで診断精度の差が出やすい（column 肩疾患と画像診断の関係（46頁）参照）．治療的診断も兼ねて，腱板内で注射することで断裂部の断端がわかりやすくなることで診断精度は向上する（WEB動画▶）．炎症所見がエコーでもハッキリしない場合は，エコーガイド下で圧痛を確認する必要がある．なお，エコー上は完全断裂（図11）に比較して，肩峰と上腕骨の間の距離が保たれていることがポイントである（図13）．

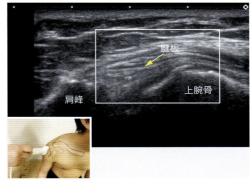

**図12** 棘上筋不全断裂＋炎症
腱板の浅層の下方への陥凹あり．ドプラ反応なし．

### ◆炎症性の病態

腱板断裂後は炎症が生じるため，以下の病態を2次的に発症することも多い．炎症の急性期の状態であれば，ステロイドの局所注射と NSAIDs などの抗炎症作用の内服薬なども考慮する．以下に，代表的な病態を概説する．

### 1. 上腕二頭筋長頭腱炎（図14）

上腕二頭筋長頭腱炎から凍結肩に進展する場合は少なくない．（詳細は論考（192頁）参照）．上腕二頭筋長頭腱は棘上筋深部，肩甲下筋，烏口上腕靱帯などのプーリーシステム（各論（110頁）参照）で構成され，腱周囲の空間は関節腔とも連続している．早期の治療が特に重要な病態である．エコー上の診断は

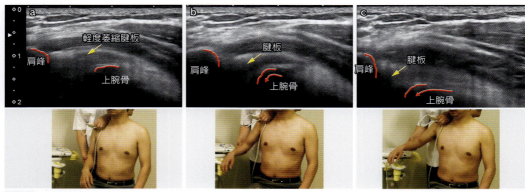

図13 腱板不全断裂状態の外転動作
a 外転0°，b 外転45°，c 外転60°
図11の完全断裂に比較して，肩峰と上腕骨の間の距離が保たれている．
赤線：骨の輪郭の一部，黄矢印：腱板の位置，赤矢印：外転動作による上腕骨の移動

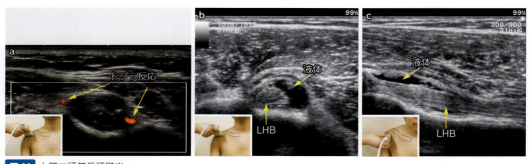

図14 上腕二頭筋長頭腱炎

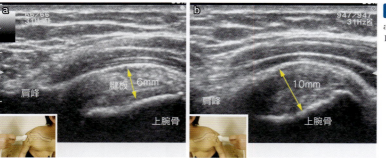

図15 棘上筋腱炎
a 正常，b 右棘上筋腱炎．厚さ10mm

比較的簡単であり，プローブを当てさえすれば診断できる．

## 2. 腱板炎（棘上筋腱炎（図15），棘下筋腱炎，肩甲下筋腱炎）

不全断裂を合併していることも少なくないが，overuseによる筋・腱炎の状態が多い．インピンジメントとは，棘上筋腱の腫脹により，外転時や2nd内旋時に肩峰に肥厚した棘上筋が衝突することである．炎症急性期の所見を，エコーでは局所の血流増加（発赤・熱感）をドプラで評価する．ドプラで異常なし＝炎症なしではない．使用しているエコー機器の性能とドプラ感度の確認が必要である（column（46頁）参照）．なお，腫脹はB

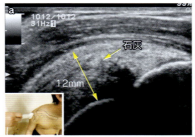 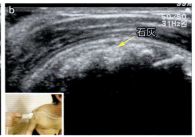

図16 石灰性棘上筋腱炎
a 棘上筋肥厚，軟らかい石灰，
b 石灰（硬い）

モードでの組織の肥厚（厚さが6mm未満の場合は感度が高く腱板炎は否定的で，10mm以上の場合は特異度が高く腱板炎を示唆する）で判断できる．治療は，直接的には同部位のステロイド注射であるが，症状を反復する場合は，なぜ棘上筋がoveruseとなったのかの理由（多くは生活レベルの身体の使い方）を検討し，生活動作指導介入をする必要がある．

### 3. 石灰化性腱板炎（図16）

発症の病歴は，結晶誘発性関節炎に近い．時間（hour）の単位で急激に悪化する．具体的には，昨夜まで症状がないか違和感程度であったが，朝の起床時に激痛で肩が動かせないなどである．単純X線（図2）でも確認できるが，その石灰が症状と関係しているかの判断は単純X線では難しい．石灰の存在＋炎症所見あり（図16）であれば，石灰に起因した炎症と判断できる．腱板の腫脹がハッキリしない場合など，炎症所見を認めない場合でも，石灰の存在が腱板の収縮や滑走を障害していることもある．痛みが出る動作や可動域制限を確認し，エコー下で石灰近傍のfasciaの牽引・伸張などが確認できる場合，あるいはエコーガイド下触診で石灰部位に圧痛が著明である場合には，"その石灰"が原因の可能性が高いと判断できる．治療は，軟らかい石灰（図16a）であれば，局所麻酔後に18G注射針を使用したパンピングで吸引処置できる．硬い石灰（図16b）であれば，パンピングは難しいため，石灰周囲へのステロイド注射を実施し，動作指導（例：体幹を利用して荷物を持ち上げる）をしても症状が反復する場合は，石灰除去術などの手術も考慮される．

文献
1) Thiele RG, et al：Diagnosis of gout by ultrasound. Rheumatology (Oxford) 46：1116-1121, 2007

## column

# 肩疾患と画像診断の関係

画像診断には，単純X線写真，CT，MRI，エコーなどが頻用される．従来，頻用されている単純X線写真で診断可能な肩痛疾患は，主に石灰化性病変と骨の変化（変形性関節症，骨腫瘍），脱臼などである．肩峰-上腕骨頭間隙の狭小化などから間接所見として軟部組織病変を評価することはあるが，その精度は低い．

CT検査は，骨折の診断精度が高い．また，3D構築により関節面の評価や微細な骨病変（Hill-Sachs lesion：肩関節脱臼で生じる上腕骨頭外側の圧迫骨折など）も評価できるが，軟部組織病変への精度は低い．

MRI検査は，骨軟部腫瘍などの軟部組織病変や，骨梁骨折や疲労骨折などの水の分布評価を用いて炎症の急性期を検出することができ，その検出精度は高い．

エコーは，MRIよりも高い解像度で局所病変を観察可能で，動作・動きの評価からinterventionまで連続して実施できる．さらに，従来MRIでのみ評価可能とされてきた早期の疲労骨折や骨梁骨折なども，エコーでも確認できる（例：骨皮質の肥厚や不整，血流増加）．一方，全体像の評価はやや困難であり，検者による技術格差が大きいという課題がしばしば指摘されている．肩関節病変の精度という視点では，MRI検査とエコーは一長一短といわれている（**表1**）．

エコーは，検者間再現性（検者Aと検者Bの一致度），検者内再現性（検者Aが複数回実施した時の一致度）の2つの再現性が低い．特に前者は，運動器エコーに限らずエコー検査共通の課題であるので，エコー検査技術のトレーニングが重要になる．

一方，MRIは一般的に誰が撮影しても同じ画像結果と信じられている．しかし，肩関節病変に関しては，それは盲信かもしれない．腱板完全断裂の場合は，MRIとエコーの診断精度は同じ，あるいはエコーの熟練者の場合はエコーの診断精度の方が高いと報告されている．一方，腱板不全断裂に関しては，MRIは解像度やアーチファクトによる偽陰性や偽陽性も多く，MRIの機器性能（1.5テスラ，3テスラなど）に加えて，"撮影条件"による施設間格差が大きいといわれている．実際，肩専門医の医療機関では，多くの例でMRIの撮り直しがされている．

エコーは他の機器に比較して安価であり，簡便性・可動性・精密性などの有用性から，医師の第2の聴診器と評価されている．各検査（単純X線，CT，MRI，エコー）のメリット・デメリットを再考して，診療することが求められている．

**表1** MRIとエコー検査のメリットとデメリット

| | メリット | デメリット |
|---|---|---|
| エコー | 動きの評価 interventionが連続して実施可能 局所の解像度がよい | 全体の描出ができない 深部病変の精度が下がる 検者間格差が大きい |
| MRI | 全体の描出が可能 3D構築ができる 深部病変を評価しやすい | やや局所解像度が低い 撮像技術による施設間格差が大きい |

## ②肩関節周囲炎と凍結肩へのアプローチ方法の基本的考え方

■ ポイント

▷ 炎症の病期とその範囲に応じた「抗炎症治療」, fascia の癒着や伸張性・滑走性低下に対する「fascia リリース」, 悪化因子対策としての生活動作指導を相補的に活用する.

▷ 重症例では, 手術や鏡視下手術も検討されるが, 局所治療技術の進歩により保存療法で軽快する例は増えている.

### 1) 病態の概要

肩関節の可動域制限と疼痛がある状態を指して, 五十肩, 凍結肩, 肩関節周囲炎などの用語が用いられているが, これらの使い分けはやや曖昧である. 英語の frozen shoulder とこれらの用語も十分に対応しているとは言えない(図1). 国際的には"frozen shoulder"は病期によって freezing stage, frozen stage, thawing stage の3つに区分されている. frozen shoulder の日本語訳は「凍結肩」であるが, 実際に「凍結肩」に対応するのは frozen stage と thawing stage に入ったにもかかわらず可動域が十分に改善しない状態である.「五十肩」は概ね肩関節周囲炎を示す江戸時代から用いられていた俗語であり「凍結肩」も含まれる. 文献によっては, これらの用語が混同されて用いられているので注意が必要である.

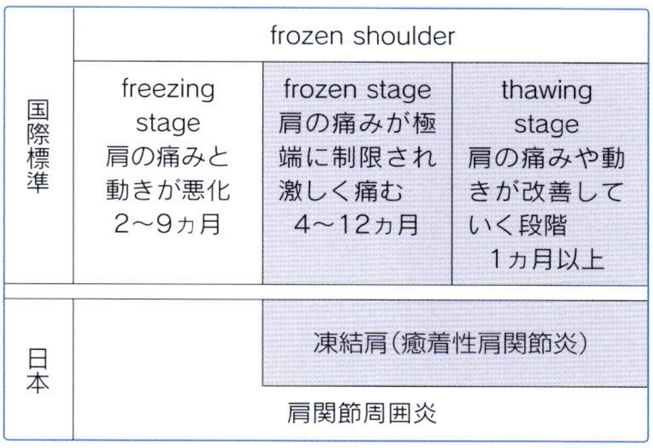

この病態の全体に対応するのは「肩関節周囲炎」であろう. 肩甲上腕関節包や滑液包の癒着, 筋群の伸張不全により肩関節運動に可動域制限が生じている状態が「拘縮肩(肩関節の可動域制限)であり, その中で, 肩甲上腕関節包の伸張性低下による拘縮肩が, 臨床的には「凍結肩 frozen shoulder」と理解される.

肩関節周囲炎という病名には大きな問題がある. 実際には炎症の関与が乏しく不動や廃用が主な原因となって, 進行していく病態も存在する(脳血管障害による麻痺に伴う不動

| | frozen shoulder | | |
|---|---|---|---|
| 国際標準 | freezing stage 肩の痛みと動きが悪化 2〜9ヵ月 | frozen stage 肩の痛みが極端に制限され激しく痛む 4〜12ヵ月 | thawing stage 肩の痛みや動きが改善していく段階 1ヵ月以上 |
| 日本 | 凍結肩(癒着性肩関節炎) | | |
| | 肩関節周囲炎 | | |

**図1** 日本と国際標準の用語の意味の違い

など). 肩関節「周囲」の指す範囲も明らかではない.

また, 発症早期には炎症がある場合でも経過に伴ってほとんどなくなり, 炎症に起因した線維化・瘢痕による拘縮が主体となる時期もある. このように炎症がないか乏しいものを「肩関節周囲炎」で総称することには疑義があり, 誤解を生じやすい.

実際には個々の「肩関節周囲炎」の症例では炎症の急性期と消退期(線維化)という経過における時期と廃用の程度が加わって病態が決まる. 炎症が起きる原因(例:外傷, overuse)と経過によって, その進行具合は多様な組み合わせがあるはずである(図2).

治療も, 病期ごとに異なるであろう. 炎症の急性期に対しては, 抗炎症作用を期待した非ステロイド性抗炎症薬(NSAIDs)やステロイドなどの投与, さらには炎症を増悪させな

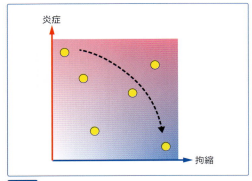

**図2** 炎症と拘縮の進行パターン
初期には炎症が強く，やがて炎症が消退し，線維化による拘縮が強くなる．
--→：典型的な肩関節周囲炎の炎症と拘縮の進行．
○：患者の病態例

### 肩関節周囲炎・凍結肩の原因

肩関節周囲炎・凍結肩の原因疾患は多岐にわたる．肩関節周囲炎は肩関節周囲の構造物（解剖）に炎症（病態）が起きている状態であるが，その原因としては以下のものがある．

- 腱板炎（棘上筋腱炎など）
- 上腕二頭筋長頭腱炎
- 肩峰下滑液包炎
- 変形性肩関節症
- 石灰化性腱板炎
- 腱板断裂（棘上筋，棘下筋など）
- 癒着性肩関節炎
  primary frozen shoulder：腱板炎など明らかな原因がない．通常，「凍結肩」と表現される病態．
  secondary frozen shoulder：腱板炎などに続発して生じる．通常，「腱板炎に起因した拘縮肩」のように表現される．
- 筋膜性疼痛症候群（MPS）による付着部炎（詳細は，論考（192頁）を参照）

いようなリハビリテーションや動作指導が考慮される．一方，炎症の消退期（線維化）に対しては，伸張性が低下した結合組織の治療，例えば本書のメインである注射，鍼，徒手などによるエコーガイドfasciaリリース，さらには治療後の再癒着を防ぐためのリハビリテーションや動作指導が考慮される．

## 2）発痛源検索の概要

痛みの治療を行うためには痛みの直接的な原因部位（発痛源）と，これを悪化させる因子（悪化因子）の2つを考慮する必要がある（図3）．

> ■ポイント
> ▷ 発痛源 source of pain：患者の現在の自覚症状の直接的な原因部位．
> ▷ 悪化因子 complicating factors：発痛源を悪化させる因子．

発痛源 source of pain は自覚症状の直接的な原因部位，悪化因子 complicating factors は発痛源を悪化させる因子（例：姿勢な

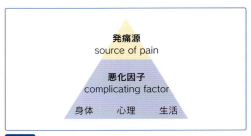

**図3** 発痛源と悪化因子の関係

ど全身のアライメント，anatomy train のような fascia の全身の連続性，生活動作・癖，筋緊張を亢進させるような不安などの心理面）である（図3）．評価・治療では，発痛源と悪化因子の両者を十分に検討できることが理

② 肩関節周囲炎と凍結肩へのアプローチ方法の基本的考え方

| | |
|---|---|
| 1. 問診 | 受傷機転や発症状況から発痛源を推測する |
| 2. 動作分析<br>可動域評価 | 「どこが痛いかよりもどうすると痛いか？」が重要 |
| 3. 触診・圧痛評価 | 筋硬結の触知にこだわらない．一番強い圧痛点で判断 |
| 4. エコー | 圧痛点の深部に厚みのある fascia を確認<br>fascia 同士の滑走性・伸張性を観察 |
| 5. 治療的診断 | 自覚症状（問診）や関節可動域・筋伸張性（診察・エコー）の改善を確認 |
| 6. 治療に反応しない時 | MPS の診断根拠の確認．リハビリスタッフなどとも相談．実際は，治療部位選択の間違いが多い→再度治療部位検討 |

**図4** 発痛源の検索方法

想であるが，現実的に時間が足りない現場も多い．

　ここでは，肩関節周囲炎に関する発痛源の評価，および fascia リリース注射の代表的なアプローチ部位を効率的かつ効果的に評価する方法を概説する．悪化因子の評価方法は，スポーツ選手から高齢者まで非常に大事な視点であるが，現状では統一的な方法が確立していない．我々も各種方法をまとめようと奮闘している段階であり，column 骨盤と肩の関係（33 頁），「Fascia リリースの基本と臨床」（50 頁）などで一部解説する程度に止めている．

　発痛源の評価方法には問診，圧痛部位，動作分析・可動域評価・結合組織の伸張性評価，エコー評価，治療的診断の5つがある（詳細は「Fascia リリースの基本と臨床」治療部位検索（34 頁）を参照）．fascia の病変があると疼痛閾値が低い，すなわち刺激に対して敏感になる．圧痛は，圧迫刺激が病変部位の圧痛閾値を超えた時にまた，動作痛は，動作によって負荷される身体内部の刺激が病変部位の疼痛閾値を超えた時に生じる．また他覚的には，fascia の異常は結合組織の伸張制

限として認識される．以下，各評価方法の概略をまとめる（**図4**）．

**● 1. 問診：OPQRST の確認（発痛源評価）**

**O**：onset 発症様式：少しの動きで急激な痛みが生じた場合は，fascia の引っ掛かり（滑走不全）や伸張痛であることが多い．一方，重いものの運搬や外傷などがキッカケで発症した場合は，筋断裂なども考慮する．

**P**：palliative/provocative 寛解因子/増悪因子：特定の姿勢での症状変化を確認する．

**Q**：quality 性状：突っ張り感，ズーンと重い感じ，一瞬のズキン？：伸張痛と収縮痛の判断．

**R**：region/radiation 場所/放散：指1本で指せる場合は，その部位の癒着が多い．前腕や頚部に放散痛がある場合は，その分布（関連痛マップなど）からも発痛源を想定する．

**S**：related symptoms/severity 随伴症状/重篤度：しびれ感・麻痺がある場合，日内変動や週内変動があれば，それは狭義の神経所見（神経線維自体の機能低下）ではないことも少なくない（fascia と神

49

経障害の関係：「Fasciaリリースの基本と臨床」（18頁）参照．重症度は，睡眠障害や仕事や生活への支障の大きさで把握する．

**T**：time course 時間経過：誘因と発症の時間差，症状の強さの変動と持続時間，間欠性なのか持続性なのかなどを確認する．遅発性筋痛DOMSであれば，過負荷の翌日あるいは2日後から徐々に増悪し，2〜7日程度で改善する．週内変動があるのが特徴である．特定の作業や環境でのみ症状が出現する場合は，ある程度絞られた発痛源（筋単位など）であることが多い．

**その他**：運動器疾患で特に重要なのは疼痛誘発動作の問診である．それは，open questionとしては「その痛みで生活や仕事で困っていることはありますか？ 痛みが強い動作はありますか？」などにあたる．痛みを生じる生活動作は発痛源の同定に非常に役立つ．closed questionとしては，「夜間痛による睡眠障害の有無は？ 洗髪はできますか？ ベルトやブラジャーなど着衣に支障はありませんか？」と確認するとよい（夜間痛への対応方法は182頁参照）．洗髪はほぼ結髪動作であり，ベルトやブラジャーをつける動作は結帯動作に近い．結帯動作と結髪動作は肩関節診察の基本としても生活動作の支障の重篤度の評価にも非常に重要な項目である．

### 2．圧痛部位

発痛源だけでなく関連痛の部位にも圧痛（関連圧痛）があることが少なくない．圧痛のみに頼って評価すると見立てがうまくいかず，適切に治療できない可能性が高い（手指の具体的な使い方などは「Fasciaリリースの基本と臨床」（37頁）参照）．また，触診技術が低い場合，病変が触診では届かない（深部など）場合，病変部位の圧痛閾値が高い（靱帯・腱など）場合などは，触診による刺激では病変部の痛み閾値を超えない．鍼などを有効利用

する方法もある（「Fasciaリリースの基本と臨床」（41頁）参照）．

### 3．動作分析・可動域評価

収縮痛と伸張痛の違い，aROMとpROMの違い，肩甲上腕関節と肩甲胸郭関節の違いなどが特に重要である．

| | | 痛み | | 可動域 |
| --- | --- | --- | --- | --- |
| | | aROM | pROM | |
| 収縮痛 | | + | − | aROM < pROM |
| 伸張痛 | 筋 | + | + | aROM < pROM |
| | 関節包・靱帯 | + | + | aROM = pROM |

痛みの性質の違い
伸張痛　突っ張り感など
収縮痛　ズーンとした痛み，重だるさ

収縮痛
深呼吸で可動域変化　なし ━━▶ 肩甲上腕関節
　　　　　　　　　　あり ━━▶ 肩甲胸郭関節

### 4．エコー評価

炎症の有無，および圧痛部位の深部にあると推定される病変部位の深さの検出（圧痛部位深部の異常なfasciaの深さの確認），筋・腱・靱帯などのfasciaの伸張性および互いの滑走性の評価を行う．

### 5．治療的診断

最終診断は治療的診断にある．fasciaリリースを施して症状が改善，消失すれば治療部位が原因であった可能性が高くなる．

### 6．「凍結肩」と「凍結肩以外の肩関節周囲炎」の分離

「肩関節周囲炎」＝「凍結肩以外の肩関節周囲炎」＋「凍結肩」である．本書で提示した治療方法は，「凍結肩」と「凍結肩以外の肩関節周囲炎」に便宜的に区分した．この2つで異なるのは病変の及ぶ深さである．すなわち，肩関節周囲炎で関節包に病変が及ぶものが凍結肩であり，それに及ばないものが「凍結肩以外の肩関節周囲炎」である．一方，凍結肩では関節包だけではなく，ほとんどの場合で表層領域の軟部組織病変を合併する（図5）．

凍結肩ではほぼ全方向の可動域制限を認め

② 肩関節周囲炎と凍結肩へのアプローチ方法の基本的考え方

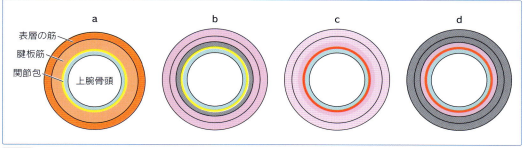

**図5** 凍結肩と凍結肩以外の肩関節周囲炎での病変の起こる層の違い
a 肩関節の模式図．最外層は三角筋，僧帽筋など最外層の筋．その下に棘上筋，棘下筋などの腱板筋群がある．関節包は黄色で示した．
b 凍結肩以外の肩関節周囲炎で病変の起こる領域をピンクで示した．表層の筋から腱板筋にかけて病変が生じるが関節包付近にまでは及ばない．
c 凍結肩ではさらに関節包まで病変が及ぶ．
d 凍結肩に特徴的な病変領域（ピンク，赤，水色）を示した．

**表1** 凍結肩と凍結肩ではない肩関節周囲炎の鑑別

|  | 可動域制限 | ROM |
| --- | --- | --- |
| 凍結肩 | 全方向 | aROM = pROM |
| 凍結肩ではない肩関節周囲炎（例外：完全腱板断裂の患者） | 1～数方向 | aROM ＜ pROM |

る．可動域制限の原因が主に関節包にあるため aROM = pROM となる．「凍結肩以外の肩関節周囲炎」では1～数方向への動作痛と可動域制限に留まる．可動域制限の原因が筋・筋膜の収縮痛や伸張痛であるため aROM ＜ pROM となる（**表1**）．

## 3）評価・治療方法の概略

### 凍結肩以外の肩関節周囲炎

関節包の問題がない場合は，比較的詳細に発痛源を評価しやすい．代表的な病変部位は，肩峰下滑液包（subacromial bursa：SAB）や MPS であり，数回程度の注射治療で比較的短期間で治療可能なことが多い．しかし，複数の発痛源があると評価が難しい場合も多いので，凍結肩と同様にまず肩峰下滑液包と烏口上腕靱帯を治療することを推奨する．次に，症状の強い動作を参考にして，発痛源を同定し治療する．具体的な評価と治療は，次項で詳述していく．

### 凍結肩

#### 1．「凍結肩」の意味する病態，「関節包複合体 articular capsule complex」の提案

我々は，「進行する関節包の肥厚・短縮を主病態とした肩関節疾患で腱板断裂・上腕二頭筋長頭腱断裂・石灰化性腱板炎など明らかな疾患がないもの（いわゆる primary frozen shoulder の定義と同様である）」という従来の凍結肩の定義に基づいて関節包のみを狙って治療をしてきたのではなく，fascia リリースを用いて関節包以外にも腱板筋群，上腕二頭筋長頭腱，腱板疎部，などを治療してきた（**表2**に主な治療部位を示した）．実際は，

腱板の付着部線維と関節包の線維は，肉眼解剖上も顕微鏡上もスムーズに連続しており，その境界は恣意的にしか分離できない．その観点からみると凍結肩の主病態を"関節包のみ"の肥厚・短縮とする従来の定義は不十分と考えている．「Fascia リリースの基本と臨床」(14頁) でも詳述したが，「関節＝joint space (関節腔) ＋ fascia」である．そのため我々は，<u>腱板筋群・上腕二頭筋長頭腱 (関節包内の部分)・腱板疎部・関節包を含めて，「関節包複合体 articular capsule complex」(表2)</u> という名称を提案している．ゆえに，凍結肩の定義もまた「肩関節周囲炎で腱板筋群，上腕二頭筋長頭腱 (関節包内の部分)，腱板疎部，関節包に拘縮が及んだもの」と便宜的に定めた．また，臨床的な観点から，比較的単純な凍結肩の区分 (fascia の癒着が腱板より外部にある場合と腱板より内部に及んでいる場合) を提案している (47頁で詳述)．

#### 2. 凍結肩の発症と進展形式

多くの凍結肩患者の病歴および経過の特徴として，まず上前方関節包複合体に生じ，それから関節包複合体前面を下行しながら拡大し，最も重症化すると関節包複合体後面に及ぶことが多い (図6)．

その根拠を以下に示す．

① 上前方関節包複合体に限局した病態は頻繁にあるが，これ以外の部分が単独で障害されている症例はごく稀にしか見られない．

② 関節包複合体の病変領域は，ほとんど上前方関節包複合体を含み図6のように連続しており，途中の一部が障害を免れていることは極めて稀である．

③ 図6の起始点である上前方関節包複合体の病変領域は，他の部位に比べて最も重症であることが多い．上前方関節包複合体に近いほど拘縮が強く，離れるほど拘縮は弱い傾向にある．

凍結肩において上前方関節包複合体は最も

**表2** 関節包複合体を構成する組織

> 腱板筋群 (筋内腱．停止腱を含む)
> 上腕二頭筋長頭腱 (関節包内の部分)
> 腱板疎部
> 関節包

強く障害されており，その治療において極めて重要である．これをエコーで観察すると多くの症例では腱板疎部の著しい肥厚と血流増加を認め，しばしば棘上筋炎を合併している．さらに，これらの所見は上方関節包複合体で均一に見られるのではなく，結節間溝付近で最も顕著に観察され，烏口突起に近づくにつれて所見が軽度になるのが一般的である．このことは，凍結肩という病態が力学的に大きなストレスのかかる上腕二頭筋長頭腱の関節包侵入部付近から発症することを示唆するように感じられる．一方，凍結肩患者における烏口突起の圧痛の感度は非常に高く，その病変部位の広がりの特徴を表している (図7)．

#### 3. 凍結肩の診断・評価

凍結肩と診断する前に，関節包炎の病態を再度確認する．急性発症 (1日未満発症) の全可動域制限の場合は偽痛風発作を，穿刺後の場合は化膿性関節炎を考慮する．凍結肩は，あくまで数週間で徐々に増悪することが特徴である．腱板の深層組織，腱板筋群，上腕二頭筋長頭腱 (関節包内の部分)，腱板疎部，関節包などに病変が及ぶと一般的に重症であり，臨床的には「凍結肩」と診断される傾向にある．この状態では，注射のみでは治療期間が長くなることも多く，時に10回以上の治療が必要となる場合も少なくはない．凍結肩の本体である，関節包複合体の具体的な評価と治療に関しては，147頁で詳述する．

以下に，凍結肩の代表的な治療方法としての，① 注射治療，② 授動術，③ 鏡視下手術の適応を概説する．その適応は，術者の治療技術や患者の希望，そして治療環境に依るところが大きい．

② 肩関節周囲炎と凍結肩へのアプローチ方法の基本的考え方

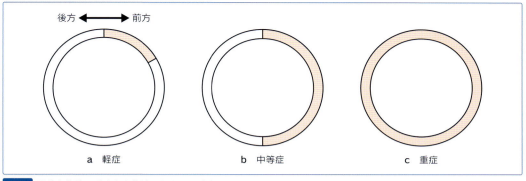

図6 関節包拘縮の重症度と拘縮のおよぶ領域（右関節包矢状断の模式図）

## 1. 注射 injection/fascia release

　肩甲上腕関節包の広さに対して一度に治療できる部分は狭いので凍結肩の治療には，治療回数と時間が必要になる．そのため，疼痛が強い場合には，適宜薬物療法も併用する．凍結肩では可動域制限が非常に大きく，初期には詳細な発痛源を評価できない傾向にある．そこでまず，罹患頻度の非常に高い肩峰下滑液包と烏口上腕靱帯を治療する．その後，可動域制限と疼痛の大きい動作について関節包複合体を中心に治療を行う．詳細は 147 頁に提示した．

## 2. 授動術 manipulation

　手術室あるいは外来での実施（詳細は専門書参照）．外来で実施する場合は，C5/6 腕神経ブロック後に，患者を仰臥位として実施する．なお，腕神経叢ブロックは，頸部硬膜外ブロックやくも膜下ブロックになり，心肺停止を起こす危険がある．したがって，急変に対応できない施設では実施するべきではない．外来の授動術の不適応の状態は，腱板断裂がある，変形性関節症が強い，外来での授動術の環境（覚醒下など）に耐えられない可能性などがある．

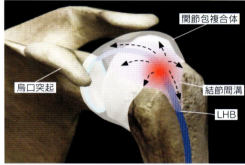

図7 凍結肩における拘縮の開始部位と広がり方のイメージ

凍結肩における拘縮は上腕二頭筋長頭腱（LHB）と上腕骨の間に力学的に大きなストレスが生じる結節間溝付近で生じ，LHBを伝うように関節包に拡がり，同時にさまざまな方向へと少しずつ進展していくのかもしれない．

## 3. 鏡視下手術 arthroscopic surgery

　外来での授動術の適応がないが，外科的に関節包癒着剝離術が必要と判断される場合，あるいは，外来の授動術では，剝離しきれない部位（関節包 0 時方向〜棘上筋深部，関節包 5 時方向，烏口突起下滑液包周囲の結合組織など）へのアプローチが必要な場合にも検討される．

53

## ③本書で提唱する肩関節周囲炎と凍結肩への臨床アプローチ法

### 1）基本となる診療フローチャート

本項では，以下の内容順に説明していく．

1) 基本となる診療フローチャート
2) 各可動域評価に応じたアプローチ
3) その他のアプローチ法
   A) 肩甲上腕関節と肩甲上腕関節以外
     の部位の鑑別評価
   B) 結帯動作からの分析
   C) 結髪動作からの分析

fascia リリース注射を用いた肩痛患者に対する，本書が提示する基本となる診療フローチャートを提示する（**図1**）．このフローチャートは，基本的な関節可動域評価，基本的な運動器エコー，およびエコーガイド下で針先を十分に描出できるレベルの医師を主な対象と想定している．もちろん，この評価方法は，療法士，鍼灸師，他運動器疼痛に関わるすべての職種に役立つものだろうと考えている．

### ① 肩痛

肩の痛みを訴えて患者が受診した場合，まずどこが痛いのかを確認する．患者のいう肩は，「肩こり」の肩（つまり，頚部や頚肩部）であることも多く，医学的な肩甲上腕関節部と一致しないことも多い．

### ② 外転挙上・結帯動作・結髪動作

医学的な「肩痛」の場合，その原因が頚部からの関連痛（例：頚神経根症，斜角筋などの MPS）である可能性が残る．そのため，肩関節に何らかの病態があるかどうかをスクリーニングする．まずは，外転挙上動作を確認する．患側が健側に比較して，可動域が低下し

ているかどうかを確認する．円背などの姿勢不良の患者は，患側のみ可動域検査で異常であると判断できないため注意を要する．「肩甲上腕関節」と「それ以外の肩甲胸郭関節などの影響」を判断するためには，動作分析において外観の観察だけでなく，肩甲骨の触知をしながらの観察も有用である．次に，結帯動作と結髪動作を評価する（ WEB動画▶ ）．passive ROM（pROM）としての結帯動作（肩甲上腕関節：外転→内転，伸展，内旋．肩甲骨：下方回旋）と結髪動作（肩甲上腕関節：外転，屈曲，外旋．肩甲骨：上方回旋）が正常ならば，肩甲上腕関節および肩甲胸郭関節の可動域はほぼ満たしている．なお，active ROM（aROM）としての結帯動作（aROM）と結髪動作（aROM）（いわゆる Aplley test）は，肩関節のスクリーニングの感度が pROM よりも高いと考えられるが，患者が指示された動作ができない場合もある．

### ③ 2nd 外旋 + 3rd 内旋（水平屈曲含む）
（ WEB動画▶ ）

結帯動作は外転制限を，結髪動作は内転制限を見逃しやすい．そのため結帯動作と結髪動作に加えて，2nd 外旋（90°外転＋水平伸展＋外旋）と 3rd 内旋（90°屈曲＋水平屈曲＋内旋）を評価する（水平屈曲は内転動作が含まれる）．これらの動作が正常ならば，肩甲上腕関節の可動域はほぼ問題ないと判断できる．この時点で，すべて異常がなければ，肩関節以外（例：頚部からの関連痛，内臓痛）の鑑別に進む必要がある．

### ④ エコー評価

詳細な肩関節の可動域評価に進む前に，本

### ③ 本書で提唱する肩関節周囲炎と凍結肩への臨床アプローチ法

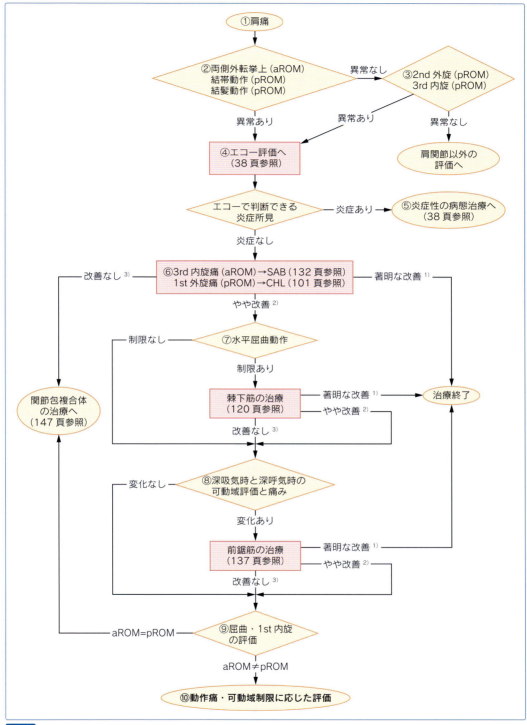

**図1** 基本となる診療フローチャート

1) 著明な改善：改善率70％以上（NRS），患者が治療に満足した時．
2) やや改善：改善率20％〜70％未満（NRS），3日間開けて3回以上治療を繰り返す．並行して次の評価を行う．
3) 改善なし：改善率20％未満（NRS），可動域が変化しない．

図内の①〜⑩は本文に一致．
SAB：肩峰下滑液包，CHL：烏口上腕靱帯

書ではエコー評価を行うことを薦める．その理由は，肩関節の炎症性疾患（例：肩峰下滑液包炎，石灰化性腱板炎）の場合，不用意な診察・評価は患者に不要な苦痛を与えてしまうからである．運動器エコーの熟練者は，この時点で腱板不全断裂と身体所見との整合性を評価しながら診断できるであろう．しかしながら，まずここで評価するべきは「明らかな炎症所見の有無」である．この時，「炎症所見＝ドプラ陽性」と早合点してはいけない（column）．炎症は，血流増加に伴う組織の浮腫である．Bモードで液体 fluid の存在を確認すること（例：上腕二頭筋長頭腱周囲の液体貯留）が基本であり，ドプラ所見はその補完的意味として扱うのがよい．また，液体＝炎症でもない．急性期の炎症は消退したが，局所の液体が残存している場合もある．

### ⑤ 炎症性の病態の治療

　他関節の評価を含め，関節リウマチなどの全身を検索する．局所治療を実施する場合（SAB や CHL の炎症所見ありと判断した場合も含む）には，局所麻酔薬およびステロイド注射液を用いた局所注射を推奨する．一方，この時においても炎症病態と fascia の異常が合併している例は非常に多いため，ステロイド注入時には同時に fascia リリースも併用する．

### ⑥ SAB・CHL の治療（SAB 132 頁，CHL 101 頁）（ WEB動画▶ ）

　肩痛の一般臨床で治療頻度が多いのは，SAB と CHL であり，第一に治療対象として評価することを推奨する．3rd 内旋（aROM）陽性で SAB を，1st 外旋（pROM）陽性で

---

### column

# 炎症所見＝ドプラ陽性ではない！

　詳細は専門書に譲るが，多職種で運動器エコーを使う限り，以下の内容は最低限理解しておく必要がある．1）エコーの性能，2）ドプラ機能の設定，3）プローブの操作技術，4）アーチファクトの判断などの要素を総合的に判断する緻密な分野なのである．ドプラ機能がただ付いているだけで，その性能も低く，設定も十分にしていないエコーを用いたドプラ陰性はまったく信用できない．ドプラ機能は初期設定のみならず，対象部位に応じた range の設定も重要である．ドプラは血管内の流速を測定する機能であって，遅い血流，早すぎる血流は評価できない．現代の最高機種のエコーで造影剤を用いた血管造影エコーをもってしても評価しきれない毛細血管や異常血流はいまだに存在することは念頭におく必要がある．また，プローブを強く押し付けると血管が虚脱し血流は流れないため偽陰性になる．そもそも，ドプラ機能は画面上の動きに色を付ける機能であるので，血流以外も陽性（＝偽陽性）になる（例：胸膜・肺，体動）．このようなプローブを動かした時に生じるモーション・アーチファクトを見て，初学者はドプラ陽性（＝炎症）と早合点しないことが重要である．

CHL の治療を行う．両者の治療で「改善なし（改善率 20％未満 NRS，あるいは可動域が変化しない）」の場合は，凍結肩などの関節包の病変を疑う．

- 3rd 内旋（aROM）の異常 → SAB 治療：3rd 内旋は肩峰下圧が最も高くなる肢位である．つまり，第 2 肩関節（上方支持組織）の代表である SAB の圧が最も高くなる．上方支持組織の周囲筋群の収縮は，肩峰下圧をさらに上昇させる．そのため，3rd 内旋の評価は pROM よりも aROM の方が上方支持組織の異常を検出する感度が高い．よって，aROM でのスクリーニングを推奨する．3rd 内旋が異常の時は，SAB・peribursal fat（PBF）を治療する（131 頁参照）．PBF の圧痛も複数あることも多く，複数回の注射を必要とすることも稀ではない．この治療は，上方支持組織の基本的治療であり，もし上方支持組織癒着による内転や外転などの他の可動域制限があったとしても多くの場合改善する．

- 1st 外旋の異常 → CHL 治療：1st 外旋制限は，臨床上非常に頻度の高い可動域制限である．その原因部位は多いが，臨床的な頻度としては，肩前面の CHL，肩甲下筋にあることが多い．そのため，aROM ＝ pROM であれば，伸張痛の判断で肩前面の伸張制限を疑い，CHL の注射（烏口突起側（その 1）→上腕骨側（その 2））を検討する．両者の鑑別は，基本的に圧痛点で行う．一方，aROM ＜ pROM であれば，筋（肩甲下筋）を主に考えるが，CHL への fascia リリース注射は肩甲下筋の治療も一部兼ねることができるため，まずは CHL の治療を推奨する．

実際の臨床では，結帯動作の再評価と組み合わせて「1st 外旋」と「3rd 内旋」の評価を行うことが多い（ WEB動画▶ ）．

## ⑦ 水平屈曲

実際の臨床では，結帯動作と結髪動作の再評価と組み合わせて「水平屈曲」の評価を行うことが多い（ WEB動画▶ ）．棘下筋の MPS は屈曲制限以外の全可動域制限を生じる傾向にあるため，早期に治療対象の鑑別に入れる必要がある．棘下筋とともに棘下筋下脂肪体も治療することが多い（120 頁参照）．

## ⑧ 深吸気と深呼気による肩関節可動域評価

ここまでの治療部位は基本的に肩甲上腕関節に関連した部位である．SAB，CHL，棘下筋を治療しても「改善なし」あるいは「変化なし」の場合，肩甲上腕関節および第 2 肩関節に関する詳細分析に入る前に，機能関節である肩甲胸郭関節の代表的治療部位である前鋸筋（特に，第 2 肋骨の上部線維付着部）の評価を行う（ WEB動画▶ ）．肩こり症や頚部の MPS がある場合，あるいは慢性的な肩痛のため頚部や胸郭の代償動作が「癖」になっている場合には，前鋸筋の治療を検討する．1st 外旋，2nd 外旋，水平屈曲などの可動域が深吸気と深呼気で変化するかどうかを評価する（92 頁， WEB動画▶ ）．変化する場合は，前鋸筋を治療する（138 頁）．肩甲上腕関節と肩甲胸郭関節の鑑別は別途詳述（58 頁）．

## ⑨ 屈曲・1st 内旋の評価

これまでの評価に加えて，1st 内旋と屈曲の両者の可動域制限を認める場合は，凍結肩を含む関節包病変の可能性を疑う．そして，全可動域制限が確認できれば凍結肩と判断し，手術療法を含めた専門家のコンサルトも念頭におきながら，自身で実施できる治療手技や患者の要望を勘案しながら診療を進める．1st 内旋を評価するときは，肩伸展動作が起

きないように注意する（肩が伸展すれば手掌が腹部についてしまうため）．これを**図7**内では1st内旋①と表記した（1st内旋②は後述）．このような著しい1st内旋（pROM）制限の頻度の高い原因としては，凍結肩と棘下筋MPS（伸張制限）がある．凍結肩ではaROMとpROMが同じ程度だが，棘下筋MPSではaROM制限がpROM制限より大きいことが特徴である．また，凍結肩では肩甲上腕関節の屈曲制限も著明（60°未満）だが，棘下筋MPSでは軽度である（75°以上）．なお，1st内旋のみ異常で，屈曲に異常がなければ，棘下筋の治療を再度実施してもよい．

### ⑩ 動作痛・可動域制限に応じた評価

　上記① 肩痛〜⑨ 屈曲・1st内旋の評価の再評価後，次項で詳述する各動作の評価に進むことを推奨する．

## 2）各可動域評価に応じたアプローチ

　まず，可動域診察（内転・外転・屈曲・伸展・1st内旋・1st外旋，2nd内旋・2nd外旋，3rd内旋・3rd外旋，水平屈曲・水平伸展）の各動作の基本は，前項で述べた．臨床では一連の流れで診察する（**図3**, WEB動画▶）．本項では，各動作に関与する主動筋，拮抗

---

column

# 早期の凍結肩と棘下筋 MPS の鑑別

　凍結肩はその原因にもよるが，上方関節包から始まり，前方関節包後へCHLを介して波及した後，後方関節包と下方関節包へ進展して全周性の関節包癒着となることが多い．そのため後方関節包（1st内旋異常）と下方関節包（屈曲制限）の両者の癒着を疑う状況では，凍結肩を優位に疑う．一方，棘下筋のMPSは，ほぼ全可動域制限を起こすため，しばしば凍結肩と誤診されている．棘下筋の下方線維のMPSは，上腕骨頭を上前方へ偏位（obligate translation）させ肩甲上腕関節の軸をずらすため，水平屈曲と外転を制限する．また，二次的にCHLを短縮させ，1st外旋制限も起こす．棘下筋の中部線維のMPSは1st内旋異常（伸張制限）と1st外旋異常（収縮痛による可動域制限）を起こす．棘下筋の上部線維は棘上筋の後部線維と協働して機能（屈曲）するが収縮痛は出にくく，主に伸展制限（伸張制限）の症状が出やすい．そのため，棘下筋MPSのみでも屈曲以外の全可動域制限をきたしうる．また，棘下筋中部線維のMPSが悪化すると，棘下筋下脂肪体のfasciaの異常を続発させ，さらに停止部である後方関節包の付着部炎を生じることで，関節包の炎症を起こす（棘上筋後部線維のMPSは上後方関節包の炎症を起こす）．以上から，棘下筋のMPSの早期判断と治療は非常に重要である．また，外転制限の原因が棘下筋（特に下方線維と棘下筋下脂肪体）の治療で改善することは稀ではない．

### ③ 本書で提唱する肩関節周囲炎と凍結肩への臨床アプローチ法

筋，伸張される組織の中の発痛源「動作の足し算引き算」，圧痛部位，エコーなどを使用し鑑別し，適用する注射手技（3章の表1（97頁））を理解・実践していく．また，全可動域診察が適切に評価・治療できるようになると，凍結肩の適切な判断技術の向上，そして凍結肩のうち注射で治療できる範囲，外来授動術や鏡視下手術など患者ADLを速やかに向上させうる手術療法という選択肢の具体的な検討も可能となる．主動筋，拮抗筋，伸張される組織を理解する．

特に重要な点は，痛みを収縮痛と伸張痛に分けて評価することである．自発動作（aROM）で動作の主動筋に生じる痛みが収縮痛であり，動作によって伸展される部位に生じるのが伸張痛である．伸張痛が生じるのは，肩関節の運動軸について概ね主動筋の180°反対側にある．凍結肩に至らない肩関節周囲炎の場合は，2～3回の注射によるfasciaリリースで大きく症状が改善する場合が多い．

また，肩甲上腕関節と肩甲胸郭関節に大別して治療部位を提示した．さらに，原因部位

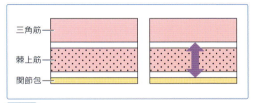

**図2** 罹患部位が棘上筋の場合
問題がある可能性のある領域を紫矢印で示した．

ごとの発痛源としての特徴を3章の表1（97頁）で提示した．発痛源は，罹患部位の筋や靱帯を単位に示した．ひとつの構造物に問題がある場合，その構造物自体および周囲の組織との間のfasciaの問題を考える必要がある．例えば，症状の原因を棘上筋と診断した場合，罹患部位は棘上筋自体（筋内腱など），三角筋・棘上筋間のfascia，さらに棘上筋深部と関節包の間のfasciaのいずれか，あるいは複数の部位にまたがる可能性がある（**図2**）．

腱板筋群深部と関節包の間のfasciaを選択的に治療することはできないので，実際の治療は関節包とほぼ同様である．

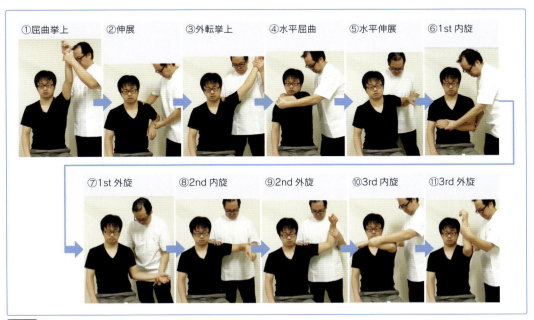

**図3** 肩関節：全可動域診察の一般的な手順
診察順：①屈曲，②伸展，③外転挙上，④水平屈曲，⑤水平伸展，⑥⑦1st内旋・外旋，⑧⑨2nd内旋・外旋，⑩⑪3rd内旋・外旋．

## 2 評価・治療

**表1** 外転挙上制限に対する治療部位の判断方法

| ●外転時の肩甲骨運動の左右差あり：肩甲胸郭関節を考える | |
| --- | --- |
| 前鋸筋上部線維 | 徒手的な圧痛は難しい．エコーで深吸気時の第2肋骨の動きの低下を確認する |
| 前鋸筋下部線維 | 肩挙上時に前腋窩線レベルで肋骨が浮く，肩甲骨上方回旋制限がある，伸展動作で肩甲骨が胸郭から浮かないことを確認する |
| 肩甲棘（僧帽筋） | 肩甲棘上のつまみ圧痛（「Fasciaリリースの基本と臨床」（37頁）参照），皮下組織をズラして収縮痛の変化を確認する |
| 小胸筋 | 1st外旋位状態での肘伸展方向への等尺性収縮負荷（杖を突く動作）による痛みの増悪を確認する |

| ●外転時の肩甲骨運動の左右差なし：肩甲上腕関節を考える | | |
| --- | --- | --- |
| 伸張痛の場合 | 下方関節包 | aROM＝pROMを確認する |
| | 烏口腕筋・上腕二頭筋短頭 | 烏口突起の圧痛，深吸気による外転可動域の変化を確認する |
| | 大胸筋腹部 | 椎体の屈曲伸展で肩可動域が変化する |
| | 肩甲下筋下部線維 | 腋窩部での圧痛，最大外転位で外旋動作を加えて伸張痛の増悪を確認する |
| | 広背筋 | 椎体の側屈で肩可動域の変化を確認する |
| | 大円筋 | 最大外転挙上位で外旋＋内転動作を加えると伸張痛が増大する |
| | 棘下筋下部線維 | 最大外転挙上位で内旋＋内転動作を加えると伸張痛が増大する |
| | 上腕三頭筋長頭 | 肘の屈曲伸展で可動域が変化する |
| 収縮痛の場合 | 肩峰下滑液包 | 3rd内旋（aROM）で痛みありを確認する |
| | 三角筋中部線維 | 肩峰付着部の圧痛，皮下組織をズラして可動域の変化を確認する |
| | 棘上筋後部線維 | 肩甲棘の上際の圧痛，最大外転位に外旋動作を加えて痛みの増悪を確認する |
| | 棘上筋深部 | 最大外転位に外旋動作を加えて痛みの増悪，エコーで棘上筋腱の滑走性低下を確認する |

### 外転挙上（表1，図4，5）

　まず，aROMで両側の外転挙上を患者に指示する（動作発展aROM外転挙上19頁参照）．この時，患者の背面から肩甲骨の左右差を，視診と肩甲骨の触診で確認する．左右差があれば肩甲胸郭関節の異常を疑う．左右差がないときは，肩甲上腕関節を疑う．

#### ᠊ᠵ᠊ 肩甲胸郭関節

　外転制限の原因となる肩甲骨運動異常のほとんどは上方回旋制限であり，特に前鋸筋上部線維の伸張障害に起因することが多い．前鋸筋上部線維は，肩甲骨上角から第2肋骨に付着しているが，両部位の圧痛評価はしばしば困難である．そのため，深吸気（肩甲骨の外転・上方回旋を促す動き）で外転挙上可動域が改善することも判断の補佐となる．また，エコーで深吸気時の第2肋骨の動き低下（第1肋骨や第3肋骨をエコー画面上で比較すると判断しやすい）を確認する．前鋸筋下部線維の伸張性低下は，外転挙上90°以上で特に影響される．診察としては，外転挙上動作で前腋窩線レベルの下位肋骨の浮き上がりがあれば異常である．治療点は，最も浮き上がった肋骨上を選択することが多い．僧

③ 本書で提唱する肩関節周囲炎と凍結肩への臨床アプローチ法

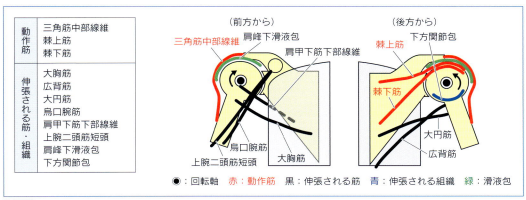

**図4** 外転の動作筋と伸張される筋・組織

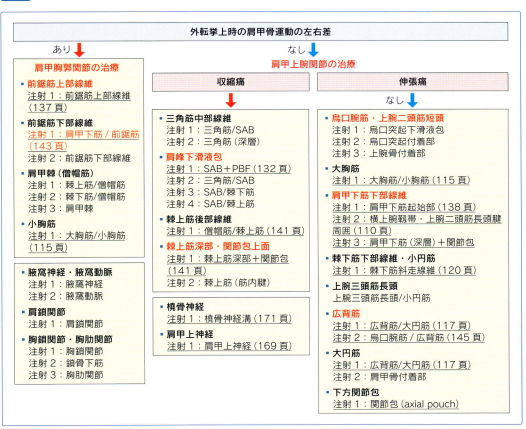

**図5** 外転挙上制限

赤：治療頻度が高い重要な部位，アンダーライン：本書に治療手技の解説がある．
伸張痛・制限か収縮痛か迷うときは前者として治療開始．

帽筋の伸張性低下は，肩甲骨の外転運動障害を引き起こす．僧帽筋は浅層の筋であるため，徒手的に皮下組織をズラすことで肩甲骨外転動作が改善するかどうかで判断できる．治療点は，僧帽筋と棘下筋の間の fascia の頻度が高い．外転挙上時は肩甲骨の後傾動作が必要であるが，小胸筋の伸張性低下は，肩甲骨の後傾動作障害を起こす．杖を突くような動作（等尺性運動）で痛みを誘発できることが多い．nerve traction test を用いて腋窩神経も評価する（166 頁神経リリース参照）．

### 🔊 肩甲上腕関節

患者の症状の種類から収縮痛か伸張痛かを判断する．

**伸張痛**：aROM と pROM を比較する．

- aROM ＜ pROM：筋の要素を疑う．広背筋と烏口腕筋・上腕二頭筋短頭と肩甲下筋下部線維の頻度が高い．烏口腕筋は深吸気で挙上可動域が改善する．大胸筋腹部線維は，椎体の屈曲伸展で外転挙上可動域が変化する（胸椎の後弯で外転挙上可動域が改善する）．肩甲下筋下部線維の場合，最大外転位で外旋動作を加えると伸張痛が増大する．広背筋と大円筋は，最大外転位で外旋＋内転動作を加えると伸張痛が悪化するが，椎体側屈で可動域変化が出るのが広背筋（胸腰腱膜に繋がり骨盤まで繋がる），出ないのが大円筋（椎体に付着しない）である．棘下筋下部と肩甲下筋下部線維の鑑別は，内旋・外旋である．最大外転挙上位に外旋動作を加えて伸張痛が悪化すれば肩甲下筋下部線維，内旋動作を加えて悪化すれば棘下筋下部線維である．上腕三頭筋長頭の伸張不全が原因であれば，肘屈曲伸展で挙上可動域が変化する．

- aROM ＝ pROM：下方関節包を疑う．

**収縮痛**：頻度が高いのは上方支持組織の癒着である．aROM の 3rd 内旋動作で痛みがあれば，肩峰下滑液包＋PBF を治療する．腱板断裂患者では特に，三角筋の代償作用が強い傾向にあるため，三角筋の治療頻度も高い．三角筋は浅層の筋のため，皮下組織を徒手でズラして誘導することで可動域改善を確認する．棘上筋後部線維（＋棘下筋上部線維）は最大外転位に外旋動作を加えると同部位の筋収縮を触知するとともに収縮痛が増大する．棘上筋深部の収縮障害（棘上筋筋内腱の滑走性障害）は，外転挙上初期の骨頭中心性保持を低下させる．その結果，上方支持組織の圧上昇や SAB の炎症を引き起こす原因となる．圧痛評価だけでは難しいため，エコーで同部位の滑走性を評価するのが望ましい．

③ 本書で提唱する肩関節周囲炎と凍結肩への臨床アプローチ法

**表2** 内転制限に対する治療部位の判断方法

**○伸張痛の場合**

| 伸張痛（突っ張り感など）であれば，肩後面および上面の治療となる．この時，深呼吸で3rd内旋の可動域が変化するかを確認する | |
|---|---|
| ●aROMとpROMで可動域に差が出る場合は，筋の影響を主に考える | |
| 肩峰下滑液包＋PBF | 肩峰直下の圧痛，painful arm sign，3rd内旋（aROM）で確認する（本文で詳述） |
| 三角筋中部線維 | 皮下組織をズラして可動域変化，肩峰付着部の圧痛を確認する |
| ●aROMとpROMで可動域に差がない場合，靱帯・関節包の影響を考える | |
| 上方関節包・棘上筋深部 | 肘屈曲状態の肩伸展＋内旋で伸張痛が増悪することを確認する |

**○収縮痛の場合**

| 収縮痛（ズーン，重だるさなど）であれば，肩前面の治療となる．この時，深呼吸で3rd内旋の可動域が変化するかを確認する | |
|---|---|
| ●内転＋屈曲で痛みが増悪あり | |
| 大胸筋鎖骨部・胸部 | 鎖骨付着部の圧痛，内転・屈曲位に外旋動作を加えて痛みの増悪を確認する |
| 三角筋前部線維 | 肩峰付着部の圧痛，皮下組織をズラして可動域の変化を確認する |
| ●内転＋伸展で痛みが増悪あり | |
| 棘下筋上部・棘上筋後部線維 | 肩甲棘の上限の骨際の圧痛，内転・伸展位に外旋を加えて痛み増悪を確認する |
| 棘下筋中部・下部線維 | 棘下筋の圧痛，内転・伸展位に外旋を加えて痛み増悪を確認する |
| 肩甲下筋上部線維 | 小結節の圧痛，内転・伸展位に内旋動作を加えて（結帯動作に近い）痛みの増悪を確認する |

## 内転（表2，図6，7）

内転制限では，肩甲胸郭関節に起因することは稀であり，臨床的には肩甲上腕関節を主体に考えていく．まず，体幹の後面側での内転動作（結帯動作に似る（aROM））で対側の肩甲骨下部を触知，あるいは体幹の前面側での内転動作（水平内転に似る（aROM））で肘が身体の正中を越えれば正常である．異常の場合，伸張痛か収縮痛かを判断する．

**伸張痛**：aROMとpROMを比較する．

**》aROM＜pROM**

筋の要素を疑う．3rd内旋（aROM）で痛みが出れば，上方支持組織に癒着を考え，SAB＋PBFの治療を行う．三角筋部を徒手的に下方にズラして可動域が改善する場合は，三角筋中部線維の伸張障害を考える．

**》aROM＝pROM**

棘上筋深部と上方関節包の伸張障害の可能性が高い．

**収縮痛**：最大内転位の状態に屈曲動作を加えて収縮痛が増大する場合は，大胸筋・三角筋を疑う．さらに外旋を加えて症状増悪すれば大胸筋鎖骨部を疑う．外旋を加えても症状に変化がなく，さらに皮下組織の徒手的なズラしで可動域が変化すれば三角筋前部線維を疑う．最大内転位の状態に伸展動作（結帯動作様運動）を加えて収縮痛が増大する場合は，棘上筋・棘下筋・肩甲下筋を疑う．外旋動作を加えて症状増悪すれば棘上筋・棘下筋を考える．内旋動作を加えて症状増悪すれば肩甲下筋を考える．

## 2 評価・治療

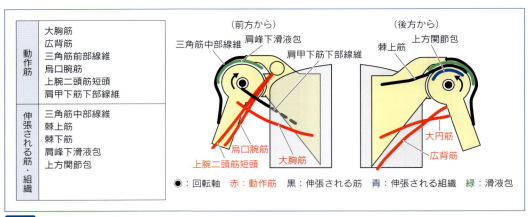

| 動作筋 | 大胸筋<br>広背筋<br>三角筋前部線維<br>烏口腕筋<br>上腕二頭筋短頭<br>肩甲下筋下部線維 |
|---|---|
| 伸張される筋・組織 | 三角筋中部線維<br>棘上筋<br>棘下筋<br>肩峰下滑液包<br>上方関節包 |

●：回転軸　赤：動作筋　黒：伸張される筋　青：伸張される組織　緑：滑液包

**図6** 内転の動作筋と伸張される筋・組織

---

【伸張痛の場合：肩関節側方の治療】

aROMとpROMの可動域に差

あり ↓

- 肩峰下滑液包
  注射1：SAB＋PBF注射（132頁）
  注射2：SAB/腱板
- 三角筋中部線維
  注射1：三角筋/SAB（132頁）
  注射2：三角筋（浅層）（129頁）
  注射3：肩峰付着部
  注射4：上腕骨三角筋粗面付着部
- 棘上筋後部線維
  注射1：僧帽筋/棘上筋
  注射2：棘上筋/肩甲骨
- 棘下筋上部・中部線維
  注射1：僧帽筋/棘下筋
  注射2：棘下筋下脂肪体（120頁）

なし ↓

- 上方関節包・棘上筋深部
  注射1：棘上筋＋関節包（141頁）
  注射2：棘上筋＋関節包（肩甲骨付着部）（141頁）
  注射3：僧帽筋/棘上筋（141頁）

【収縮痛の場合：肩関節前方/後方の治療】

内転＋屈曲で痛みが増悪

- 大胸筋（鎖骨部・中部）
  注射1：大胸筋/小胸筋（115頁）
- 三角筋前部線維
  注射1：三角筋/肩甲下筋（106頁）

内転＋伸展で痛みが増悪

- 棘下筋上部線維・棘上筋後部線維
  注射1：棘上筋（深層）＋関節包（141頁）
- 棘下筋中部・下部線維
  注射1：三角筋/棘下筋（120頁）
  注射2：棘下筋（深層）（120頁）
  注射3：棘下筋（横走線維，斜走線維）
- 肩甲下筋上部線維
  注射1：三角筋/肩甲下筋（106頁）
  注射2：肩甲下筋上部線維（138頁）
  注射3：烏口突起下滑液包

**図7** 内転制限における治療部位選択のためのフローチャート
赤：治療頻度が高い重要な部位，アンダーライン：本書に治療手技の解説がある．
伸張痛・制限か収縮痛か迷うときは前者として治療開始．

③ 本書で提唱する肩関節周囲炎と凍結肩への臨床アプローチ法

**表3** 屈曲挙上制限に対する治療部位の判断方法

○伸張痛の場合

| 伸張痛（突っ張り感など）であれば，肩後面および上面の治療となる．この時，深呼吸で3rd内旋の可動域が変化するかを確認する | |
| --- | --- |
| ●aROMとpROMで可動域に差が出る場合は，筋の影響を主に考える | |
| 上腕三頭筋長頭 | 肘屈曲伸展で肩可動域の変化を確認する |
| 小円筋 | 最大屈曲位に内旋動作を加えて伸張痛の増悪を確認する |
| 大円筋 | 最大屈曲位に外旋動作を加えて伸張痛の増悪を確認する |
| 広背筋 | 体幹の前屈（胸腰椎の後弯強化）で屈曲挙上の可動域の低下を確認する |
| ●aROMとpROMで可動域に差がない場合，靱帯・関節包の影響を考える | |
| 棘下筋下脂肪体 | エコーで可動性低下を確認する |
| 下後方関節包 | 圧痛は出にくい．pROMの最終可動域が急に止まることを確認（凍結肩を念頭に入れる）する |

○収縮痛の場合

| 収縮痛（ズーン，重だるさなど）であれば，肩前面の治療となる．この時，深呼吸で3rd内旋の可動域が変化するかを確認する | |
| --- | --- |
| ●肘屈曲/伸展で可動域変化あり：橈骨，尺骨に停止部をもつ筋群を考える | |
| 上腕二頭筋長頭 | 肩外旋を加えて収縮痛の増大を確認する |
| 上腕二頭筋短頭・烏口腕筋 | 肩外旋を加えて収縮痛が変化しないことを確認する |
| ●肘屈曲/伸展で可動域変化なし：橈骨，尺骨に停止部をもたない筋群を考える | |
| 大胸筋鎖骨部 | 最大屈曲位に内転動作を加えて痛み増悪，鎖骨付着部の圧痛を確認する |
| 三角筋前部線維 | 肩峰付着部の圧痛，皮下組織をズラして可動域変化を確認する |
| 棘上筋前部線維 | 最大屈曲位に水平外転動作を加えて痛み増悪を確認する |

### 屈曲（屈曲挙上）（表3，図8，9）

aROMで上腕が同側の耳に着けば正常である．異常の場合，伸張痛か収縮痛かを判断する．

**伸張痛**：aROMとpROMを比較する．

#### ◉ aROM ＜ pROM

筋の要素を疑う．肘の屈曲伸展で屈曲挙上の可動域が変化すれば上腕三頭筋を考える．最大屈曲位に内旋動作を加えて伸張痛が増悪すれば棘下筋下部線維・小円筋を，最大屈曲位に外旋動作を加えて伸張痛が増悪すれば大円筋・広背筋を考える．広背筋の場合，胸腰椎の後弯強化で伸張ストレスがかかるため屈曲挙上の可動域が低下する．大円筋は肩甲骨に付着する筋のため，椎体の動きには影響されない．

#### ◉ aROM ＝ pROM

棘下筋下脂肪体の可動性，下後方関節包の伸張性の低下が多い．棘下筋下脂肪体は特定の可動方向があり，棘下筋の収縮・伸張方向へは可動性があるが，上下方向への可動性は乏しい．そのため，屈曲挙上ではaROM＝pROMとして評価されることが多い．

**収縮痛**：

#### ◉ 肘の屈曲伸展で可動域が変化する場合

上腕二頭筋の停止部は橈骨と尺骨であり前腕の回外動作も担うため，最大屈曲挙上位に外旋を加えて収縮痛が増大すれば上腕二頭筋を，変化しなければ烏口腕筋を考える．

#### ◉ 肘の屈曲伸展で可動域が変化しない場合

最大屈曲位で内転動作を加えて収縮痛が増大すれば大胸筋鎖骨部を，変化しなければ三角筋前部線維を考える．最大屈曲位に外転動作を加えて収縮痛が増大すれば棘上筋前部線維を考える．

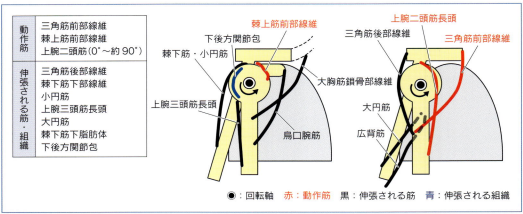

図8 屈曲の動作筋と伸張される筋・組織

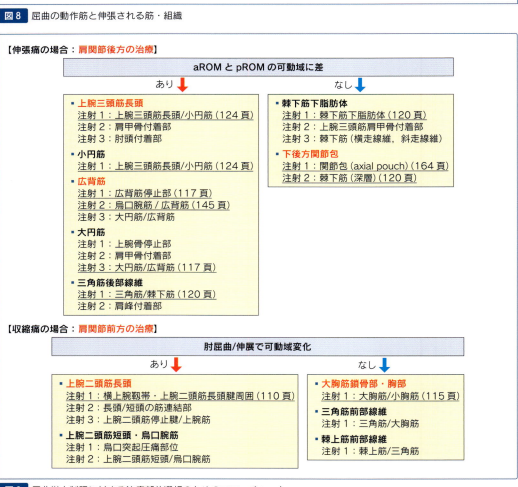

図9 屈曲挙上制限に対する治療部位選択のためのフローチャート
赤：治療頻度が高い重要な部位，アンダーライン：本書に治療手技の解説がある．
伸張痛・制限か収縮痛か迷うときは前者として治療開始．

③ 本書で提唱する肩関節周囲炎と凍結肩への臨床アプローチ法

**表4** 伸展制限に対する治療部位の判断方法

**○伸張痛の場合**

| 伸張痛（突っ張り感など）であれば，肩前面の治療となる．この時，深呼吸で3rd内旋の可動域が変化するかを確認する | |
|---|---|
| ●呼吸で可動域が変化する場合：肩甲胸郭関節や椎体に付着部をもつfasciaの影響を考える | |
| 前鋸筋下部線維 | 腋窩部の皮下組織を徒手的に後方にズラすことで伸展可動域が改善することを確認する |
| 肩甲棘（僧帽筋） | 肩甲棘上のつまみ圧痛（「Fasciaリリースの基本と臨床」（37頁）参照），皮下組織をズラして収縮痛の変化を確認する |
| ●呼吸で可動域が変化しない場合：肩甲上腕関節を考える | |
| 上腕二頭筋 | 肘屈曲伸展で肩伸展可動域の変化＋肘伸展位での前腕内外旋で肩伸展可動域変化を確認する |
| 烏口腕筋 | 肘屈曲伸展で肩伸展可動域の変化，烏口突起と肩峰の付着部の圧痛を確認する |
| 三角筋前部線維 | 皮下組織をズラして可動域変化を確認する |
| 棘上筋前部線維 | 肩甲棘の上限の骨際の圧痛，最大伸展位で肩内旋を加えて伸張痛の悪化を確認する |
| 棘下筋上部・棘上筋後部線維 | 肩甲棘の上限の骨際の圧痛，最大伸展位で肩外旋を加えて伸張痛の悪化を確認する |
| 肩峰下滑液包 | 3rd内旋（aROM）で痛みがあることを確認する |
| 上前方関節包 | aROMとpROMが同じことを確認する |

**○収縮痛の場合**

| 収縮痛（ズーン，重だるさなど）であれば，肩後面および上面の治療となる．この時，深呼吸で3rd内旋の可動域が変化するかを確認する | |
|---|---|
| ●肘屈曲/伸展で可動域変化あり：橈骨，尺骨に停止部をもつ筋群を考える | |
| 上腕三頭筋長頭 | 肩外旋を加えて収縮痛の増大を確認する |
| 上腕三頭筋内側頭・外側頭 | 肩外旋を加えて収縮痛が変化しないことを確認する |
| ●肘屈曲/伸展で可動域変化なし：橈骨，尺骨に停止部をもたない筋群を考える | |
| 小円筋・棘下筋下部線維 | 肩外旋を加えて収縮痛の増大を確認する |
| 小胸筋 | 烏口突起の圧痛，肘伸展方向への等尺性収縮負荷（杖を突く動作）で痛みが増悪するかを確認する |
| 三角筋後部線維 | 皮下組織をズラして可動域の変化を確認する |

## 伸展（表4，図10，11）

　まず，aROMで伸展動作の左右差を比較する．異常の場合，患者の症状の種類から，伸張痛か収縮痛かを判断する．

**伸張痛**：深呼吸で可動域に変化があれば肩甲胸郭関節の異常を，変化がなければ肩甲上腕関節を考える．

### 肩甲胸郭関節

　最大伸展位で肩甲骨が前傾し，肩甲骨下部が体幹から浮き上がらないことも多い．腋窩部の皮下組織を徒手的に後方にズラすことで伸展可動域が改善すれば前鋸筋下部線維を考える．肩甲棘部で皮下組織を外側方向に徒手的にズラすことで可動域が改善すれば僧帽筋（肩甲棘部の癒着）を考える．両者でもなく，烏口突起の圧痛を認めれば，烏口鎖骨靱帯の伸張性低下による肩甲骨の前傾障害を疑う．

### 肩甲上腕関節

- aROM ＜ pROM：筋の要素を疑う．肘の屈曲伸展で肩伸展可動域が変化すれば，上腕二頭筋と烏口腕筋を考える．烏口腕筋は，前腕ではなく上腕に付着する筋である

67

2 評価・治療

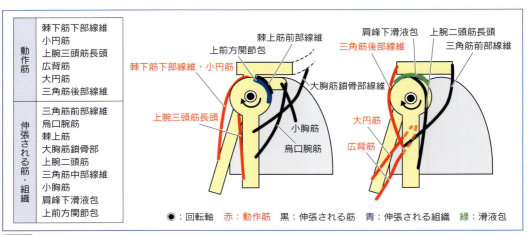

図10 伸展の動作筋と伸張される筋・組織

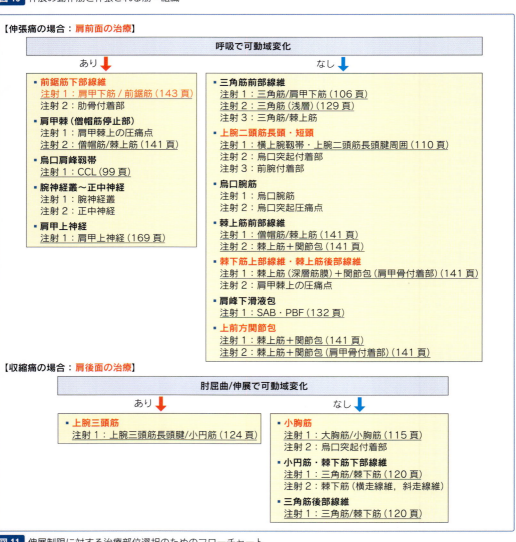

図11 伸展制限に対する治療部位選択のためのフローチャート
赤：治療頻度が高い重要な部位，アンダーライン：本書に治療手技の解説がある．

が，上腕二頭筋短頭と共同腱で烏口突起に付着する特徴がある．そのため，上腕二頭筋の収縮伸張と協働して烏口腕筋も収縮伸張する傾向にある（肢位により異なる）．さらに，前腕の内外旋で可動域が変化すれば，上腕二頭筋の可能性が上がる．三角筋前部線維は同部位の皮下組織をズラすことで可動域変化が生じる．最大伸展位に肩外旋を加えて伸張痛が増大すれば棘上筋前部線維，肩内旋を加えて伸張痛が増大すれば棘上筋後部線維・棘下筋上部線維を疑う．3rd内旋（aROM）で痛みがあればSABを考える．

- aROM ＝ pROM：上前方関節包を疑う．

**収縮痛：**

#### ■)) 肘の屈曲伸展で可動域が変化する場合

上腕三頭筋を考える．最大伸展位に肩外旋動作を加えて収縮痛が増悪すれば上腕三頭筋長頭を，変化なければ上腕三頭筋内側頭・外側頭を考える．

#### ■)) 肘の屈曲伸展で可動域が変化しない場合

棘下筋下部線維・小円筋，三角筋後部線維を考える．肩外旋を加えて収縮痛が増大すれば棘下筋下部線維・小円筋を，変化しなければ三角筋後部線維を考える．三角筋後部線維は徒手的に皮下組織でズラして伸展可動域が変化すればより可能性が上がる．烏口突起に圧痛がある場合は，小胸筋を考える．

### 1st内旋（表5，図13，14）

pROMで手掌が腹部に着かない場合は，aROM ＝ pROMならば凍結肩を念頭に全可動域診察を丁寧に行う．pROMで手掌が腹部に着く場合，結帯動作の姿勢からリフトオフが正常の場合，1st内旋制限はないと判断できる．いずれかで異常の場合は，まず伸張痛か収縮痛かを判断する．

**伸張痛：**aROMとpROMを比較する．

#### ■)) aROM ＜ pROM

筋の要素を疑う．深呼吸で可動域が改善する場合は，肩甲胸郭関節障害として肩甲骨の外転障害を疑い，僧帽筋・棘下筋膜（肩甲棘部）の治療を考慮する．肩甲上腕関節としては，肩後面の皮下組織を徒手的にズラして可動域が改善すれば三角筋を疑う．次に，水平屈曲を加えて伸張痛が増悪すれば棘下筋上部あるいは棘上筋後部線維を疑う．両者は圧痛で区別できる．さらに，水平内転位から3rd内旋を加えて伸張痛が増悪すれば，棘下筋下部線維と小円筋を疑う．

#### ■)) aROM ＝ pROM

棘下筋下脂肪体あるいは後方関節包を疑う．

**収縮痛：**

#### ■)) 深呼吸で可動域が変化する場合

肩甲胸郭関節障害としての前鋸筋上部線維を疑う．

#### ■)) 深呼吸で変化しない場合

肩甲上腕関節を疑う．リフトオフ（aROM）（図12，WEB動画▶）で収縮痛が出る場合は，特に肩甲下筋上部線維を疑う．一方，1st内旋最大可動域に外転動作を加えて痛みが増悪する場合は，棘上筋前部線維を疑う．1st内旋最大可動域に内転動作を加えて痛みが増悪する場合は，大胸筋の収縮痛を疑う．肩後面の皮下組織をズラすことで可動域が改善すれば各組織と三角筋の間の滑走性低下を疑う．

## 2 評価・治療

**表5** 1st 内旋制限に対する治療部位の判断方法

○伸張痛の場合

| 伸張痛（突っ張り感など）であれば，肩後面および上面の治療となる．この時，深呼吸で3rd内旋の可動域が変化するかを確認する ||
|---|---|
| ●ROMとpROMで可動域に差が出る場合は，筋の影響を主に考える ||
| 三角筋後部線維 | 肩峰付着部の圧痛，皮下組織をズラして可動域の変化を確認する |
| 棘下筋・小円筋 | 付着部の圧痛，3rd内旋制限を確認する |
| 棘下筋上部・棘上筋後部 | 肩甲棘際の圧痛，水平内転を加えることで伸張痛の増悪を確認する |
| 僧帽筋・肩甲棘 | 肩甲棘の圧痛，深吸気と皮下組織をズラすことによる可動域の変化を確認する |
| ●aROMとpROMで可動域に差がない場合，靱帯・関節包の影響を考える ||
| 後方関節包 | 圧痛評価は難しい．治療的診断となる |
| 棘下筋下脂肪体 | エコーで動作時の脂肪体の動きを確認する |

○収縮痛の場合

| 収縮痛（ズーン，重だるさなど）であれば，肩前面の治療となる．この時，深呼吸で3rd内旋の可動域が変化するかを確認する ||
|---|---|
| ●呼吸で可動域が変化する場合：肩甲胸郭関節や椎体に付着部をもつfasciaの影響を考える ||
| 前鋸筋上部線維 | 徒手的な圧痛は難しい．エコーで深吸気時の第2肋骨の動きの低下を確認する |
| ●呼吸で可動域が変化しない場合：肩甲上腕関節を考える ||
| 肩甲下筋上部線維 | 小結節の圧痛，1st内旋位に伸展動作（リフトオフ）を加えることで痛みの増悪を確認する |
| 棘上筋前部線維 | 1st内旋位に外転動作を加えることで痛みの増悪を確認する |
| 大胸筋（鎖骨部・中部） | 鎖骨部の緊張，1st内旋位に内転動作を加えることで痛みの増悪を確認する |
| 三角筋前部繊維 | 皮下組織をズラして可動域変化を確認する |
| 上腕二頭筋短頭 | 烏口突起の圧痛，肘の屈曲伸展を加えることで痛みの変化を確認する |

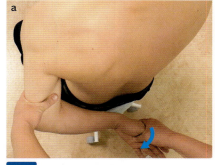 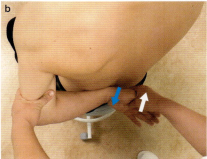

**図12** リフトオフ lift off
a：pROM．検者が上腕を保持し伸展動作を制御した状態で，他動的内旋をかける．
b：aROM．検者が上腕を保持し伸展動作を制御した状態で，患者の自動的内旋を促し検者が抵抗をかける．

③ 本書で提唱する肩関節周囲炎と凍結肩への臨床アプローチ法

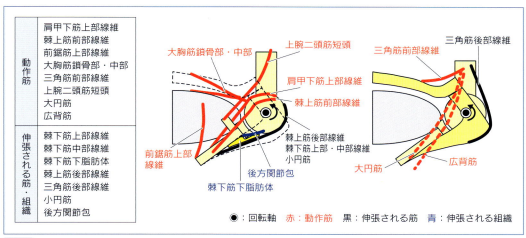

**図 13** 1st 内旋の動作筋と伸張される筋・組織

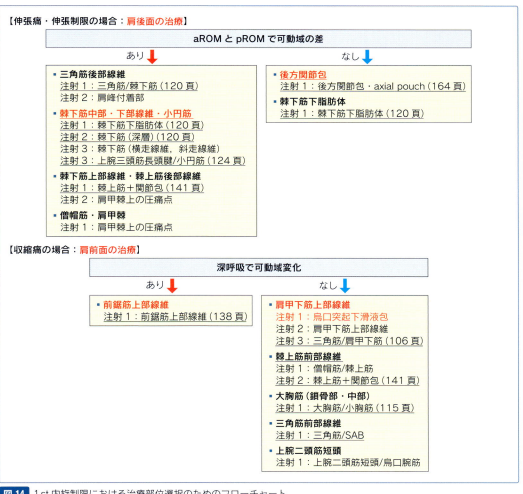

**図 14** 1st 内旋制限における治療部位選択のためのフローチャート
赤：治療頻度が高い重要な部位，アンダーライン：本書に治療手技の解説がある．
伸張痛・制限か収縮痛か迷うときは前者として治療開始．

71

2 評価・治療

**表6** 詳細な1st外旋の分析と治療部位の判断方法

○伸張痛の場合

| ●ROMとpROMで可動域に差が出る場合は，筋の影響を主に考える | |
| --- | --- |
| 三角筋前部線維 | 皮下組織をズラして可動域変化を確認する |
| 肩甲下筋上部線維 | 1st外旋位で伸展動作を加えることで症状の痛み変化を確認する |
| 大胸筋（鎖骨部・中部） | 1st外旋位で内転動作を加えることで症状の変化を確認．鎖骨部の強い筋緊張を触診する |
| 棘上筋前部線維 | 1st外旋位で伸展と内転を加えることで伸張痛の増悪を確認する |
| 上腕二頭筋長頭・短頭 | 肘の屈曲伸展で1st外旋の可動域変化を確認する |
| 広背筋 | 体幹の同側側屈（後背筋の弛緩）で1st外旋が改善，外転挙上で肋骨（後腋窩線レベル）が浮くこと，を確認する |
| ●ROMとpROMで可動域に差がない場合，靱帯・関節包の影響を考える | |
| 烏口上腕靱帯 CHL | エコーで伸張性低下を評価する |
| 烏口肩峰靱帯 CCL | 烏口突起と肩峰の付着部の圧痛を確認する |
| 腱板疎部 | 小結節直上の圧痛を確認する |
| 上前方関節包 | 圧痛の評価は困難．治療的診断となる |
| 胸鎖関節 | 胸鎖関節部の圧痛を確認する |

○収縮痛の場合

| ●呼吸で可動域が変化する場合：肩甲胸郭関節や椎体に付着部をもつfasciaの影響を考える | |
| --- | --- |
| 前鋸筋上部線維 | 徒手的な圧痛は難しい．エコーで深吸気時の第2肋骨の動きの低下を確認する |
| 小胸筋 | 1st外旋位状態での肘伸展方向への等尺性収縮負荷（杖を突く動作）による痛みの増悪を確認する |
| 肩甲棘（僧帽筋） | 肩甲棘上のつまみ圧痛（「Fasciaリリースの基本と臨床」（37頁）参照），皮下組織をズラして収縮痛の変化を確認する |
| ●呼吸で可動域が変化しない場合：肩甲上腕関節を考える | |
| 棘下筋下脂肪体 | 水平内転制限時の肩後面の伸張痛を伴う |
| 棘下筋中部線維 | 棘下筋の圧痛を確認する |
| 棘下筋上部・棘上筋後部線維 | 肩甲棘の上限の骨際の圧痛を確認する |
| 三角筋後部線維 | 皮下組織をズラして可動域の変化を確認する |

## 1st 外旋（表6，図15，16）

伸張痛か収縮痛かを判断する．

**伸張痛**：aROMとpROMを比較する．

**aROM < pROM**

筋の要素を疑う．肩前面の皮下組織をズラして可動域が改善すれば三角筋前部線維，あるいは三角筋と肩甲下筋上部線維の間の滑走性障害を疑う．特に，1st外旋位に伸展動作を加えて伸張痛が増大すれば肩甲下筋上部線維を疑う．さらに，内転動作を加えて伸張痛

が増悪すれば棘上筋前部線維を疑う．一方，1st外旋位に内転動作を加えて伸張痛が増悪すれば大胸筋を疑う．肘の屈曲伸展で可動域が変化すれば上腕二頭筋を疑う．体幹の回旋で可動域が変化すれば広背筋も考慮する．

**aROM = pROM**

靱帯や関節包を疑う．深呼吸で可動域に変化があれば，胸鎖関節も考慮する．CHL，CCLは圧痛部位で確認する．エコー操作に慣れていれば，三角筋，CHL，肩甲下筋の各層のどの部分の伸張性あるいは滑走性低下による可動域制限かを速やかに判断できる（106

③ 本書で提唱する肩関節周囲炎と凍結肩への臨床アプローチ法

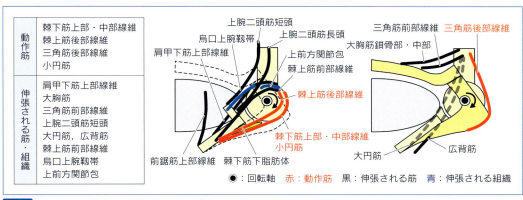

図15 1st外旋の動作筋と伸張される筋・組織

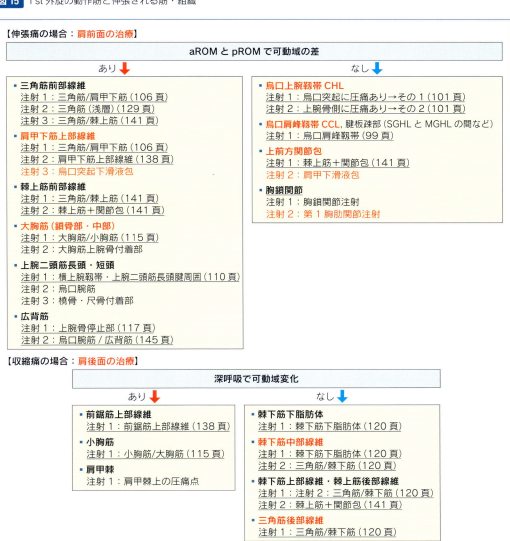

図16 1st外旋制限へのアプローチ
赤：治療頻度が高い重要な部位，アンダーライン：本書に治療手技の解説がある．
伸張痛・制限か収縮痛か迷うときは前者として治療開始．

頁を参照).

**収縮痛**：深吸気による可動域の変化で評価する.

#### 🔊 肩甲胸郭関節

　深吸気で可動域が変化する．肩甲骨の外転と前傾による影響を踏まえて，肩甲胸郭関節を考える．烏口突起に圧痛があれば小胸筋を疑う．肩甲棘上で皮下組織を徒手的にズラして可動域が変化する場合は，僧帽筋と肩甲棘上の fascia の異常を疑う．エコー上，第2

肋骨の吸気による運動が低下していれば前鋸筋上部線維を疑う（Fascia リリースの基本と臨床（110頁）参照）.

#### 🔊 肩甲上腕関節

　呼吸で変化しない．多くは棘下筋の収縮痛である．水平内転制限も確認される場合は，棘下筋下脂肪体をより疑う．肩後面の皮下組織を徒手的にズラして，伸展可動域が改善すれば，三角筋後部線維を疑う.

---

**表7** 2nd 内旋制限に対する治療部位の判断方法

**○伸張痛の場合**

| 伸張痛（突っ張り感など）であれば，肩後面および上面の治療となる．この時，深呼吸で3rd 内旋の可動域が変化するかを確認する | |
|---|---|
| ● 呼吸で可動域が変化する場合：肩甲胸郭関節や椎体に付着部を持 fascia の影響を考える | |
| 前鋸筋上部線維 | 徒手的な圧痛は難しい．深吸気時の肩甲骨挙上の低下，エコーで深吸気時の第2肋骨の動きの低下を確認する |
| ● 呼吸で可動域が変化しない場合：肩甲上腕関節を考える | |
| 棘下筋中部・下部 | 棘下筋の圧痛，最大2nd 内旋位に水平内転を加えて伸張痛の増大を確認する |
| 三角筋後部線維 | 肩峰付着部の圧痛，皮下組織をズラして可動域の変化を確認する |
| 棘下筋下脂肪体 | エコーで動作時の脂肪体の動きを確認する |
| 肩峰下滑液包 | 肩峰直下の圧痛，painful arm sign，3rd 内旋（aROM）で確認する（本文で詳述） |
| 下後方関節包 | aROM と pROM が同じことを確認する |

**○収縮痛の場合**

| 収縮痛（ズーン，重だるさなど）であれば，肩前面の治療となる．この時，深呼吸で3rd 内旋の可動域が変化するかを確認する | |
|---|---|
| ● 肘屈曲・伸展で肩可動域が変化する場合：橈骨・尺骨に付着する筋・結合組織の影響を考える | |
| 上腕二頭筋短頭・烏口腕筋 | 烏口突起の圧痛を確認する |
| ● 肘屈曲・伸展で肩可動域が変化しない場合：橈骨・尺骨に付着しない筋・結合組織の影響を考える | |
| 肩甲下筋下部線維 | 最大2nd 内旋位に水平内転を加えて収縮痛の増大を確認する |
| 大胸筋（鎖骨部・中部） | 鎖骨部の緊張，2nd 内旋位に水平内転動作を加えることで痛みの増大を確認する |
| 大円筋・広背筋 | 肩甲骨付着部の圧痛，最大2nd 内旋位で水平伸展を加えると収縮痛が増悪する |
| 三角筋前部線維 | 肩峰付着部の圧痛，皮下組織をズラして可動域変化を確認する |

---

## 2nd 内旋（表7，図17，18）

　伸張痛か収縮痛かを判断する.

**伸張痛**：深吸気で可動域の変化を確認する.

#### 🔊 肩甲胸郭関節

　深吸気で可動域が変化する．前鋸筋下部線維の頻度が高い．特に，吸気で最も浮き上がる肋骨が治療点である.

③ 本書で提唱する肩関節周囲炎と凍結肩への臨床アプローチ法

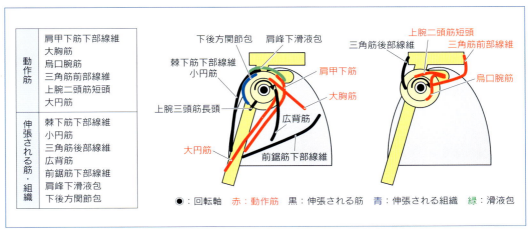

図17 2nd内旋の動作筋と伸張される筋・組織

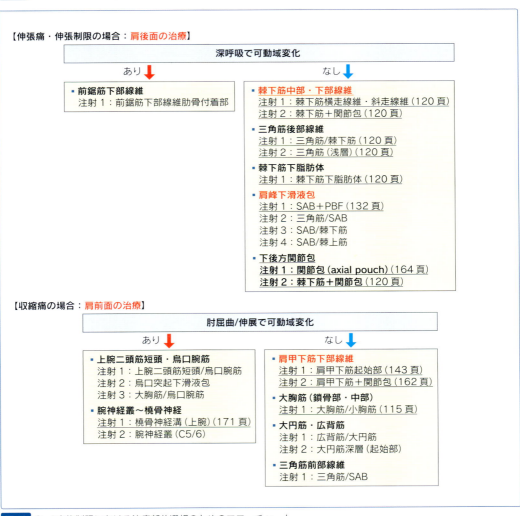

図18 2nd内旋制限における治療部位選択のためのフローチャート

赤：治療頻度が高い重要な部位，アンダーライン：本書に治療手技の解説がある．
伸張痛・制限か収縮痛か迷うときは前者として治療開始．

### 肩甲上腕関節

3rd内旋ほどではないが，2nd内旋も上方支持組織の圧が上昇する肢位である．そのため3rd内旋（aROM）による痛みがあれば，まずSABとPBFを治療する．

- aROM＜pROMの場合は，筋の要素を疑う．2nd内旋位に水平内転動作を加えて伸張痛が増悪すれば棘下筋を疑う．肩後面の皮下組織をズラして可動域が変化すれば三角筋後部線維を疑う．
- aROM＝pROMであれば下後方関節包の伸張性低下を疑う．

**収縮痛**：2nd内旋動作は肩甲骨の軽度内転を伴う程度であり，主に肩甲上腕関節の収縮痛として治療対象を考える．

### 肘屈曲伸展で可動域が変化する場合

上腕二頭筋短頭と烏口腕筋を疑う．両者は，直接橈骨・尺骨に付着しないが，上腕二頭筋長頭との滑走性障害の影響を受け，肘屈曲伸展により可動域が変化する．また，腕神経叢〜橈骨神経の鑑別も重要な動作である．

### 肘屈曲伸展で可動域が変化しない場合

水平屈曲動作を加えて収縮痛が増悪すれば大胸筋を疑う．水平伸展動作を加えて収縮痛が増悪すれば，肩甲下筋や大円筋・広背筋を疑う．体幹の回旋で可動域が変化すれば広背筋を疑う．リフトオフ（1st内旋aROM）で収縮痛が著明ならば肩甲下筋を疑う．

### 2nd外旋（表8，図19，20）

伸張痛か収縮痛を判断する．

**伸張痛**：治療頻度の高い，上腕二頭筋と肩甲下筋下部線維を鑑別するために，肘屈曲伸展による2nd外旋可動域の変化を確認する．

### 肘屈曲伸展で可動域が変化する場合

上腕二頭筋と烏口腕筋を疑う．結節間溝に圧痛があれば上腕二頭長頭腱，烏口突起に圧痛が著明な場合は烏口腕筋を疑う．また，肘伸展位に前腕外旋動作を加えて伸張痛が増悪する場合は，上腕二頭筋を強く疑う．また，腕神経叢〜尺骨神経のnerve traction testも評価する（166頁神経リリース参照）．

### 肘屈曲伸展で可動域が変化しない場合

最も頻度が高いのは肩甲下筋下部線維である．aROM＜pROMの場合，2nd外旋位に水平伸展を加えて伸張痛が増悪する場合は大胸筋を疑う．さらに，椎体の屈曲伸展で可動域が変化すれば大胸筋腹部線維（腹直筋含む）を，変化しなければ大胸筋鎖骨部を特に考える．また，水平屈曲＋外転動作（≒結髪動作）で伸張痛が増悪すれば肩甲下筋下部線維を疑う．2nd外旋位に水平屈曲を加え3rd外旋での伸張痛の増大は大円筋と広背筋を疑う．この時，体幹の回旋で2nd外旋可動域に変化があれば広背筋を疑う．aROM＝pROMの場合，関節包を疑う．

**収縮痛**：2nd内旋動作は肩甲骨の軽度外転を伴う程度であり，主に肩甲上腕関節の収縮痛として治療対象を考える．

### 肘屈曲伸展で可動域が変化する場合

上腕二頭筋短頭と烏口腕筋を疑う．両者は，直接橈骨・尺骨に付着しないが，上腕二頭筋長頭との滑走性障害の影響を受け，肘屈曲伸展により可動域が変化する．

### 肘屈曲伸展で可動域が変化しない場合

水平屈曲動作を加えて収縮痛が増悪すれば大胸筋を疑う．水平伸展動作を加えて収縮痛が増悪すれば，僧帽筋中部線維を疑う．

③ 本書で提唱する肩関節周囲炎と凍結肩への臨床アプローチ法

**表8** 2nd 外旋の分析と治療部位の判断方法

○伸張痛の場合

| 伸張痛（突っ張り感など）であれば，肩後面および上面の治療となる．この時，深呼吸で 3rd 内旋の可動域が変化するかを確認する | |
|---|---|
| ●肘屈曲・伸展で肩可動域が変化する場合：橈骨・尺骨に付着する筋・結合組織の影響を考える | |
| 上腕二頭筋長頭・短頭 | 結節間溝の圧痛，前腕の内外旋で肩関節の可動域の変化を確認する |
| 烏口腕筋 | 烏口突起の圧痛，前腕の内外旋で肩関節の可動域に変化がないことを確認する |
| ●屈曲・伸展で肩可動域が変化しない場合：橈骨・尺骨に付着しない筋・結合組織の影響を考える | |
| 三角筋前部線維 | 肩峰付着部の圧痛，皮下組織をズラして可動域変化を確認する |
| 肩甲下筋下部線維 | 腋窩部の圧痛，最大 2nd 外旋位に外転＋水平伸展動作を加えて伸張痛の増大を確認する |
| 大胸筋腹部線維 | 最大 2nd 外旋位に水平伸展を加えて伸張痛の増大，前胸部の下部肋骨の浮き上がり，椎体の屈曲伸展による肩可動域の変化を確認する |
| 大円筋 | 肩甲骨付着部の圧痛，最大 2nd 外旋位に外転を加えて伸張痛の増大を確認する |
| 広背筋 | 椎体側屈による肩可動域の変化を確認する |
| 烏口突起下滑液包 | 1st 外旋制限（pROM）を確認する |
| 下前方関節包 | aROM＝pROM を確認する |

○収縮痛の場合

| 収縮痛（ズーン，重だるさなど）であれば，肩前面の治療となる．この時，深呼吸で 3rd 内旋の可動域が変化するかを確認する | |
|---|---|
| ●肘屈曲・伸展で肩可動域が変化する場合：橈骨・尺骨に付着する筋・結合組織の影響を考える | |
| 上腕三頭筋長頭 | 肩甲骨付着部と筋腹の圧痛を確認する |
| ●屈曲・伸展で肩可動域が変化しない場合：橈骨・尺骨に付着しない筋・結合組織の影響を考える | |
| 棘下筋下部線維・小胸筋 | 最大 2nd 外旋位に水平伸展を加えて収縮痛の増大を確認する |
| 三角筋後部線維 | 皮下組織をズラして可動域の変化を確認する |
| 前鋸筋上部線維 | 徒手的な圧痛は難しい．エコーで深吸気時の第 2 肋骨の動きの低下を確認する |

| | |
|---|---|
| 動作筋 | 棘下筋下部線維<br>小円筋<br>三角筋後部線維<br>広背筋 |
| 伸張される筋・組織 | 肩甲下筋下部線維<br>大胸筋<br>三角筋前部線維<br>上腕二頭筋短頭<br>大円筋<br>肩峰下滑液包<br>下前方関節包 |

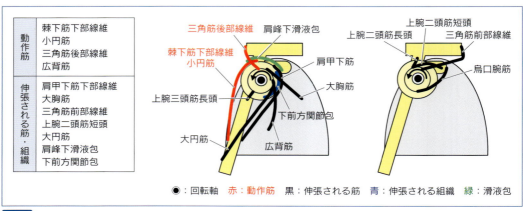

**図 19** 2nd 外旋の動作筋と伸張される筋・組織

**【伸張痛の場合：肩前面の治療】**

**肘屈曲/伸展で可動域変化**

あり

- **上腕二頭筋長頭・短頭**
  注射 1：横上腕靱帯・上腕二頭筋長頭腱周囲（110 頁）
  注射 2：橈骨・尺骨付着部
  注射 3：烏口突起付着部（108 頁）
- **烏口腕筋**
  注射 1：SAB（132 頁）
  注射 2：烏口突起付着部（108 頁）
- **腕神経叢～尺骨神経**
  注射 1：腕神経叢（C7-C8）
  注射 2：尺骨神経（肘部管）
  注射 3：尺骨神経（腋窩）

なし

- **三角筋前部線維**
  注射 1：肩峰付着部
  注射 2：三角筋/大胸筋
  注射 3：三角筋（浅層）（129 頁）
- **肩甲下筋下部線維**
  注射 1：肩甲下筋起始部（138 頁）
  注射 2：横上腕靱帯・上腕二頭筋長頭腱周囲（110 頁）
  注射 3：肩甲下筋＋関節包（162 頁）
- **大胸筋（鎖骨部・胸部・腹部）**
  注射 1：大胸筋停止部
  注射 2：大胸筋/小胸筋（115 頁）
  注射 3：大胸筋・腹直筋筋連結部
- **大円筋**
  注射 1：広背筋/大円筋（117 頁）
  注射 2：大円筋深層（起始部）
- **広背筋**
  注射 1：広背筋/大円筋（117 頁）
  注射 2：胸腰筋膜
  注射 3：烏口腕筋 / 広背筋（145 頁）
- **肩峰下滑液包**
  注射 1：SAB 注射（132 頁）
- **前方関節包**
  注射 1：肩甲下筋＋関節包（162 頁）
  注射 2：肩甲下滑液包

**【収縮痛の場合：肩後面の治療】**

**肘屈曲/伸展で可動域変化**

あり

- **上腕三頭筋長頭**
  注射 1：上腕三頭筋長頭/小円筋
  注射 2：肩甲骨付着部
  注射 3：肘頭付着部

なし

- **三角筋後部線維**
  注射 1：三角筋/棘下筋（120 頁）
- **棘下筋下部線維・小円筋**
  注射 1：棘下筋下脂肪体（120 頁）
  注射 2：棘下筋横走線維・斜走線維（120 頁）
- **前鋸筋上部線維**
  注射 1：前鋸筋上部線維（138 頁）

**図 20** 2nd 外旋制限へのアプローチ

赤：治療頻度が高い重要な部位，アンダーライン：本書に治療手技の解説がある．
伸張痛・制限か収縮痛か迷うときは前者として治療開始．

③ 本書で提唱する肩関節周囲炎と凍結肩への臨床アプローチ法

**表9** 詳細な3rd内旋の分析

○伸張痛の場合

| 伸張痛（突っ張り感など）であれば，肩後面および上面の治療となる．この時，深呼吸で3rd内旋の可動域が変化するかを確認する | |
|---|---|
| ●呼吸で可動域が変化する場合：肩甲胸郭関節や椎体に付着部をもつfasciaの影響を考える | |
| 菱形筋 | 肩甲骨内側縁の圧痛点，肩甲骨の外転運動制限を確認する |
| 肋椎関節包靱帯 | いわゆる"肋椎関節（ろくついかんせつ）"である．原因となる椎体レベルの確認方法は，胸郭や肋骨の圧迫時の動きにくさや圧迫時に肩関節可動域が変化することで行う．徒手による圧痛確認は難しい．エコーで深吸気時の肋骨運動低下を確認する方が簡単である |
| 僧帽筋・肩甲棘 | 肩甲棘部の皮下組織の徒手的ズラして可動域の変化を確認する |
| ●呼吸で可動域が変化しない場合：肩甲上腕関節を考える | |
| 棘下筋下部線維・小円筋 | 肩甲骨外側縁，関節包部の圧痛を確認する |
| 三角筋中部・後部線維 | 肩峰付着部の圧痛，徒手的に皮下組織をズラして可動域が変化することを確認する |
| 肩峰下滑液包 | 肩峰直下の圧痛，painful arm sign，3rd内旋（aROM）で確認する（本文で詳述） |
| 下後方関節包 | aROMとpROMが同じことを確認する |

○収縮痛の場合

| 収縮痛（ズーン，重だるさなど）であれば，肩前面の治療となる．この時，深呼吸で3rd内旋の可動域が変化するかを確認する | |
|---|---|
| ●呼吸で可動域が変化する場合：肩甲胸郭関節や椎体に付着部を持fasciaの影響を考える | |
| 前鋸筋上部線維 | 用手的に圧痛を評価するのは難しい．深吸気時の肩甲骨挙上の低下，エコーで深吸気時の第2肋骨の動きの低下を確認する |
| 僧帽筋上部線維 | 僧帽筋の鎖骨停止部と肩甲棘の上際の圧痛を確認する |
| ●呼吸で可動域が変化しない場合：肩甲上腕関節を考える | |
| 大胸筋鎖骨部 | 3rd内旋位に内転動作を加えることで収縮痛を確認する |
| 大円筋 | 3rd外旋制限（伸張痛）を確認する |
| 肩甲下筋上部線維 | 1st外旋位での内転動作を加えることで収縮痛を確認する |
| 三角筋前部線維 | 肩峰付着部の圧痛，徒手的に皮下組織をズラして可動域が変化することを確認する |
| 烏口腕筋，上腕二頭筋短頭 | 前腕の内外旋による収縮痛の変化を確認する |

## 3rd内旋（表9，図21，22）

伸張痛か収縮痛かを判断する．
**伸張痛**：深吸気で可動域の変化を確認する．

### 🔊肩甲胸郭関節
深吸気で可動域が変化する．3rd内旋位での深吸気は肩甲骨の後傾と外転を伴う．そのため肩甲骨内側上部の伸張痛が生じやすく，菱形筋の頻度が高い．肩甲棘部で皮下組織を徒手的にズラして可動域が変化すれば，僧帽筋・肩甲棘を治療する．肋椎関節包靱帯の伸張性低下により胸郭自体の拡張性が低下していることもある．

### 🔊肩甲上腕関節
深吸気で可動域が変化しない．3rd内旋は最も上方支持組織の圧が上昇する肢位である．特に，3rd内旋（aROM）で痛みがあれば，まずSABを治療する．

- aROM＜pROMの場合は，筋の要素を疑う．3rd内旋位に水平内転動作を加えて伸張痛が増悪すれば棘下筋下部線維と小円筋を疑う．肩後面の皮下組織をズラして可動域が変化すれば三角筋後部線維を疑う．
- aROM＝pROMの場合は，後下方関節包の伸張性低下を疑う．

**収縮痛**：深吸気で可動域の変化を確認する．

79

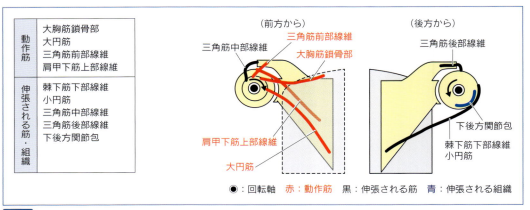

図21 3rd内旋の動作筋と伸張される筋・組織

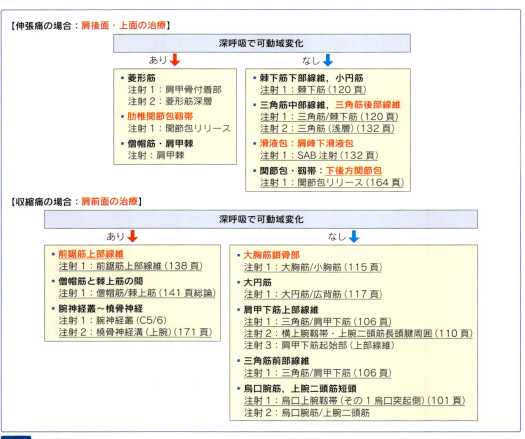

図22 3rd内旋制限

赤：治療頻度が高い重要な部位，アンダーライン：本書に治療手技の解説がある．
伸張痛・制限か収縮痛か迷うときは前者として治療開始．

### 肩甲胸郭関節

深吸気で可動域が変化する．深吸気時の肩甲骨挙上の低下，エコーで深吸気時の第2肋骨の動きの低下があれば，前鋸筋上部線維を疑う．僧帽筋上部線維の鎖骨付着部の圧痛があれば，僧帽筋と棘上筋の間の滑走性低下を疑う．

### ③ 本書で提唱する肩関節周囲炎と凍結肩への臨床アプローチ法

#### 肩甲上腕関節

深吸気で可動域が変化しない．3rd 内旋位に内転動作を加えて収縮痛が増悪すれば大胸筋を疑う．肩前面の皮下組織をズラして可動域が変化すれば三角筋前部線維を疑う．前腕の内旋動作を加えて収縮痛が増悪すれば上腕二頭筋短頭・烏口腕筋を疑う．

**表10** 3rd 外旋の分析と治療部位の判断方法

**○伸張痛の場合**

| 伸張痛（突っ張り感など）であれば，肩後面および上面の治療となる．この時，深呼吸で 3rd 内旋の可動域が変化するかを確認する | |
|---|---|
| ● 体幹の回旋で可動域が変化する場合 | |
| 広背筋 | 椎体の側屈で肩可動域の変化を確認する |
| ● 体幹の回旋で可動域が変化しない場合 | |
| 大円筋 | 3rd 外旋位に屈曲動作を加えて痛みの減弱を確認する |
| 棘下筋中部線維 | 3rd 外旋位に水平内転動作を加えて痛みの増大を確認する |
| 大胸筋鎖骨部 | 3rd 外旋位に水平伸展動作を加えて痛みの減弱を確認する |
| 肩甲下筋 | 結節間溝の圧痛，最大 3rd 外旋位に屈曲＋水平外転動作を加えて伸張痛の増大を確認する |
| 前下方関節包 | aROM ＝ pROM を確認する |

**○収縮痛の場合**

| 収縮痛（ズーン，重だるさなど）であれば，肩前面の治療となる．この時，深呼吸で 3rd 内旋の可動域が変化するかを確認する | |
|---|---|
| ● 呼吸で可動域が変化する場合：肩甲胸郭関節や椎体に付着部をもつ fascia の影響を考える | |
| 肩甲棘（僧帽筋） | 肩甲棘上のつまみ圧痛（「Fascia リリースの基本と臨床」（37 頁）参照），皮下組織をズラして収縮痛の変化を確認する |
| ● 呼吸で可動域が変化しない場合：肩甲上腕関節を考える | |
| 棘下筋下部線維・小円筋 | 最大 3nd 外旋位に水平伸展動作を加えて収縮痛の増大を確認する |
| 三角筋中部・後部線維 | 肩峰付着部の圧痛，皮下組織をズラして可動域の変化を確認する |

#### 3rd 外旋（表 10，図 23，24）

伸張痛か収縮痛かを判断する．

**伸張痛**：大円筋と広背筋を鑑別するために，体幹の回旋による 3rd 外旋可動域の変化を確認する．両者は頻度が高いだけでなく，広背筋を主に疑えば腰痛症（胸腰筋膜〜骨盤の後傾・前傾など）含め全身のアライメント評価が大事になり，大円筋を主に疑えば基本的には肩関節周囲の治療が中心に考えられる．

#### 体幹の回旋で変化する場合

広背筋（僧帽筋下部線維を考慮する場合もある）を疑う．

#### 体幹の回旋で変化しない場合

- aROM ＜ pROM：大円筋の頻度が高い．3rd 外旋位に屈曲挙上動作を加えて伸張痛が増悪する場合は大円筋を疑う．45°水平伸展に屈曲挙上を加えて伸張痛が増悪する場合（≒結髪動作）は肩甲下筋を疑う．水平屈曲動作を加えて伸張痛が増悪する場合は棘下筋を疑う．水平伸展動作を加えて伸張痛が増悪する場合（＝ 2nd 外旋位）は大胸筋鎖骨部を疑う．
- aROM ＝ pROM：下前方関節包を疑う．

**収縮痛**：深吸気による可動域の変化を確認する．

## 2 評価・治療

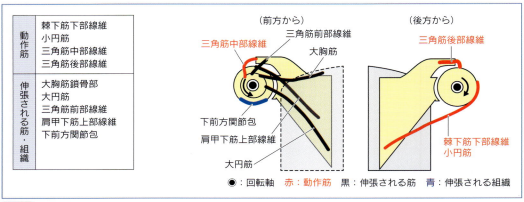

**図23** 3rd 外旋の動作筋と伸張される筋・組織

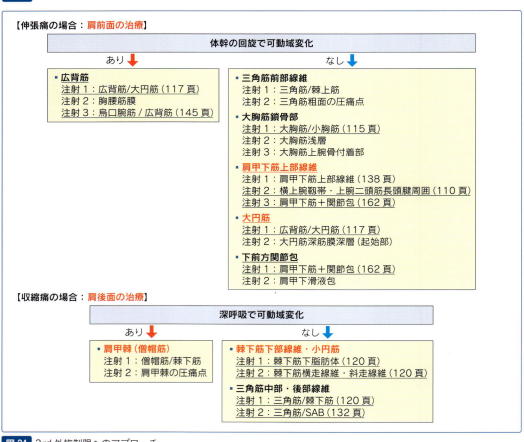

**図24** 3rd 外旋制限へのアプローチ
赤：治療頻度が高い重要な部位，アンダーライン：本書に治療手技の解説がある．
伸張痛・制限か収縮痛か迷うときは前者として治療開始．

### 肩甲胸郭関節
深吸気で可動域が変化する．僧帽筋・肩甲棘の頻度が高い．

### 肩甲上腕関節
深吸気で可動域が変化しない．3rd 内旋位に水平伸展動作を加えて収縮痛が増悪すれば棘下筋下部線維・小円筋を疑う．皮下組織をズラして可動域が変化すれば三角筋中部・後部線維を疑う．

③ 本書で提唱する肩関節周囲炎と凍結肩への臨床アプローチ法

**表11** 水平屈曲の分析と治療部位の判断方法

○伸張痛の場合

| 伸張痛（突っ張り感など）であれば，肩後面および上面の治療となる．この時，深呼吸で3rd内旋の可動域が変化するかを確認する | |
|---|---|
| ●呼吸で可動域が変化する場合：肩甲胸郭関節や椎体に付着部をもつfasciaの影響を考える | |
| 前鋸筋上部線維 | 徒手的な圧痛は難しい．深吸気時の肩甲骨挙上の低下，エコーで深吸気時の第2肋骨の動きの低下を確認する |
| 肩甲棘（僧帽筋） | 僧帽筋の鎖骨停止部と肩甲棘の上際の圧痛を確認する |
| 菱形筋 | 肩甲骨内側縁の圧痛を確認する |
| 肋椎関節包靱帯 | 胸郭や肋骨の圧迫時の動きにくさや圧迫時に肩関節可動域が変化することで行う．徒手による圧痛確認は難しい．エコーで深吸気時の肋骨運動低下を確認する方が簡単である |
| ●呼吸で可動域が変化しない場合：肩甲上腕関節を考える | |
| 三角筋後部線維 | 肩峰付着部の圧痛，徒手的に皮下組織をズラして可動域が変化することを確認する |
| 上腕三頭筋長頭 | 肘屈曲伸展で可動域の変化を確認する |
| 棘下筋中部線維 | 肘屈曲伸展で可動域が変化しないこと確認する |
| 肩峰下滑液包 | 肩峰直下の圧痛，painful arm sign，3rd内旋（aROM）で確認する（本文で詳述） |
| 後方関節包 | aROMとpROMが同じことを確認する |

○収縮痛の場合

| 収縮痛（ズーン，重だるさなど）であれば，肩前面の治療となる．この時，深呼吸で3rd内旋の可動域が変化するかを確認する | |
|---|---|
| ●肘屈曲・伸展で肩可動域が変化する場合：橈骨・尺骨に付着する筋・結合組織の影響を考える | |
| 上腕二頭筋長頭・短頭 | 水平内転位に前腕の回外動作を加えて収縮痛の増大を確認する |
| 烏口腕筋・上腕二頭筋短頭 | 水平内転位に前腕の回外動作を加えても収縮痛が変化しないことを確認する |
| ●屈曲・伸展で肩可動域が変化しない場合：橈骨・尺骨に付着しない筋・結合組織の影響を考える | |
| 三角筋前部線維 | 肩峰付着部の圧痛，徒手的に皮下組織をズラして可動域が変化することを確認する |
| 大胸筋鎖骨部 | 深吸気で収縮痛が増大することを確認する |
| 広背筋 | 椎体の側屈で肩可動域の変化を確認する |
| 大円筋 | 水平内転位に内旋動作を加えて収縮痛の増大を確認する |
| 肩甲下筋上部線維 | 1st外旋位での内転動作を加えることで収縮痛を確認する |

## 水平屈曲（表11，図25，26）

水平屈曲制限の場合，CHLを代表に肩関節前面の伸張性低下を基礎に上腕骨頭の軸が前方にずれているため，肩後面の伸張制限を悪化させていることも少なくない．そのため，肩前面の評価（1st外旋，2nd外旋）を併用することが重要となる．いずれにしても，まずは伸張痛か収縮痛かを判断する．

**伸張痛**：深吸気で可動域の変化を確認する．

### 肩甲胸郭関節

深吸気で可動域が変化する．水平屈曲での深吸気は肩甲骨の主に外転と下方回旋を伴う．そのため前鋸筋上部線維の伸張痛の頻度が高い．肩甲骨内側縁の圧痛を認めた場合は菱形筋を疑う．肩甲棘部での皮下組織の徒手的ズラしによる可動域変化があれば，僧帽筋・肩甲棘の治療を検討する．肋椎関節包靱帯の伸張性低下は，エコーによる吸気時の肋骨運動で評価する．

83

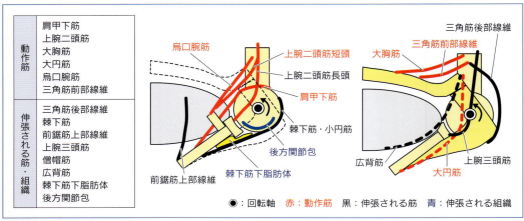

**図25** 水平屈曲の動作筋と伸張される筋・組織

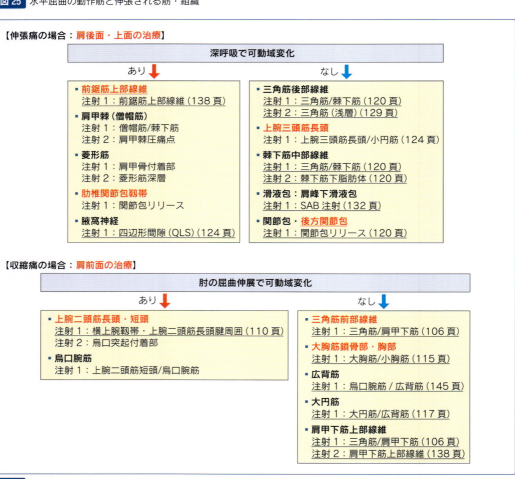

**図26** 水平屈曲制限

赤：治療頻度が高い重要な部位，アンダーライン：本書に治療手技の解説がある．
伸張痛・制限か収縮痛か迷うときは前者として治療開始．

### 肩甲上腕関節

深吸気で可動域が変化しない.

- aROM < pROM：筋の要素を疑う．肘の屈曲で水平屈曲可動域が悪化する場合は上腕三頭筋を疑う．肘の屈曲伸展で可動域が変化しない場合は棘下筋を疑う．水平屈曲位で内旋動作を加えて痛みが増悪する場合（≒ 3rd 内旋）は，肩峰下滑液包を疑う．肩後面の皮下組織をズラして可動域が変化すれば三角筋後部線維を疑う．
- aROM ＝ pROM：後方関節包を疑う．

収縮痛：

### 肘屈曲伸展で可動域が変化する場合

橈骨・尺骨に付着する筋・結合組織の影響を考える．特に，前腕の回外動作を加えて収縮痛が増悪すれば上腕二頭筋を疑う．内旋動作を加えても収縮痛が変化しない場合は，烏口腕筋を疑う．

### 肘屈曲伸展で可動域が変化しない場合

橈骨・尺骨に付着しない筋・結合組織の影響を考える．内旋動作を加えて収縮痛が増悪すれば肩甲下筋や広背筋・大円筋を疑う．深吸気で可動域の変化があれば大胸筋鎖骨部を疑う．両者の鑑別は，体幹の回旋による可動域変化で行う．肩後部の皮下組織をズラして可動域が変化すれば三角筋前部線維を疑う．

#### 水平伸展（表 12，図 27，28）

水平伸展制限の場合，頻度が高い上腕二頭筋と CHL を鑑別するために，はじめに肘屈曲伸展による可動域の変化を確認する．いずれにしても，まずは伸張痛か収縮痛かを判断する．

伸張痛：肘屈曲伸展による可動域変化を確認する．

### 肘屈曲伸展で可動域が変化する場合

水平伸展＋肘伸展位に前腕内旋を加えて伸張痛の増大する場合は上腕二頭筋を疑う．前腕内旋を加えても症状の変化がない場合は烏口腕筋を疑う．

### 肘屈曲伸展で可動域が変化しない場合

- aROM < pROM：筋の要素を疑う．水平伸展位に外旋動作を加えて伸張痛が増悪すれば（＝ 2nd 外旋動作）大胸筋を疑う．外旋動作を加えて伸張痛が増悪すれば肩甲下筋を疑う．水平伸展での深吸気は肩甲骨の主に内転と下方回旋を伴う．そのため前鋸筋上部線維の伸張痛の頻度が高い．肩甲骨内側縁の圧痛を認めた場合は菱形筋を疑う．肩甲棘部で皮下組織を徒手的にズラして可動域が変化すれば，僧帽筋・棘下筋膜（肩甲棘部）の治療を検討する．肋椎関節包靱帯の伸張性低下は，エコーによる吸気時の肋骨運動で評価する．
- aROM ＝ pROM：靱帯・関節包を疑う．深吸気で可動域が変化する場合は胸鎖関節を疑う．烏口突起外側部の圧痛，1st 外旋制限がある場合は CHL あるいは肩甲下滑液包を疑う．伸展制限が著明な場合は，前方関節包を疑う．

収縮痛：肘屈曲伸展による可動域の変化を確認する．

### 肘屈曲伸展で可動域が変化する場合

上腕三頭筋の頻度が高い．肘伸展に外旋動作を加えて収縮痛が増悪すれば上腕三頭筋長頭を疑う．肩甲棘部の皮下組織をズラして可動域が変化すれば僧帽筋・肩甲棘を疑う．椎体の回旋で可動域が変化すれば広背筋を考慮する．

### 肘屈曲伸展で可動域が変化しない場合

外旋動作を加えて収縮痛が増悪すれば棘下筋下部線維と小円筋を疑う．肩後面の皮下組織をズラして可動域が変化すれば三角筋後部線維を疑う．

2　評価・治療

**表12** 水平伸展に対する治療部位の判断方法

○**伸張痛の場合**

| 伸張痛（突っ張り感など）であれば，肩後面および上面の治療となる．この時，深呼吸で3rd内旋の可動域が変化するかを確認する | |
| --- | --- |
| ●肘屈曲/伸展で可動域変化あり：橈骨，尺骨に停止部をもつ筋群を考える | |
| 上腕二頭筋 | 最大水平伸展＋肘伸展位に前腕内旋を加えて伸張痛の増大を確認する |
| 烏口腕筋 | 最大水平伸展＋肘伸展位に前腕内旋を加えても伸張痛が変化しないことを確認する |
| ●肘屈曲/伸展で可動域変化なし：橈骨，尺骨に停止部をもたない筋群を考える | |
| 三角筋前部線維 | 皮下組織をズラして可動域の変化を確認する |
| 大胸筋鎖骨部 | 最大水平伸展位に外転動作を加えると伸張痛が増大することを確認する |
| 胸鎖関節 | 深吸気で水平伸展可動域が改善することを確認する |
| 肩甲下筋上部線維 | 最大水平伸展位に外旋動作を加えると伸張痛が増大することを確認する |
| 烏口上腕靱帯CHL・肩甲下滑液包 | 烏口突起外側の圧痛，1st外旋制限を確認する |
| 前方関節包 | aROMとpROMが同じことを確認する |

○**収縮痛の場合**

| 収縮痛（ズーン，重だるさなど）であれば，肩前面の治療となる．この時，深呼吸で3rd内旋の可動域が変化するかを確認する | |
| --- | --- |
| ●肘屈曲/伸展で可動域変化あり：橈骨，尺骨に停止部をもつ筋群を考える | |
| 上腕三頭筋長頭 | 肩外旋を加えて収縮痛の増大を確認する |
| 肩甲棘（僧帽筋） | 肩甲棘上のつまみ圧痛（「Fasciaリリースの基本と臨床」（37頁）参照），皮下組織をズラして収縮痛の変化を確認する |
| 広背筋 | 椎体の側屈で肩可動域の変化を確認する |
| ●肘屈曲/伸展で可動域変化なし：橈骨，尺骨に停止部をもたない筋群を考える | |
| 小円筋・棘下筋下部線維 | 肩外旋を加えて収縮痛の増大を確認する |
| 三角筋後部線維 | 皮下組織をズラして可動域の変化を確認する |

③ 本書で提唱する肩関節周囲炎と凍結肩への臨床アプローチ法

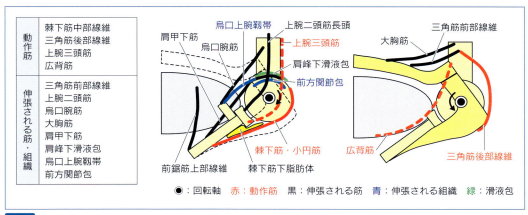

**図27** 水平伸展の動作筋と伸張される筋・組織

【伸張痛の場合：肩前面の治療】

| 肘屈曲/伸展で可動域変化 ||
|---|---|
| あり ↓ | なし ↓ |

- **上腕二頭筋長頭・短頭**
  注射1：横上腕靱帯・上腕二頭筋長頭腱周囲（110頁）
  注射2：烏口突起付着部
  注射3：前腕付着部
- 烏口腕筋
  注射1：烏口腕筋
  注射2：烏口突起圧痛点

- 三角筋前部線維
  注射1：三角筋/肩甲下筋（106頁）
  注射2：三角筋（浅層）（129頁）
  注射3：三角筋/棘上筋
- **大胸筋鎖骨部・胸部**
  注射1：大胸筋/小胸筋（115頁）
  注射2：大胸筋上腕骨停止部
- 胸鎖関節
  注射1：胸鎖関節靱帯
  注射2：鎖骨下筋
- 烏口肩峰靱帯 CHL
  注射1：CHL注射 その1（101頁）
  注射2：CHL注射 その2（101頁）
- **肩甲下筋上部線維**
  注射1：肩甲下筋上部線維（143頁）
  注射2：横上腕靱帯・上腕二頭筋長頭腱周囲（110頁）
  注射3：肩甲下筋＋関節包（162頁）
- **前方関節包**
  注射1：肩甲下筋＋関節包（162頁）

【収縮痛の場合：肩後面の治療】

| 肘屈曲/伸展で可動域変化 ||
|---|---|
| あり ↓ | なし ↓ |

- **上腕三頭筋長頭**
  注射1：上腕三頭筋長頭腱/小円筋（124頁）
- 肩甲棘（僧帽筋停止部）
  注射1：肩甲棘上の圧痛点
  注射2：僧帽筋/棘上筋（141頁）
- 広背筋
  注射1：広背筋/大円筋（117頁）

- 三角筋後部線維
  注射1：三角筋/棘下筋（120頁）
- 小円筋・棘下筋下部線維
  注射1：棘下筋下脂肪体（120頁）
  注射2：三角筋/棘下筋（120頁）
  注射3：棘下筋（横走線維，斜走線維）

**図28** 水平伸展制限に対する治療部位選択のためのフローチャート
赤：治療頻度が高い重要な部位，アンダーライン：本書に治療手技の解説がある．
伸張痛・制限か収縮痛か迷うときは前者として治療開始．

2　評価・治療

**表13** 肩甲上腕関節以外の評価（主に肩甲胸郭関節）

| 動作の種類 | 治療部位 |
|---|---|
| 外転挙上動作で肩甲骨の上方回旋障害 | 前鋸筋上部線維，小胸筋など |
| 結帯動作で肩甲骨が胸郭から浮かない | 前鋸筋下部線維，菱形筋，肩甲下筋起始部・広背筋など |
| 深吸気時の肩挙上の左右差 | 頚部筋群（中・後斜角筋など），前鋸筋上部線維，胸鎖関節など |
| 頚部の屈曲・伸展による肩可動域の変化 | 頚部前面（頚長筋，頭長筋，前斜角筋），頚部後面筋群 |
| 外転挙上（バンザイ）動作で肩甲骨運動の左右差 | 前鋸筋，肩甲下筋起始部，菱形筋，僧帽筋など） |
| 屈曲挙上で肋骨が浮く | 前鋸筋下部線維，広背筋の肋骨付着部 |
| 体幹の回旋による肩可動域の変化 | 僧帽筋，広背筋など |
| 開口・閉口による肩可動域の変化 | 咬筋，側頭筋，外側翼突筋，内側翼突筋 |

赤：治療頻度が高い部位

## 3）その他のアプローチ法

### A）肩甲上腕関節と肩甲胸郭関節以外の部位の鑑別評価（表13）

　肩甲胸郭関節の要素を評価していくための方法はさまざまあり，肢位によってその精度は異なる．例えば，外転挙上であれば肩甲骨運動の左右差が認められる傾向にある（図29，WEB動画▶）．伸展制限であれば，結帯動作で肩甲骨が胸郭から浮かないことが多い（図30，WEB動画▶）．3rd内旋制限であれば，肩甲骨の上方回旋の評価が大事となる（図31，WEB動画▶）．各動作のチャートでは比較的汎用性がある深吸気を使った方法を主に利用している（図32，WEB動画▶）．広背筋などは体幹の回旋で肩関節の可動域に変化が出ることで確認する．つまり，可能ならばこれら複数の方法で十分に確認したうえで，肩甲上腕関節とそれ以外（肩甲胸郭関節・胸鎖関節・肩鎖関節・椎体）の影響を分離できれば，治療のストラテジーは組みやすい．しかし，適切な評価にはある程度の経験が必要である．

　具体的には，肩の外転挙上に関しては，前鋸筋上部線維と小胸筋の治療が特に重要である．その他，僧帽筋，菱形筋，広背筋など肩甲骨に直接付着する筋群は治療しやすい．脊椎の代償動作の影響としては，斜角筋の治療頻度が高い．特に中斜角筋・後斜角筋の肋骨付着部は前鋸筋の上部線維と連続しているため，一緒に治療することが多い．前鋸筋上部線維と斜角筋のエコーによる鑑別方法（「Fasciaリリースの基本と臨床」（52頁）参照）は，患者に深呼吸をさせることである．斜角筋メインのMPSならば第1肋骨が呼吸で動かない（上下しない），前鋸筋上部線維のMPSならば第2肋骨が呼吸で動かない（上下しない）．また，顎関節と肩関節運動の関係（図33，WEB動画▶）も近年注目されている．特に，肩甲胸郭関節運動や椎体運動への影響は少なくない．

### B）結帯動作からの分析

　3rd内旋（aROM）が正常の場合でも，結帯動作で動作痛・動作制限がある場合がある．結帯動作は，内旋＋内転（or外転）＋伸展の複合動作である．そのうち，最も強い動作痛，動作制限を確認する．SAB注射実施後も，結帯動作制限が残っていれば，1st内旋制限（図34），内転制限，伸展制限の各動作のうち最も可動域制限が強いあるいは動作痛が強いものから治療を考察していく．頻度としては，伸展制限の治療が有効であることが高い．結帯動作の基本的考え方は発展編（31頁）を参照．

③ 本書で提唱する肩関節周囲炎と凍結肩への臨床アプローチ法

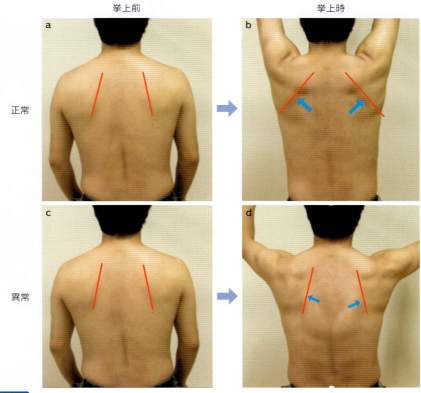

**図29** バンザイ動作で肩甲骨運動左右差の1例
a, c 挙上前
b 挙上時に肩甲骨が十分に外転・上方回旋する．
d 両側とも，挙上に伴う肩甲骨の外転・上方回旋が不十分．

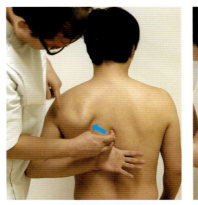 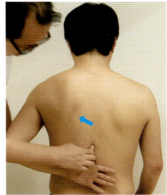

肩甲骨が胸壁から**浮く**　　　肩甲骨が胸壁から**浮かない**

**図30** 結帯動作で肩甲骨が胸壁から浮かない

89

## 2 評価・治療

|  |  |  | 解説 | 治療部位 |
|---|---|---|---|---|
| 正常 | 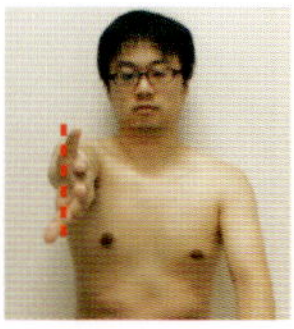  | 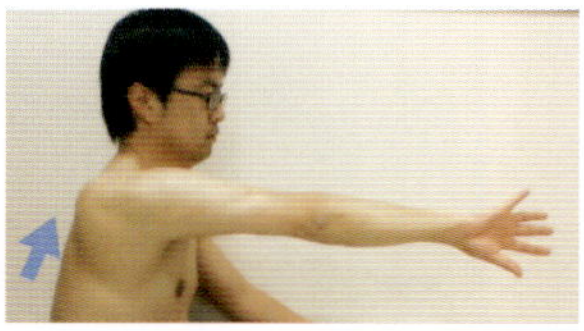  | 1. 肩甲上腕関節が内旋できる．前外側のSAB周囲の柔軟性が高い<br>2. 肩甲骨の代償動作（肩甲骨が浮く）が起きない |  |
| 異常 | 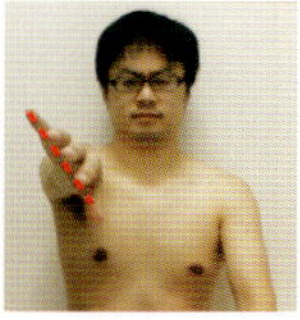  | 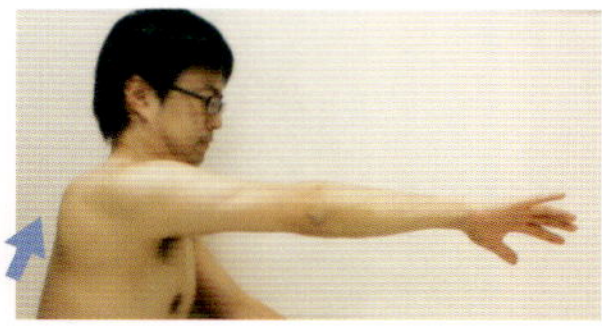  | 1. 肩甲上腕関節前外側のSAB周囲の硬さ<br>2. 肩甲骨の代償動作（肩甲骨が浮く）ができない | SAB周囲<br>＋<br>肩甲骨が浮かない時 |
| 異常 | 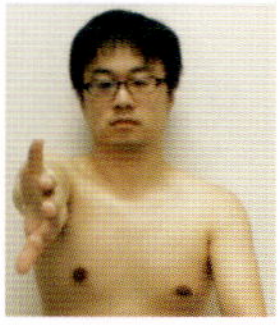  | 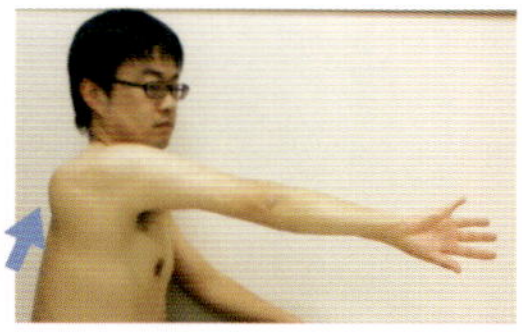  | 1. 肩甲上腕関節前外側のSAB周囲の硬さ<br>2. 肩甲骨の代償動作（肩甲骨が浮く）が起きている | SAB周囲 |

**図31** 3rd内旋（90°屈曲内旋）での肩甲骨運動

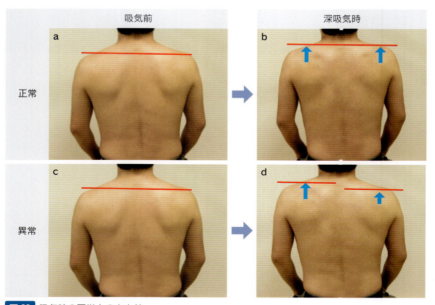

**図32** 吸気時の肩挙上の左右差
a 正常，b 正常では深吸気で両肩が十分に挙上する．
c 異常，d 右肩が患側，左肩が健側．斜角筋あるいは前鋸筋上部線維が十分に機能できない状態では第1・2肋骨の吸気時の挙上が生じにくい．

③ 本書で提唱する肩関節周囲炎と凍結肩への臨床アプローチ法

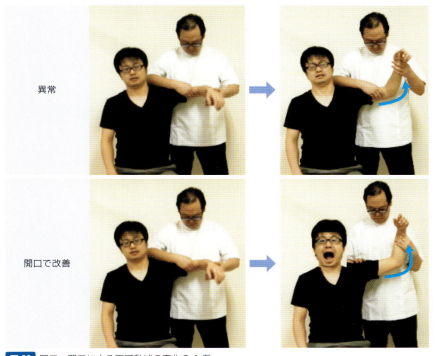

図33 開口・閉口による肩可動域の変化の1例

### 1. 伸展制限の分析（詳細は伸展制限，67頁）

SAB注射である程度の伸展制限は改善されていることが多い．それでも伸展制限が残る時は，より詳細な分析が必要となる．特に治療点として頻度が高いのは，伸張痛の上腕二頭筋長頭腱・棘上筋深部・上方関節包・前鋸筋下部線維・小胸筋，収縮痛の上腕三頭筋である．

### 2. 内転制限の分析（詳細は内転制限，63頁）

SAB注射である程度の伸展制限は改善されていることが多い．それでも内転制限が残る時は，より詳細な分析が必要となる．特に治療点として頻度が高いのは，伸張痛の上方関節包・棘上筋深部，収縮痛の大胸筋・肩甲下筋上部線維・棘下筋である．

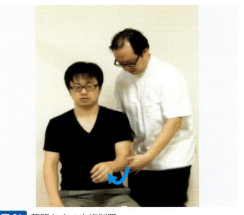

図34 著明な1st内旋制限
pROMで患者の手掌が腹部に着かないレベル．肘の伸展が起きないように注意する．

### 3. 1st内旋制限の分析（詳細は1st内旋制限，69頁）

1st内旋制限を詳細に評価する具体的な方法としては，いわゆるリフトオフの診察での

aROM と pROM の差の評価を推奨する（**図12**，70頁）．この場合も，肩の伸展動作が起きないように注意して，より詳細な分析が必要となる（**図13**，**14**，71頁）．特に治療点として頻度が高いのは，伸張痛の肩峰下滑液包・上方関節包・棘上筋深部，収縮痛の大胸筋・肩甲下筋上部線維・棘下筋である．

### C）結髪動作からの分析

結髪動作は，外旋＋外転＋屈曲の複合動作である．結髪動作で，対側の肩甲骨下角に届かない時（可動域制限），また痛みが生じれば異常と判断する．結髪動作を正常に行うためには，挙上（外転挙上あるいは屈曲挙上）がある程度できる必要がある．次に，外旋＋外転＋屈曲の複合動作として母指が到達する最大棘突起レベルを確認する．結髪動作の異常は，肩甲上腕関節の外転制限・外旋制限・屈曲制限，肩甲胸郭関節の肩甲骨挙上・外転・上方回旋のいずれか，あるいは複合的な要素で生じる．結髪動作に異常があれば，次に「外転挙上（19頁）・屈曲挙上（21頁）・2nd 外旋（26頁）・水平屈曲（29頁）」のうち最も強い痛みあるいは可動域制限があるかを確認し，各動作の詳細評価に基づき治療していく．結髪動作の基本的考え方は，発展編（32頁）を参照．

**文献**
1) ホッペンフェルド S，首藤　貴：図解四肢と脊椎の診かた，医歯薬出版，東京，1984
2) Bain GI, et al：Normal and Pathological Anatomy of the Shoulder, Springer, New York City, 2015
3) Di Giacomo G, et al：Atlas of Functional Shoulder Anatomy, Springer Science & Business Media, Berlin, 2008
4) 信原克哉：肩　その機能と臨床，第4版，医学書院，東京，2012
5) Stecco C：Functional Atlas of the Human Fascial System, Churchill Livingstone, London, 2014
6) 河上敬介ほか：骨格筋の形と触察法，第2版，大峰閣，熊本，2013

## ④腱板断裂を合併している肩関節周囲炎

### 腱板断裂がある患者での肩関節周囲炎の治療

完全あるいは不全腱板断裂がある患者も多い（肩痛患者の診療アプローチ（36頁）参照）．65歳以上の高齢者の半数以上に腱板断裂が存在するともいわれている．なお，腱板断裂に続発して生じた凍結肩は，いわゆる secondary frozen shoulder の範疇になる．

### 腱板完全断裂がある患者へのアプローチ

腱板の完全断裂がある患者の特徴は，可動域が保たれることにある．多くは棘上筋の断裂であるが，棘下筋まで断裂している患者も少なくない（腱板断裂の具体的評価は36頁を参照）．

棘上筋は，前部線維と後部線維から構成されていて，前部線維は主に外転＋屈曲（＋内旋），後部線維は主に外転＋外旋（＋伸展）である．腱板完全断裂があると，特に外転制限（aROM）が著明であり，三角筋，肩甲胸郭関節・椎体周囲の筋群の代償動作が必発である．またこの場合，骨頭の上方偏位が生じ，上方支持組織の反復炎症をきたしやすく癒着が起こりやすい．治療は，この癒着のリリースと，反復炎症を予防するためのリハビリテーションと生活動作指導である．

生活動作としては，患者が棘上筋以外の筋群の代償作用で外転挙上を行えるようにする（内旋＋外転により棘下筋の収縮作用を利用して挙上する，外転＋外旋により上腕二頭筋の収縮作用を利用して挙上する，など）．

局所治療としては，肩峰下滑液包（SAB）や peribursal fat（PBF）を中心とした上方支持組織のリリースが基本である．しかし，腱

③ 本書で提唱する肩関節周囲炎と凍結肩への臨床アプローチ法

板完全断裂では，SABの位置が初学者にはわかりにくく，治療しにくいことが難点である．また，代償作用で使う筋群，つまり上腕二頭筋・烏口腕筋（肩前面），棘下筋（肩後面），三角筋（肩側面〜上面）の治療，さらに肩甲胸郭関節や椎体周囲の筋群やfasciaの治療を行っていく．

### 腱板不全断裂がある患者へのアプローチ（43頁の図12参照）

腱板不全断裂がある患者の特徴は，関節包の癒着の他に，第2肩関節の癒着が強いことにある．第2肩関節とは，肩峰と烏口突起をつなぐアーチ状の烏口肩峰靱帯とその直下を通過する大結節および腱板から構成される機能的関節である．両者の間には，その滑走性を高めるためにSABが存在する．これらは，上腕骨頭の上方支持組織とも表現される．烏口肩峰アーチには，大結節の上方偏位を抑制し骨頭の求心性を高める機能があるが，この部分に癒着があると，インピンジメントが生じ滑走障害の原因となる．

上方支持組織の浅部では，棘上筋付着部などで不全断裂部近傍の炎症を反復しやすい．

また，SAB自体の炎症やSAB周囲の炎症・癒着を起こす．さらにその上部の三角筋などの治療も必要となることが多い．完全断裂よりも上方支持組織の癒着が強いことも多く，その場合は肩の内転制限と伸展制限が強い．患者は内転・伸展制限での痛みを起こさないようにするために軽度外転位で維持していることが多く，軽度外転位から外転0°への内転運動は第2肩関節（上方支持組織）の伸張時痛を引き起こすことになる．これが，夜間痛の原因の1つとなる（夜間痛は182頁参照）．これに対し，腱板深部の炎症は関節包炎による関節包線維化を引き起こす．

このような機能学的要因（上方支持組織の癒着による肩峰下滑走機構の障害，後下方の支持組織の拘縮に起因する上腕骨頭の上方偏位 obligate translation，肩甲胸郭機能不全）とこれに伴う解剖学的要因（骨棘の形成，烏口上腕靱帯（CHL）の肥厚など）の結果，肩関節拘縮が進展していく．腱板不全断裂がある患者では，外来での関節包授動術 silent manipulation は適応がないため，保存療法（ WEB動画 ）あるいは鏡視下手術が主な治療方針となる．

# 注射の治療手技 | 3

# 3 注射の治療手技

## ①アプローチ方法

肩へのアプローチ方向と区域を前方，後方，側方，外上方，内上方，腋窩の6つに区分する．

肩関節第1肢位（屈曲0°，外転0°，外旋0°）での各アプローチ領域と体指標を示す．赤は前方，黄は後方，青は外上方，緑は側方，紫は内上方の区域である（**図1**）．肢位が変われば大結節，小結節などの上腕骨の骨指標と肩甲骨および鎖骨の骨指標の位置関係も変わる．

腋窩へのアプローチは肩関節屈曲90°，内旋90°として行う．その区域は水色で示した（**図2**）．

各アプローチ方向で行うリリース法の一覧を示す（**表1**）．本書に掲載したリリース法を赤で，掲載していないものは黒で，「Fasciaリリースの基本と臨床」に掲載したものを青で示した．

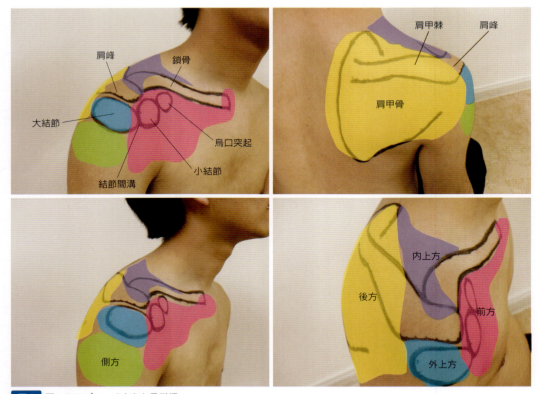

**図1** 肩へのアプローチ方向と骨指標

肩関節第1肢位（屈曲0°，外転0°，外旋0°）での体表指標を示す．赤は前方，黄は後方，青は外上方，緑は側方，紫は内上方の区域である．肢位が変われば大結節，小結節などの上腕骨の骨指標と肩甲骨および鎖骨の骨指標の位置関係も変わることに注意が必要である．

① アプローチ方法

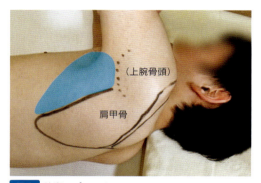

**図2** 腋窩アプローチ
腋窩は肩関節屈曲90°，内旋90°として表記する．その区域は水色で示した．

**表1** それぞれのアプローチで行う fascia リリース

| アプローチ部位 | | アプローチ部位 | |
|---|---|---|---|
| 前方 | 烏口肩峰靱帯<br>烏口上腕靱帯（その1 烏口突起側，その2 上腕骨側）<br>三角筋/肩甲下筋<br>三角筋/小胸筋（烏口突起付着部）<br>上腕二頭筋/横上腕靱帯<br>大胸筋/小胸筋<br>広背筋停止部<br>上前方関節包複合体<br>前方関節包複合体<br>下前方関節包複合体<br>大胸筋（ミオラブ）<br>大胸筋上腕骨付着部<br>烏口突起下滑液包<br>胸鎖関節<br>上腕二頭筋短頭<br>烏口腕筋<br>腋窩動脈周囲の fascia（腋窩鞘）(Fascia リリースの基本と臨床) | 側方 | 三角筋（浅層） |
| | | 外上方 | 肩峰下滑液包<br>三角筋下滑液包<br>棘上筋＋上前方関節包複合体<br>上前方関節包複合体 |
| | | 内上方 | 前鋸筋上部線維<br>肩甲下筋起始部（上部）<br>棘上筋＋上前方関節包複合体（肩甲骨付着部）<br>僧帽筋/棘上筋（Fascia リリースの基本と臨床）<br>肩鎖関節<br>肩峰下脂肪体 |
| | | 腋窩 | 肩甲下筋/前鋸筋<br>烏口腕筋/広背筋 |
| 後方 | 三角筋/棘下筋<br>棘下筋下脂肪体・後方関節包複合体（棘下筋＋関節包）<br>棘下筋（横走線維，斜走線維）(Fascia リリースの基本と臨床)<br>上腕三頭筋長頭腱/小円筋，QLS<br>菱形筋<br>僧帽筋/菱形筋　菱形筋肩甲骨付着部<br>僧帽筋/肩甲挙筋（Fascia リリースの基本と臨床）<br>上後方・後方・下後方関節包複合体<br>肩甲棘・僧帽筋（ミオラブ）<br>大円筋/小円筋<br>大円筋/広背筋<br>前鋸筋下方線維（ミオラブ）(Fascia リリースの基本と臨床) | その他 | 腕神経叢 (Fascia リリースの基本と臨床)<br>肩甲上神経・肩甲上動脈<br>橈骨神経（上腕骨橈骨神経溝）<br>正中神経<br>尺骨神経（オズボーンバンド）(Fascia リリースの基本と臨床)<br>尺骨神経（Struthers 腱弓）(Fascia リリースの基本と臨床)<br>前鋸筋下部線維（ミオラブ） |

QLS (quadrilateral space)：四辺形間隙

## ②前方

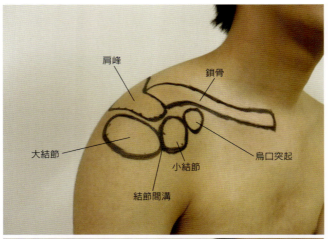

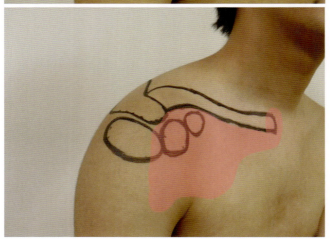

**リリース法**
- 三角筋/肩甲下筋
- 上腕二頭筋長頭腱と横上腕靱帯
- 烏口肩峰靱帯
- 烏口上腕靱帯
- 肩甲下筋(深層)と関節包
- 大胸筋/小胸筋

② 前方

## 1) 烏口肩峰靱帯

■ポイント
> 烏口肩峰靱帯は肩峰下滑液包を巻き込んで腱板（主として棘上筋）と癒着することがある．
> 第1外旋の伸張痛で烏口突起と肩峰付着部に圧痛があるときに烏口肩峰靱帯下の癒着を考える．

### 解剖

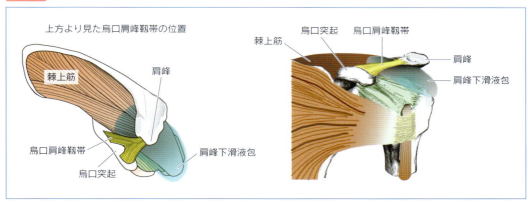

烏口肩峰靱帯は烏口突起の上外側面に起始し肩峰の前面に停止する．起始部は2つに分かれており停止部は1つであるため逆Y字の形をしている．上肢の挙上に伴う上腕骨頭の上昇防止，棘上筋の作用方向を求心位に向けるための滑車機能がある．
　烏口肩峰靱帯の下方には肩峰下滑液包が広がっており，腱板の滑走性を高めている．

### 体位・刺入方法

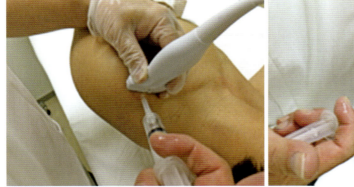 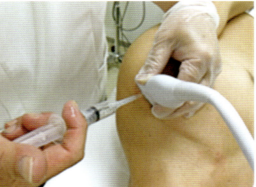

患者は患側を上にした側臥位または仰臥位とする．術者は側臥位の場合は背側に仰臥位の場合は患側に位置する．平行法でも交叉法でもよい．

3　注射の治療手技

**エコー解剖**

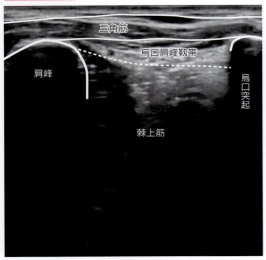

まず烏口上腕靱帯と烏口突起を描出する．烏口突起を支点として，プローブの外側を上腕骨頭から肩峰へ回転させる．三角筋の下に fibrillar pattern を示す烏口肩峰靱帯が高輝度で描出されている．烏口肩峰靱帯と棘上筋の間には肩峰下滑液包が介在するが本例では PBF (peribursal fat) が不明瞭で同定困難であり，棘上筋との境界もまた不明瞭である．

肩峰下滑液包が高度に癒着した症例では，肩関節内転に伴って烏口肩峰靱帯が下方へ引き下げられる pull-down 現象がみられる．

**リリースの手順** WEB動画 ▶

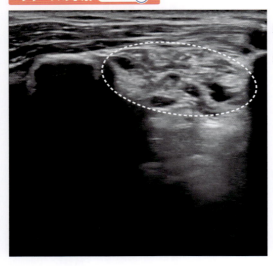

本症例では烏口肩峰靱帯の深層，肩峰下滑液包，棘上筋の境界が不明瞭であるが，これらの組織をしっかりとリリースするように意識して fascia が剝がれる様子を観察しながら施行する．

**起こり得る合併症**

・血管穿刺による出血・血腫
・穿刺部からの感染
・注射後の穿刺部痛
・遅発性筋痛
・局所麻酔薬中毒・アレルギー反応
・迷走神経反射

## 2) 烏口上腕靱帯（烏口突起側，上腕骨側）

■ ポイント
> 水平伸展，第 1 外旋の伸張痛あるいは可動域制限がある場合．
> 烏口上腕靱帯は幅広く腱板疎部のほとんどを覆っており十分に観察してリリースの目標を決める．

### 解剖

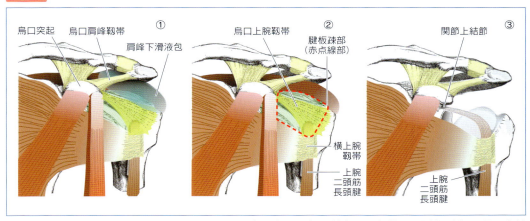

烏口上腕靱帯（coracohumeral ligament：CHL）は烏口突起の基部から起始し，腱板疎部を覆い大結節および小結節に停止する．停止部近くでは関節包と一体化して組織学的にも区別することができないため，CHL complex と呼ばれる．

① 左肩を前方より観察．三角筋および大胸筋，小胸筋，烏口腕筋を取り除いてある．肩峰下滑液包を緑色で烏口上腕靱帯を黄色で示した．肩峰下滑液包の大きさは個人差が大きい（肩峰下滑液包（132 頁）参照）．
② さらに肩峰下滑液包を取り除いた．近年では烏口上腕靱帯はこのように広い組織であると考えられるようになってきている．腱板疎部は肩甲上腕関節で肩甲下筋腱と棘上筋腱の間にある腱板の存在しない領域である．烏口上腕靱帯を半透明化して腱板疎部の領域を赤破線で示した．
③ 上腕二頭筋長頭腱（long head of biceps branchi：LHB）は結節間溝で横上腕靱帯の下を通って関節包内に侵入し，肩甲骨の関節上結節に付着する．

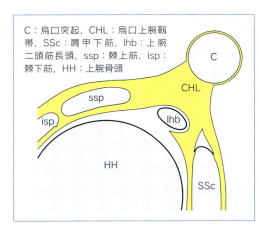

C：烏口突起，CHL：烏口上腕靱帯，SSc：肩甲下筋，lhb：上腕二頭筋長頭，ssp：棘上筋，isp：棘下筋，HH：上腕骨頭

患側を上とした側臥位とし，術者は患者の背側から施行する．患側の肩前方に短軸方向にプローブを当て，結節間溝を同定し，結節間溝内の卵形高エコー像を示す LHB が中心にくるよう描出する（図1）．そのまま LHB をガイドにして小結節が消失するところまで頭側へ進め，腱板疎部を描出すると LHB の表層に烏口上腕靱帯が見える（図2）．結節間溝が描出しづらい場合は，肩関節を軽度外旋位とする．慣れてくると，プローブを烏口突起と上腕骨頭をまたぐように置いて烏口上腕靱帯を描出することができる．

烏口上腕靱帯による可動域制限は立体的かつ多方向性であることが多く，リリースの目標を烏口上腕靱帯のどこの部分にするかが重要である．

状態に応じて烏口上腕靱帯のさまざまな部分を治療するが，ここでは代表的な穿刺部位である烏口突起付近と上腕骨停止部付近について解説する．

**烏口上腕靱帯のエコー像**

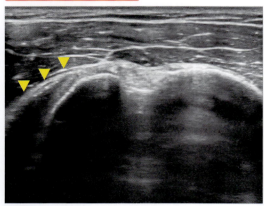
**図1** 上腕骨付近

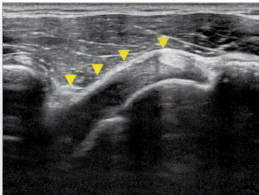
**図2** 烏口突起付近

## a）CHL 烏口突起側

**解剖**

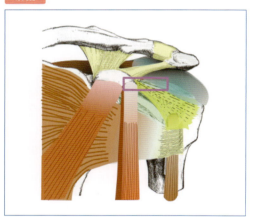

**体位・穿刺位置**

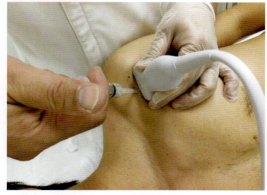 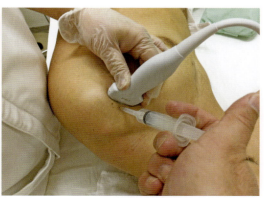

患者は患側を上にした側臥位または仰臥位とし，術者はそれぞれ背側，患側に位置する．

② 前方

### エコー解剖

以下に上腕二頭筋長頭腱直上に CHL が描出された画像を示す．

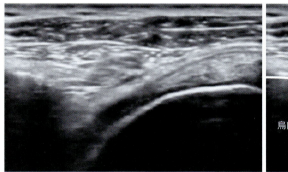
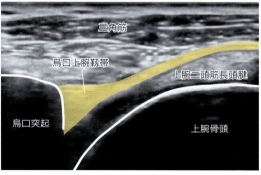

　三角筋の下に高輝度の peribursal fat（PBF）があり，これに接して CHL が観察される．実際にはエコーでこれらを区分するのは困難である．エコー下で肘関節を屈曲伸展することで，LHB を確認し，CHL の滑走性を確認すると良い．

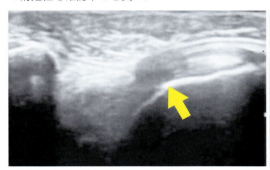
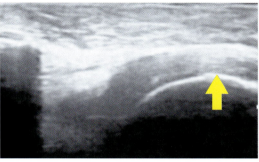

　エコーを当てながら肩関節を外旋させると烏口上腕靱帯の動きが評価できる．下の例では矢印によって示されるように最大外旋角度が著しく制限されていることがわかる．最終可動域に合致した烏口上腕靱帯の伸張不全（突っ張る様子）が確認できれば，患者の可動域制限に烏口上腕靱帯がかかわっていたと判断できる．

### リリースの手順　WEB動画 ▶

烏口上腕靱帯烏口突起側のリリース

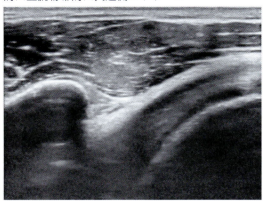

　まず，三角筋を貫いて烏口上腕靱帯に到達する．重積した CHL の浅層から深層まで広範囲にリリースする．リリースの広がりを確認することで，CHL complex の構造がわかってくる．

烏口上腕靱帯深部のリリース

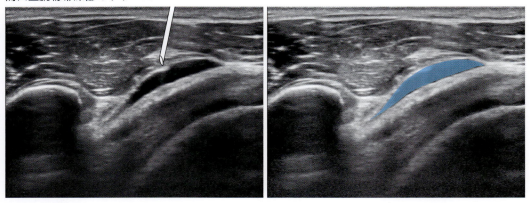

烏口上腕靱帯浅部のリリース

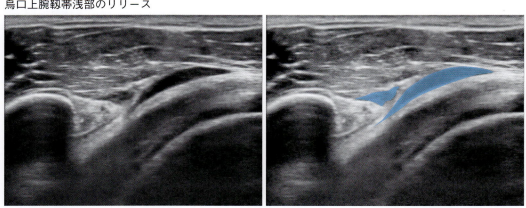

### b）CHL 上腕骨側

　上腕二頭筋長頭腱の短軸画像を画面の中央に置き，頭側にプローブを移動し，上腕二頭筋長頭腱が短軸から長軸に変化する部位を描出する．その直上に CHL が確認できる．

解剖

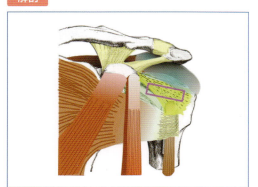

体位・穿刺位置

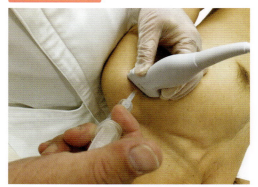

② 前方

**エコー解剖**

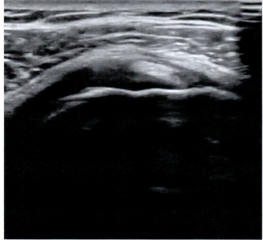
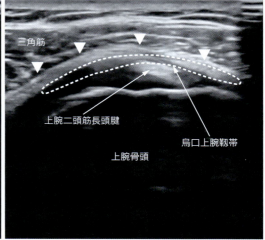

三角筋の下に高輝度の peribursal fat（▼）が，さらに下層にクリアな高エコーの上腕二頭筋長頭腱が描出されている．peribursal fat と上腕二頭筋長頭腱の間にやや低エコーの烏口上腕靱帯（白点線）が確認できる．

**リリースの手順** WEB動画 ▶

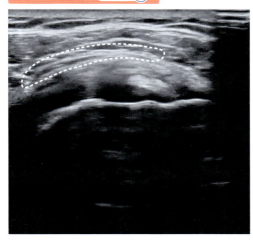

　三角筋を貫いて peribursal fat に針を進める．この部位では肩峰下滑液包，烏口上腕靱帯，烏口上腕靱帯と上腕二頭筋長頭腱の間隙などがリリースできる．烏口上腕靱帯のリリースの要領は烏口突起付近と変わらないが，停止部付近の烏口上腕靱帯は硬く，特に変性が強い場合にはリリースが困難な場合が多い．その場合は局所麻酔薬を用いて太めの針（25 G 針など）の使用も検討する．

**起こり得る合併症**

- 血管穿刺による出血・血腫
- 穿刺部からの感染
- 注射後の穿刺部痛
- 遅発性筋痛
- 局所麻酔薬中毒・アレルギー反応
- 迷走神経反射

## 3) 三角筋/肩甲下筋

■ ポイント ▶ 第1外旋の収縮痛と可動域制限．
▶ エコーで三角筋と肩甲下筋の滑走性低下が観察される．

#### 解剖

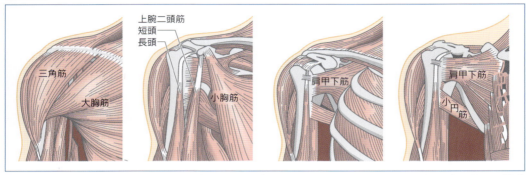

　三角筋は鎖骨，肩甲骨の肩峰および肩甲棘に起始し，肩甲下筋の浅部成分は，横上腕靭帯に組織学的に連続し，大結節に付着する．肩甲下筋の深部成分は，小結節に付着する傾向にある．
　肩甲下筋は肩甲骨肋骨面の肩甲下窩に起始し，上腕骨小結節に停止する．肩関節の強力な内旋筋であるとともに腱板として肩関節の前方安定性に関与する．起始部は広く，停止部が狭い扇状の形をしており羽状筋の形態をしている．
　また，肩甲下筋は扇の骨のような筋内腱をもち，これらによって区分された筋束は肩関節のさまざまな方向への負荷に対応し，関節前方の安定性に大きく寄与している．

#### 体位・刺入方法

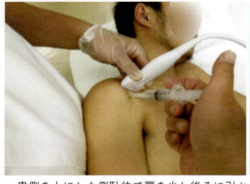 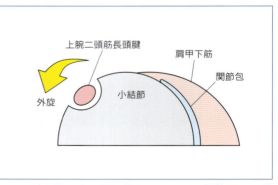

　患側を上にした側臥位で肩を少し後ろに引かせる．肘を腰に当て肩関節をできるだけ外旋させた位置（屈曲0°，外転0°，最大外旋位）をとらせる．外旋させると右図に示すように肩甲下筋腱が上腕骨頭に巻き付くようにして引き出され，その下に関節包が狙える位置に入ってくる（また同時に肩甲下筋の滑走性を評価する）．
　プローブを肩関節の前下方に当てて結節間溝や小結節をメルクマールに肩甲下筋の停止部を描出する．以上は，前方関節包複合体のリリースと共通である．

② 前方

### エコー解剖

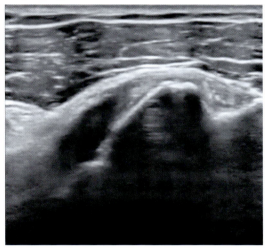
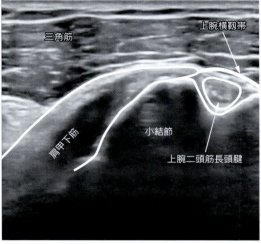

　結節間溝，上腕二頭筋長頭腱，小結節などをメルクマールに肩甲下筋腱を描出する．三角筋の下に肩甲下筋腱を認め，その間の筋膜が重積している．
　肩甲下筋腱は異方向性により深層は輝度が極めて低いが浅層は肥厚して白く描出されている．この例では肩甲下筋腱停止部が横上腕靱帯と一体化して結節間溝を乗り越え大結節にまで到達しているように見える．

### リリースの手順 WEB動画 ▶

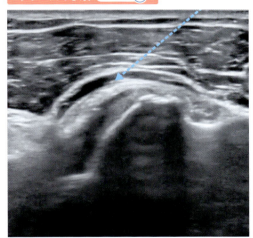

　三角筋と肩甲下筋腱の間の筋膜をリリースする．この例では外側から内側へ筋膜に対してやや鋭角になるように穿刺している（矢印）．同時に肩甲下筋や前方関節包複合体のリリースも施行することができる．

### 起こり得る合併症

・血管穿刺による出血・血腫
・穿刺部からの感染
・注射後の穿刺部痛
・遅発性筋痛
・局所麻酔薬中毒・アレルギー反応
・迷走神経反射

## 4）三角筋/小胸筋（烏口突起付着部）

■ポイント
> 胸部がひきつれるような肩こり，呼吸時の胸部の違和感．
> 肩関節の外転時に伸張されるような痛みを烏口突起付近に自覚する場合，など．

### 解剖

大胸筋/小胸筋（115頁）を参照．

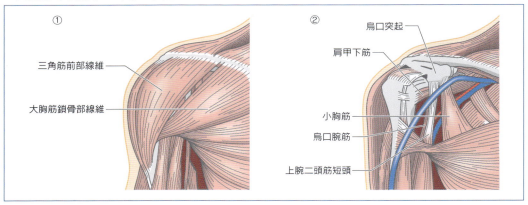

① 左肩を前方より観察．② 大胸筋鎖骨部線維と三角筋前方線維を取り除いた．小胸筋と上腕二頭筋短頭，烏口腕筋は烏口突起に停止する．

### 体位・穿刺位置

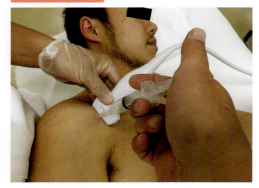

患側を上にした側臥位とし，上肢は腰部に自然と置くような姿勢が良い．術者は患者の背側から施行する．烏口突起を指標として小胸筋停止部を長軸像で描出する．交差法で穿刺する．

② 前方

### エコー解剖

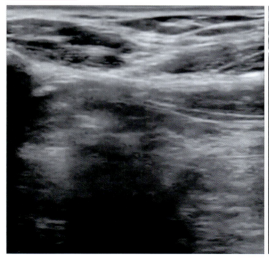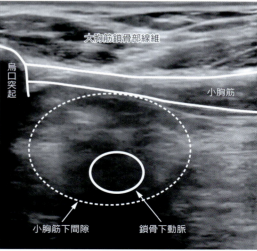

大胸筋鎖骨部線維の下に烏口突起に停止する小胸筋の長軸像が描出されている．小胸筋下の間隙には腕神経叢および鎖骨下動静脈が走行している．動画では拍動する鎖骨下動脈が認められる．

### リリースの手順　WEB動画▶

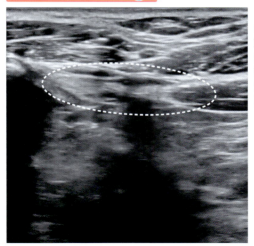

　大胸筋鎖骨部線維を貫き小胸筋に到達する．小胸筋の全層をリリースする．小胸筋裏は腕神経叢，鎖骨下動静脈の通路であり，誤穿刺には十分に注意する必要がある．なるべく細い針を用いて常に針先の位置を視認できるようにする．不用意に深く穿刺した場合には気胸を起こすリスクもあるため，針先を見失ったときは決してそれ以上針を進めないことが重要である．
　リリースを施した領域を白点線で示した．

### NEXT STEP

　胸郭出口症候群で小胸筋下間隙での狭窄が疑われる場合に小胸筋の深部をリリースするとしばしば著効する．

### 起こり得る合併症

・血管穿刺による出血・血腫
・穿刺部からの感染
・注射後の穿刺部痛
・遅発性筋痛
・局所麻酔薬中毒・アレルギー反応
・迷走神経反射
・胸腔内への誤穿刺（気胸・血胸）

## 5）上腕二頭筋長頭腱/横上腕靱帯，上腕二頭筋長頭腱/結節間溝入口部

■ポイント
> 上腕二頭筋長頭腱と結節間溝の間には大きなストレスがかかりやすく炎症や癒着が生じやすい．
> 結節間溝から周囲に炎症が広がる場合が多い．
> 肩関節の屈曲，あるいは水平屈曲時に収縮時痛があり，肘関節屈曲で収縮時痛と可動域が改善する場合．また，伸展あるいは水平伸展時に伸展時痛があり，肘関節屈曲で伸展時痛と可動域が改善する場合．
> 上腕二頭筋長頭腱の周囲に液体の貯留がみられる場合がある．

### 解剖

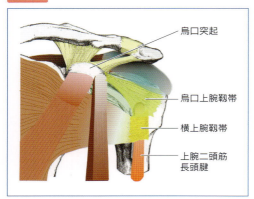

上腕二頭筋は起始部が長頭と短頭の2つあることから二頭筋と呼ばれる．長頭は肩甲骨関節上結節と関節唇，短頭は肩甲骨烏口突起から起始し，橈骨の橈骨粗面に終わる紐状の腱と前腕の筋膜に融合する上腕二頭筋腱膜に停止する．そのため，肩と肘の2関節筋として作用している．

上腕二頭筋長頭腱（long head of biceps brachii：LHB）は，腱板疎部から結節間溝を通過する部位（いわゆる結節間溝入口部）では，表層を烏口上腕靱帯（CHL），深層を上関節上腕靱帯（SGHL），内側を棘上筋前部線維，外側を肩甲下筋上部線維の深部線維（特に，肩甲下筋の舌部）により支持され，プーリーシステムを成している．結節間溝入口部の遠位側では，浅層を横上腕靱帯（肩甲下筋の浅層が結節間溝をまたぐ際に横上腕靱帯に連続して大結節に付着）で支持され，結節間溝における滑走性と機能が保持されている．そのため，結節間溝周辺での炎症や癒着は，肩甲下筋・棘上筋・CHL・SGHLなど広範囲に影響する．そのため，LHBは肩関節周囲炎の病態の要と考えている（詳細は，192頁参照：今後の発展）．

② 前方

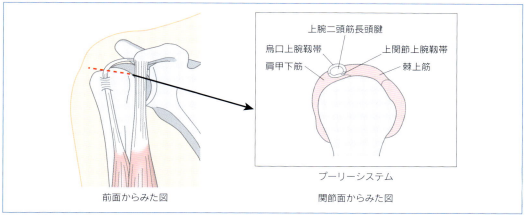

前面からみた図　　　　　関節面からみた図

**上腕二頭筋長頭腱とプーリーシステム**
上腕骨頭レベルの上腕二頭筋長頭腱は，烏口肩峰靱帯，上関節上腕靱帯，棘上筋前部線維，肩甲下筋上部線維によるプーリーシステムによって支持性が得られている．
（林　典雄：肩関節拘縮の評価．文光堂．171．図6-6 より引用）

### 機能
　上腕二頭筋は，肘関節屈曲・前腕の回内・肩関節屈曲に関与する．そのため，上腕二頭筋のMPSは，伸展障害，結節間溝の炎症を介して1st外旋障害を起こすことが多い．

### 治療
　LHBをリリースする部位として頻用されるのは結節間溝，および近位での表層リリースである．以下，それぞれを説明する．

#### a．結節間溝部におけるLHB

##### 適応
1) 屈曲時の収縮痛．肘関節の他動的屈曲で痛みの軽減．
2) 伸展，水平屈曲，2nd外旋時の伸張痛．
3) 肘関節屈曲で肩関節伸展可動域の増大．

##### 体位・刺入方法

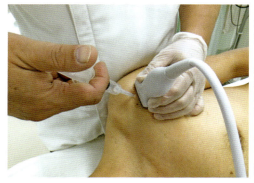

　患側を上とした側臥位とする．肩前方でLHBの短軸方向にプローブを当て，結節間溝を同定する．結節間溝内の卵形高エコー像を示すLHBが中心にくるよう描出する（そのまま近位へ進め腱板疎部まで確認描出してもよい）．結節間溝の遠位ではLHBの断裂や水腫などの所見や，肘関節屈曲での結節間溝より近位のLHBが亜脱臼・脱臼（結節間溝より遠位レベルでは肘関節屈曲でLHBは内側へ移動するため近位で評価する）の所見が確認されることもあるため，穿刺の前に十分な観察を要する．リリースの目標は結節間溝であるが，LHBには直接穿刺せずに大結節・小結節の骨表面とLHBの隙間に針先がくるようコントロールする．また，小結節や大結節に骨棘を認める場合は，同部位の過負荷（overuse）を示唆する関節所見のため，骨棘部位にも針先を誘導し注射する．

111

3　注射の治療手技

**エコー解剖**

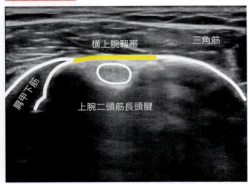

まずは，三角筋深部の上腕骨の大結節と小結節を同定し結節間溝を確認する．結節間溝は横上腕靱帯によりトンネル状に覆われており，その中にLHBが卵形高エコー像で描出される．

上述の体位では，表層から結節間溝まで，三角筋→CHL→横上腕靱帯→LHBとなり，治療の際には連続してリリースすると効率が良い．

**リリースの手順** WEB動画▶

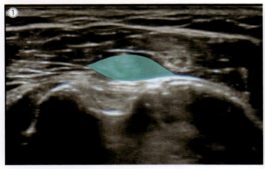
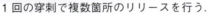
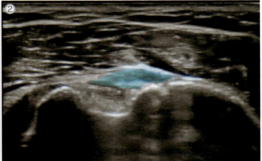
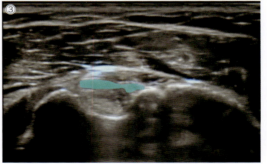

1回の穿刺で複数箇所のリリースを行う．
① 三角筋筋外膜とCHLの間
② CHLと横上腕靱帯の間
③ 横上腕靱帯とLHBの間
※穿刺の際に，LHB内への刺入は十分に避けること．
※CHLに関しては101頁を参照．

**NEXT STEP**

1）LHBに沿って広範囲に炎症や癒着を認めるときには，平行法を用いて，LHBを末梢から中枢側に向かって連続的にリリースすることも考慮する．
2）結節間溝→LHB→腱板疎部の同定後に，LHB/腱板疎部周辺のリリースを行う場合もある．

② 前方

## b. 関節包入口部の LHB
結節間溝の治療で十分に改善しないときに行う．

**体位・刺入方法**

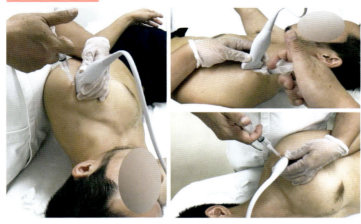

　LHB は結節間溝の近位端付近で大きく内側に方向を変えながら関節包の中に入り込み，肩甲骨の関節上結節付近で関節唇に停止する．この領域は腱板疎部にあり腱板は見られない．描出方法のポイントは以下である．
1）結節間溝で LHB の短軸像を描出する．
2）結節間溝のプローブを近位端にスライドして回転させ LHB の長軸像を描出する．
3）長軸像を描出したまま近位にスライドさせ向きや方向を微調節しつつ関節包内の fibrillar pattern を示す長軸像を描出する．

　穿刺は交差法でも平行法でもよい．

**エコー解剖**

　三角筋と上腕骨頭の間に fibrillar pattern を示す LHB が走行している．三角筋と LHB の間には主に烏口上腕靱帯 CHL complex が存在するがこれらを区別して明確に同定するのは困難である．

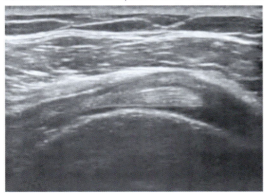
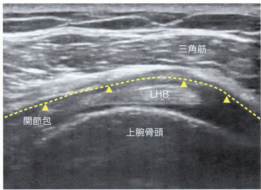

黄色点線：烏口上腕靱帯 CHL complex と関節包の一部

### リリースの手順 WEB動画

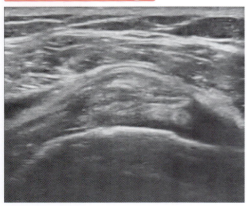

通常は，交差法により，LHB に向かって少しずつ針を進めながら CHL と LHB 表層の間をリリースする．LHB を周囲からリリースするように行うが LHB 自体を穿刺しないように十分に留意する．LHB 周囲の癒着が強い場合は，平行法かつ注射針のベベルの向きを考慮したリリースを行う．

### 起こり得る合併症

- 血管穿刺による出血・血腫
- 穿刺部からの感染（関節包への注射は関節内注射に準じた操作が必要）
- 注射後の穿刺部痛
- 遅発性筋痛
- 局所麻酔薬中毒，アレルギー反応
- 迷走神経反射

② 前方

## 6）大胸筋/小胸筋

- ■ポイント
  - ▷ 結帯動作をさせるとこの部分に張る感じがあり触診で圧痛を認める場合に施行する．
  - ▷ 猫背や亀背などにより肩が上がりにくいなどの肩甲胸郭運動の制限がある場合．
  - ▷ 高齢者の杖をついて歩く時の胸の痛みなど．

### 解剖

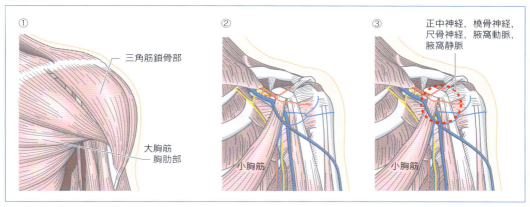

① 右肩甲上腕関節付近の筋浅層．
② 大胸筋および三角筋鎖骨部を取り除いた．
③ さらに小胸筋を取り除いた．小胸筋の深層には重要な神経血管が走行している．

　大胸筋は鎖骨部，胸肋部，腹部の3つからなる．鎖骨部は鎖骨内側側面前面に，胸肋部は胸骨前面と肋軟骨に，腹部は腹直筋鞘の前葉にそれぞれ起始し，停止はすべて上腕骨の大結節である．肩関節の内転，内旋，屈曲などの作用がある．

　小胸筋は前胸壁で大胸筋に覆われている．第2～第5肋骨の前面に起始し，肩甲骨烏口突起に停止する．烏口突起を前方に引き肩甲骨を前傾させる．また，肩甲挙筋，菱形筋とともに肩甲骨の下方回旋に作用する．肩甲骨が固定された状態では胸郭を引き上げ吸気を補助する．その他，延長した小胸筋腱は烏口突起を介して烏口上腕靱帯と連結している可能性があり，治療の際は肩を含めて評価を行う必要がある．

　腋窩付近では小胸筋のさらに深層には腕神経叢，腋窩動静脈が走行しているので注意する．

### 体位・穿刺位置

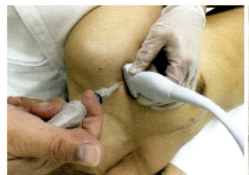 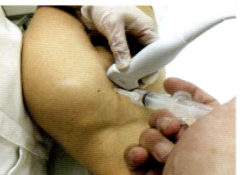

　患側を上にした側臥位で，圧痛を確認し，背側よりプローブを当てる．大胸筋と小胸筋の間の重積した fascia を描出する．

　患者の体型によるが，リリースする部位は皮膚から比較的浅い位置にあるので，痩せた患者では短い針（例：19mm長）を用いる．

### エコー解剖

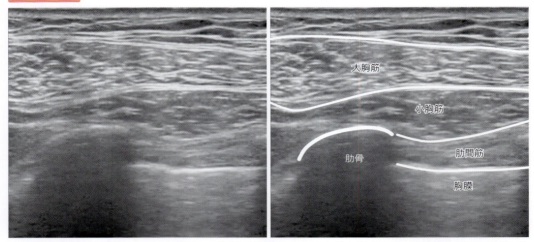

　大胸筋の下に小胸筋，さらに深層には胸郭が位置する．誤穿刺を防ぐため，穿刺前に肋骨表面や胸膜までの距離を把握しておくと良い．また肋間動静脈・神経は肋骨の下縁を走行することも覚えておくと良い．
　大胸筋と小胸筋の走行は異なるため，異方性により筋内のエコー輝度が異なって見える．

### リリースの手順 WEB動画

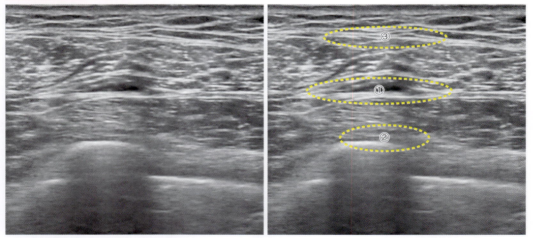

① 大胸筋と小胸筋の間，② 小胸筋裏，③ 深筋膜浅層
　最も重要なポイントは①の大胸筋と小胸筋間の fascia の重積である．もし，余裕があれば②③もリリースした方がより良い効果が期待できる．②の小胸筋裏は胸膜に非常に近いポイントであり気胸を起こさないように十分な注意が必要である．

### 起こり得る合併症

・血管穿刺による出血・血腫
・穿刺部からの感染
・注射後の穿刺部痛
・遅発性筋痛
・局所麻酔薬中毒・アレルギー反応
・迷走神経反射
・胸腔内への誤穿刺（気胸・血胸）

## 7）広背筋停止部

■ **ポイント**
- 大円筋とともに肩関節の挙上制限の要因となる．
- 同側へ胸腰椎を側屈させると可動性が増す．
- 外転時の伸張痛，伸展・内転時の動作痛などを認める場合．

### 解剖

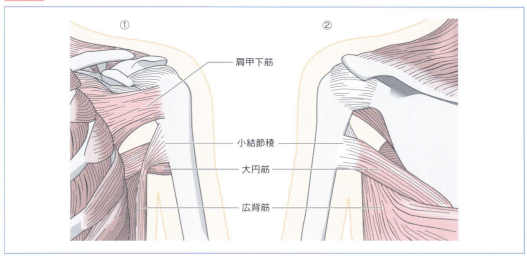

広背筋停止部付近の解剖
左肩を前方より観察．① 大胸筋および三角筋鎖骨部を取り除いてある．② さらに上腕二頭筋長頭および短頭を取り除いてある．③ さらに烏口腕筋を取り除いてある．

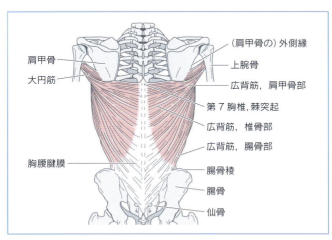

広背筋は胸腰筋膜を介して第7胸椎〜第5腰椎の棘突起，仙骨の正中仙骨稜および腸骨稜，第10〜12肋骨，肩甲骨下角に起始する．停止部付近では肩甲骨の外側を走行して腋窩付近で背側から前方に回り込み上腕骨の小結節稜，または結節間溝に停止する．その深層には大円筋が同部へ停止する．

前方から見ると停止部は上腕二頭筋長頭と短頭の間，肩甲下筋の尾側にある．上腕二頭筋短頭の深部には烏口腕筋が走行する．

## 3 注射の治療手技

`体位・穿刺位置`

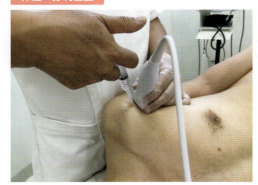

患側を上にした側臥位とし，上肢は自然に体側に沿わせて手を腰に置く．術者は患者の背側に立ち肩の前方に水平にプローブをあて，結節間溝を指標として広背筋停止部を描出する（下記参照）．交差法で穿刺する．

`エコー解剖`

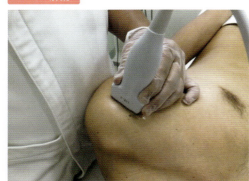

まず，上腕骨近位の結節間溝で上腕二頭筋長頭腱とその内側にある肩甲下筋を描出する．

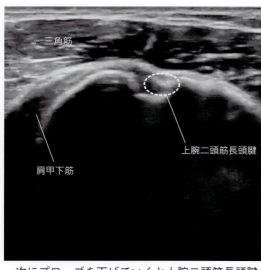
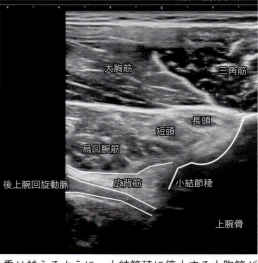

　次にプローブを下げていくと上腕二頭筋長頭腱を乗り越えるように，大結節稜に停止する大胸筋が見えて来る．上腕二頭筋長頭の内側から，上腕二頭筋短頭と烏口腕筋が近づいてくる．確認できなければ，烏口突起から下方に追うとわかりやすい．
　上腕骨の内側には肩甲下筋に代わって，広背筋が見えてくるので小結節稜に停止する部位を確認する．広背筋の深部には腋窩動脈から分枝した後上腕回旋動脈が確認できる．大円筋は広背筋の深部にあるが同定できないことが多い．

② 前方

**リリースの手順** WEB動画 ▶

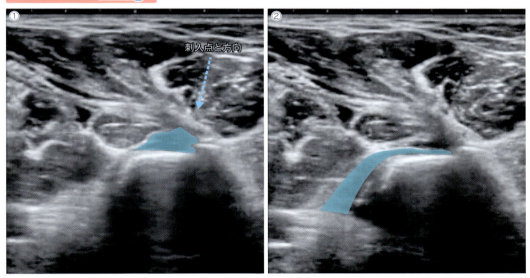

刺入点と方向

① 三角筋から上腕二頭筋長頭の外側端を狙って刺入し，上腕骨と上腕二頭筋長頭を剥離するように薬液を注入する．
② 上腕二頭筋長頭と上腕骨の間に針を進めて広背筋と烏口腕筋の間をリリースする．
このアプローチでは三角筋/大胸筋，広背筋/大円筋のリリースも可能である．

**起こり得る合併症**

・血管穿刺による出血・血腫
・穿刺部からの感染
・注射後の穿刺部痛
・遅発性筋痛
・局所麻酔薬中毒・アレルギー反応
・迷走神経反射
・胸腔内への誤穿刺（気胸・血胸）

## ③後方

### 1）三角筋/棘下筋，棘下筋下脂肪体，後方関節包複合体（棘下筋＋関節包）

■ ポイント
- 水平屈曲や肩伸展内旋での肩後面の突っ張り感がある．
- 臨床的には以下の状況で疑うことが多い：寝返りを打つときの痛み，痛みのため患側下の側臥位になれない，物を投げ終わった時の痛み，水平屈曲や肩伸展内旋での肩後面の突っ張り感がある．
- 水平屈曲の制限および痛みの時，1）SAB/CHL，2）三角筋/棘下筋，棘下筋下脂肪体，3）後方関節包複合体の順に治療部位を考慮する．
- 治療対象となる棘下筋下脂肪体は，肩関節内旋動作時にエコー画像で棘下筋下脂肪体の外方移動が低下，あるいは肩関節外旋動作時に棘下筋下脂肪体の内方移動が低下している．

解剖

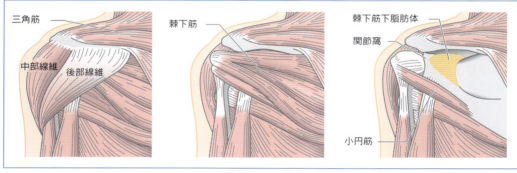

　肩甲上腕関節部の後方には，表層に三角筋があり，その深層に棘下筋がある．
　棘下筋は，肩甲棘付近より起始する棘下筋上部線維，棘下窩に起始する棘下筋中部線維，肩甲骨下角から起始する棘下筋下部線維（小円筋と同一の線維性結合組織に囲まれている）で構成される．上部線維と下部線維は大結節に，中部線維は後方関節包に停止する．棘下筋上部線維は棘上筋後方線維と協働して，肩関節の外転・伸展に寄与する．棘下筋中部線維は肩甲上腕関節の後方関節包に付着し，肩関節の1st外旋に寄与する．棘下筋下部線維は外転・2nd外旋に寄与する．なお，棘下筋下部線維の伸張性低下は，骨頭の上方偏位によるobligate translation作用などを引き起こし，肩関節の外転制限の原因となる．
　棘下筋下脂肪体は，棘下筋の深部に位置し，肩甲頸から関節包の表面にまで広がっている．棘下筋下脂肪体は，肩関節運動に伴う機能的な変形および内外への移動により，棘下筋と関節包の間の滑動性を高めている．拘縮肩では棘下筋下脂肪体は，隣接する関節包・棘下筋・関節唇などとの癒着がみられる．また，加齢により菲薄化・萎縮，さらには線維性変化を生じ，その機能的役割が減少する傾向にある．
　棘下筋下脂肪体の役割は，① 周囲組織の滑動性の維持，② 血管・神経などの保護作用に加えて，③ 痛みセンサーとしての作用が考えられている．

③ 後方

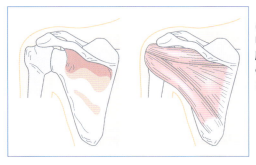

関節包は関節窩側面と関節唇に始まり上腕骨解剖頚に至る．棘下筋の裏面には棘下筋下脂肪体があり，肩甲頚から関節包の表面にまで広がっている．棘下筋下脂肪体は機能的に変形・移動して棘下筋下面と関節包の間の滑動性を高めている．拘縮肩では脂肪体を含めた関節包，棘下筋，関節唇の癒着がみられる．

### 体位・穿刺位置

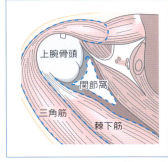
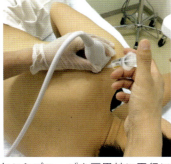
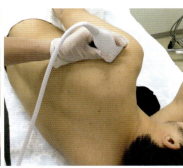

患側を上にした側臥位で肩後方からプローブを肩甲棘に平行に置き，棘下筋上部線維・棘下筋中部線維と脂肪体の滑走性を外旋動作（可能ならば，2nd 外旋動作）で確認する．その際に脂肪体の短軸像も併せて確認をしておくと脂肪体の立体的な構造と治療後の評価が容易になる．

### エコー解剖

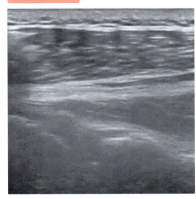
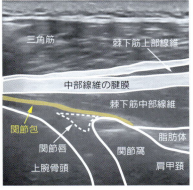

表層から三角筋，薄い棘上筋上部線維の層，腱膜に覆われた棘上筋中部線維が描出されている．棘上筋と肩甲骨の間には脂肪体を認める．脂肪体内には血管・神経（主に肩甲上動脈および肩甲上神経）が走行していることが多く，観察時には脂肪体の形状だけではなく，ドプラ機能を用いた血流評価も重要である．

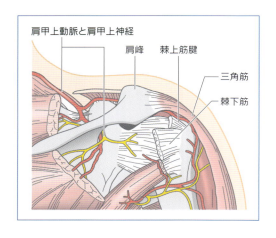

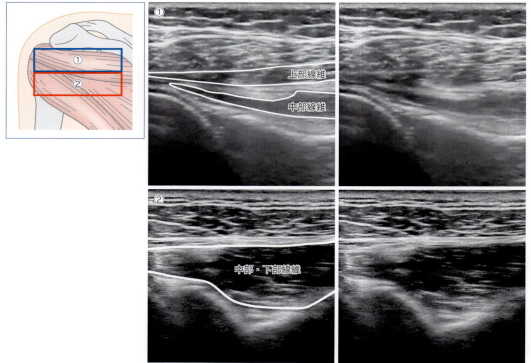

　棘上筋の上部線維と中部・下部線維は，その線維方向性が異なるために，プローブ位置によりエコー輝度が変わることに注意する．

　肩峰付近では棘上筋が2層に分かれて描出される（図の①）．これは，上部線維がほぼ水平方向に走行するのに比べて，中部線維は上外方に斜めに走行するからである．より尾側（図の②）では中部・下部線維のみ描出される．

③ 後方

> リリースの手順

可動域評価やエコー下での筋や脂肪体の滑走性の評価を行った上で治療部位を同定する．

### 1. 三角筋/棘下筋 WEB動画▶

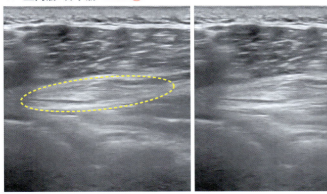

三角筋と棘下筋の間で筋膜が重積して白く厚く見えるところをリリースする．

### 2. 棘下筋下脂肪体 WEB動画▶

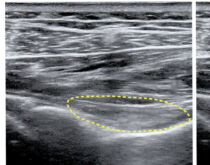
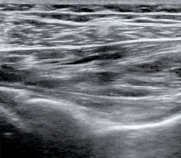

棘下筋深部で肩甲頸にある脂肪体をリリースする．※この部位の注入でしばしば肩甲上動脈の拍動が強くなるのが観察される．また，肩甲上神経自体のリリースを意識して実施することもある．

### 3. 後方関節包複合体（棘下筋＋関節包） WEB動画▶

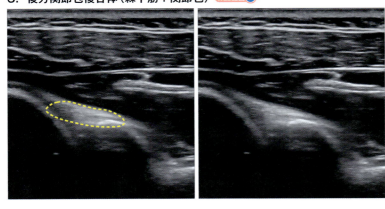

棘下筋深部の白く厚く重積した関節包をリリースする．

> 起こり得る合併症

・血管穿刺による出血・血腫（特に，肩甲上動脈）
・注射後の穿刺部痛
・遅発性筋痛
・局所麻酔薬中毒・アレルギー反応
・迷走神経反射
・神経損傷（肩甲上神経）

## 2) 上腕三頭筋長頭腱/小円筋，四辺形間隙

■ポイント ▶ 肩関節周囲炎や凍結肩における水平内転の痛み．
▶ 肘関節伸展に関わる生活動作やスポーツ障害が原因となることが多い．

### 解剖

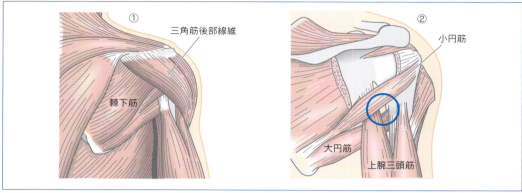

① 肩関節後方表層の筋，② 肩関節後方深層の筋（三角筋後部線維と棘下筋を取り除いた）．

　上腕三頭筋は，上腕三頭筋長頭が肩甲骨関節下結節に起始し，上腕三頭筋外側頭は上腕骨の後面で橈骨神経溝より遠位側に起始し，上腕三頭筋内側頭は上腕骨の後面で橈骨神経溝より近位側に起始する．外側頭・内側頭と共同腱を形成して尺骨肘頭に停止する．肘関節の伸展作用（内側頭は肘筋と解剖学的に分離不能）と肩関節の主に伸展作用（長頭は肩関節内転作用もあり）を持つ．起始部の直上を小円筋が交差するように走行している．
　小円筋は腱板筋群の1つで肩甲骨後面の外側縁近位2/3から起始する．起始部では，棘下筋下部線維と組織的連続性がある．停止部では，上腕骨大結節の外下面（lateral inferior facet）に停止する．また，小円筋は停止部近くで浅層では棘下筋下部線維，深層では棘下筋中部線維に連結している．また，小円筋と棘下筋下部線維は同一の結合組織（筋膜成分が多い）に囲まれていることも多い．そのため，小円筋は後方腱板として扱われることもある．小円筋の主な作用としては，棘下筋下部線維とともに3rd外旋，そして補助作用として1st外旋・内転作用がある．また，肩関節での挙上位・内外旋時における骨頭の安定化に関わっているとされる．
　大円筋，上腕骨（外科頚），上腕三頭筋，肩甲骨（あるいは小円筋）で囲まれた間隙を四辺形間隙（quadrilateral space：QLS）と呼ぶ．QLSを上図②の青線で示した．
　この間隙を腋窩神経，腋窩動脈，腋窩静脈，後上腕回旋動脈，後上腕回旋静脈が通過する．腋窩神経はQLS通過後に上外側上腕皮神経となる．またQLSでの腋窩神経絞扼は腋窩神経支配の小円筋と三角筋にも影響を及ぼし，筋肉の栄養障害から線維化まで起こす可能性があり，続発する障害の発端になる可能性もある．

### 体位・穿刺位置

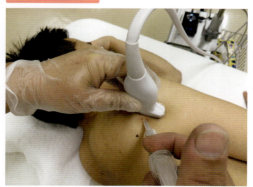

患側を上にした側臥位として肩関節を軽度屈曲させる．肩甲骨の外側縁を上方にたどり肩甲骨関節下結節の位置を推定する（三角筋と小円筋の下にあるため触知は難しい）．これにプローブの一端を当て上腕三頭筋長頭の長軸方向に置く．三角筋の下に肩甲骨関節下結節に付着する上腕三頭筋長頭が見えるように走査する．

③ 後方

### エコー解剖

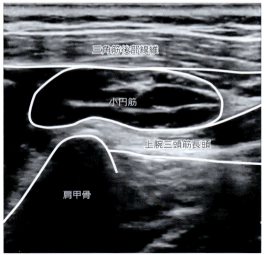

三角筋後部線維の下に小円筋の横断面が見える．さらにその下には肩甲骨関節下結節に付着する上腕三頭筋長頭の腱部（fibrillar pattern を呈する）を確認できる．肘関節の伸展により，エコー下での滑走性の低下部位や fascia の重積部位を確認してからリリースを行うと良い．

### リリースの手順 WEB動画

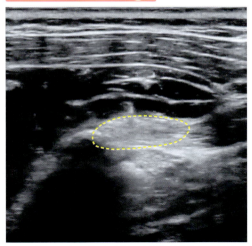

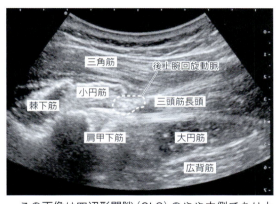

まずは，小円筋と上腕三頭筋長頭腱の間をリリースする．次に，上腕三頭筋長頭腱内に薬液を注入する．上腕三頭筋長頭腱の外側には腋窩神経が走行しているため（四辺形間隙），局所麻酔薬の使用は控える．

この画像は四辺形間隙（QLS）のやや内側であり上腕三頭筋長頭腱が描出されている．この部位からプローブをやや外側に平行移動し，腋窩神経と並走している後上腕回旋動脈をドプラで確認し，その周囲の重積をリリースする．

### 起こり得る合併症

・血管穿刺による出血・血腫
・穿刺部からの感染
・注射後の穿刺部痛
・遅発性筋痛
・局所麻酔薬中毒・アレルギー反応
・迷走神経反射

## 3）菱形筋

> ■ポイント　▷ 以下の状況で治療を検討する：
> 1）肩甲骨の内転・挙上・下方回旋の収縮痛，2）肩甲骨の外転制限，3）肩甲骨内側縁の圧痛．
> ▷ 菱形筋は，付着部である肩甲骨内側縁および肩甲骨腹側部の治療が重要である．

### 解剖

小菱形筋は僧帽筋におおわれ，短い腱線維をもって第5および第7頸椎の棘突起から起始し，肩甲骨内側縁の肩甲棘の高さに停止する．大菱形筋は，小菱形筋の足側に接し，第1〜5胸椎の棘突起に起始し，肩甲骨内側縁の棘下窩の高さに停止する．肉眼解剖上は，小菱形筋と大菱形筋は分離不可能なことも多い．

作用はともに肩甲骨の内転，挙上，下方回旋である．

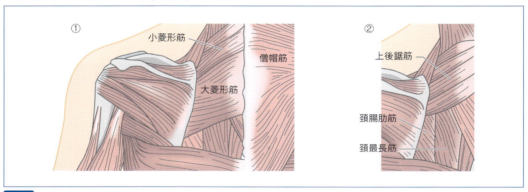

図1　菱形筋周辺の解剖
左肩甲骨付近を背部より観察．① 左側は僧帽筋を取り除いている．② さらに大菱形筋と小菱形筋を取り除いた．

### 体位・穿刺位置

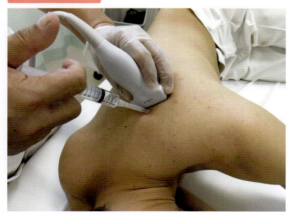

患側を上にした側臥位とする．図のように肩甲骨腹側に位置する腸肋筋を描出するために，肩甲骨をできるだけ外転させる．

③ 後方

**エコー解剖**

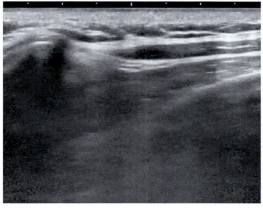 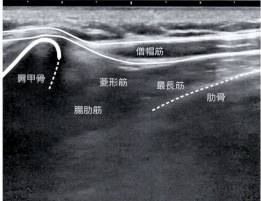

概ね胸椎3番から4番レベルの長軸像．僧帽筋の下に菱形筋が見える．菱形筋の筋外膜は棘下筋の筋外膜と僧帽筋と棘下筋間の線維性結合組織に連続している．

肩甲骨と胸椎間の軸位断模式図を**図2**に示した．

**図2** 菱形筋周辺の解剖（軸位断）

菱形筋と脊柱起立筋の間（青点線）には上後鋸筋があるが非常に薄いのでエコー画像上同定は困難である．

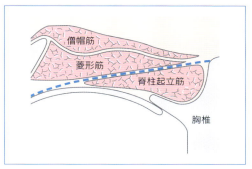

**リリースの手順** WEB動画 ▶

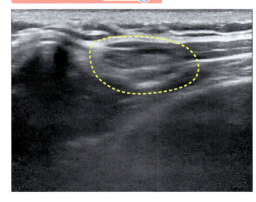

27G 38mmの針を用いる場合が多い．僧帽筋と菱形筋の間も同時にリリースすることが多い．菱形筋の付着部である肩甲骨内側縁および肩甲骨腹側部をリリースする場合には，熟練者は交差法を用いることが多いが，針先のコントロールが未熟なうちは平行法を用いて，針先が肺に向かないように実施したほうが安全である．あらかじめ短軸にて肋骨および肺までの深さを確認しておくことが重要になる．

頸椎の屈曲や伸展で背部痛が生じる場合は，菱形筋と脊柱起立筋間のリリースを検討する．この画像では脊柱起立筋をはっきりと同定できないが短軸像でより内側を走査すると菱形筋の下に脊柱起立筋が描出できる（**図2**参照）．

**起こり得る合併症**

・血管穿刺による出血・血腫
・注射後の穿刺部痛
・遅発性筋痛
・局所麻酔薬中毒・アレルギー反応
・迷走神経反射
・気胸

3　注射の治療手技

## ④側方

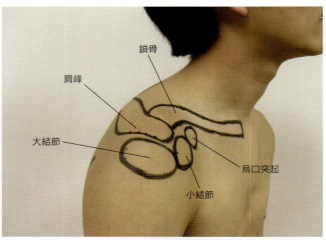

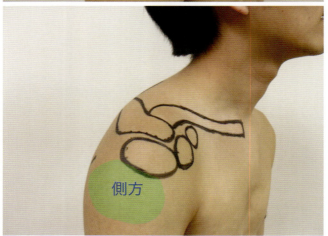

**リリース法**
- 三角筋（浅層）
- 三角筋下滑液包（外上方肩峰下滑液包の項（132頁）参照）

④ 側方

## 1）三角筋筋膜浅層

■ポイント　▶ 肩関節の外転障害や肩関節側方の痛み．
　　　　　　▶ 三角筋表層の皮膚をつまんだり，ズラしたりすることによって可動域や症状が変化する場合．

　三角筋筋膜浅層の治療は，肩関節の外転障害や肩関節側方に痛みがあり，浅い fascia の異常が疑われる場合に有効である．浅い fascia に異常がある場合は，異常が疑われる部位の皮膚をつまんだり，ズラしたりすることによって可動域や症状が変化する（一方，深部の圧痛は複数方向からの圧痛再現が重要になる）．詳細は本項目のコラムを参照いただきたい（Fascia リリースの基本と臨床 37 頁）．

**解剖**

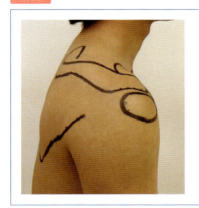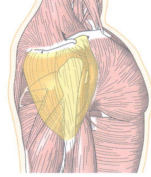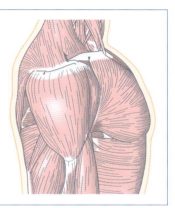

　三角筋は前方の鎖骨部（前部線維），外側の肩峰部（中部線維），後方の肩甲棘部（後部線維）に分けられる．それぞれ線維の方向によって肩関節への働きは異なる．三角筋の前部線維は，鎖骨外側に起始し上腕骨三角筋粗面前方に停止するため，1st 内旋・内転・屈曲・水平内転に働く．今回提示する注射方法に関連する肩峰部の三角筋（中部線維）は，肩峰の外上面に起始し上腕骨の三角筋粗面中央に停止するため，主に外転に働く．また，肩峰部の三角筋は形態学的に多羽状筋であり，筋線維が螺旋状かつ楔状になっている．肩関節の外転のみではなく，回旋運動にも関与していると考えられている．三角筋の後部線維は，肩甲棘外側に起始し上腕骨三角筋粗面後方に停止するため，1st 外旋・外転・伸展・水平伸展に働く．三角筋の深層には腱板筋群があり，断裂し機能低下した腱板筋の代償動作としても三角筋は大事である．

**体位・穿刺位置**

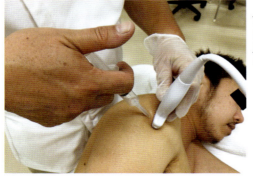

　患側を上にした側臥位とし，三角筋の肩峰部の長軸方向にプローブを当てる．三角筋筋膜の患部を同定した後は，交差法または平行法で穿刺する．穿刺部位は比較的浅い場所であり，穿刺する際の角度は通常よりもやや浅くする．

129

3　注射の治療手技

**エコー解剖**

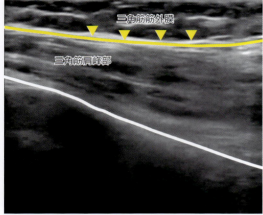

三角筋肩峰部のエコー解剖：表層より，表皮，真皮，皮下組織，三角筋筋外膜，三角筋の順で描出される．

**リリースの手順** WEB動画 ▶

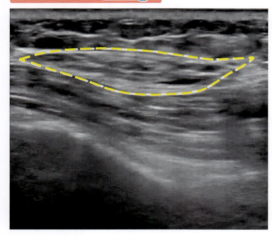

超音波画像で，三角筋筋外膜を同定し，重積した筋外膜を広範囲にリリースする．

**起こり得る合併症**

・血管穿刺による出血・血腫
・穿刺部からの感染
・注射後の穿刺部痛
・遅発性筋痛
・局所麻酔薬中毒・アレルギー反応

④ 側方

## 1）三角筋筋膜浅層

■ポイント
> 肩関節の外転障害や肩関節側方の痛み．
> 三角筋表層の皮膚をつまんだり，ズラしたりすることによって可動域や症状が変化する場合．

　三角筋筋膜浅層の治療は，肩関節の外転障害や肩関節側方に痛みがあり，浅いfasciaの異常が疑われる場合に有効である．浅いfasciaに異常がある場合は，異常が疑われる部位の皮膚をつまんだり，ズラしたりすることによって可動域や症状が変化する（一方，深部の圧痛は複数方向からの圧痛再現が重要になる）．詳細は本項目のコラムを参照いただきたい（Fasciaリリースの基本と臨床37頁）．

### 解剖

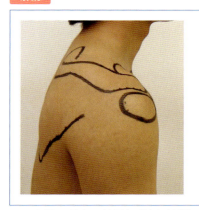
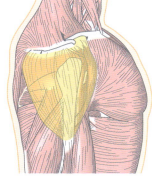
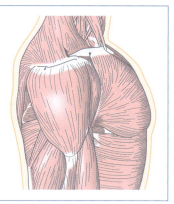

　三角筋は前方の鎖骨部（前部線維），外側の肩峰部（中部線維），後方の肩甲棘部（後部線維）に分けられる．それぞれ線維の方向によって肩関節への働きは異なる．三角筋の前部線維は，鎖骨外側に起始し上腕骨三角筋粗面前方に停止するため，1st内旋・内転・屈曲・水平内転に働く．今回提示する注射方法に関連する肩峰部の三角筋（中部線維）は，肩峰の外上面に起始し上腕骨の三角筋粗面中央に停止するため，主に外転に働く．また，肩峰部の三角筋は形態学的に多羽状筋であり，筋線維が螺旋状かつ楔状になっている．肩関節の外転のみではなく，回旋運動にも関与していると考えられている．三角筋の後部線維は，肩甲棘外側に起始し上腕骨三角筋粗面後方に停止するため，1st外旋・外転・伸展・水平伸展に働く．三角筋の深層には腱板筋群があり，断裂し機能低下した腱板筋の代償動作としても三角筋は大事である．

### 体位・穿刺位置

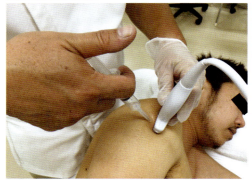

　患側を上にした側臥位とし，三角筋の肩峰部の長軸方向にプローブを当てる．三角筋筋膜の患部を同定した後は，交差法または平行法で穿刺する．穿刺部位は比較的浅い場所であり，穿刺する際の角度は通常よりもやや浅くする．

3　注射の治療手技

**エコー解剖**

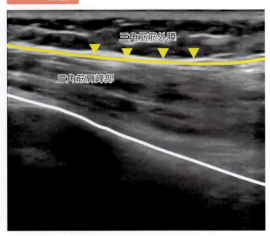

三角筋肩峰部のエコー解剖：表層より，表皮，真皮，皮下組織，三角筋筋外膜，三角筋の順で描出される．

**リリースの手順** WEB動画 ▶

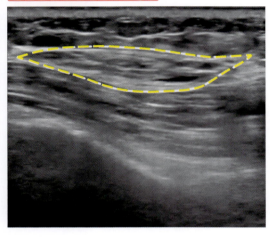

超音波画像で，三角筋筋外膜を同定し，重積した筋外膜を広範囲にリリースする．

**起こり得る合併症**

・血管穿刺による出血・血腫
・穿刺部からの感染
・注射後の穿刺部痛
・遅発性筋痛
・局所麻酔薬中毒・アレルギー反応

## ⑤外上方

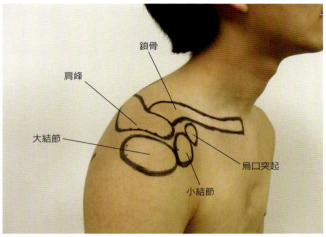

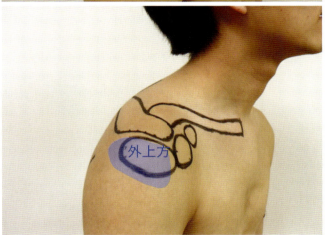

### リリース法
- 肩峰下滑液包（subacromial bursa：SAB）（含む三角筋下滑液包）
- 棘上筋（深層）および関節包

## 1）肩峰下滑液包，三角筋下滑液包

■ポイント
- 肩関節周囲炎でまず行うべきリリース法のひとつ．比較的浅い部位にあるので穿刺は容易．
- 肩峰直下の圧痛，第3肢位での内旋制限（aROM）時の疼痛がある場合に考慮する手技である．
- 滑液包内の滑膜増生やドプラ陽性を認めるなど炎症が強い場合には局所麻酔薬やステロイドを用いることもある．

### 解剖

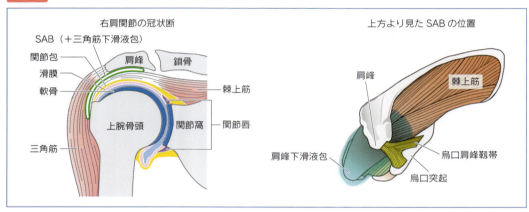

　肩関節には多くの滑液包が存在する．肩峰と烏口突起および烏口肩峰靱帯から構成される烏口肩峰アーチの下には肩峰下滑液包 subacromial bursa（SAB）がある．烏口肩峰アーチと上腕骨との間のクッションとなり，肩関節運動時の上腕骨頭の動きを滑らかにする働きがある．これらの滑液包が肩峰や烏口肩峰靱帯，腱板と癒着を起こすと肩関節の外転・内転および伸展などが障害される．
　肩峰下に存在するものを SAB，三角筋下に存在するものを三角筋下滑液包（subdeltoid bursa），烏口突起下に存在するものを SAB と分ける場合もある（以下，SAB はこの狭義の SAB とする）．

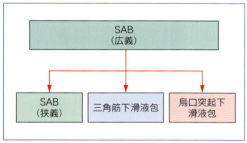

広義および狭義の SAB

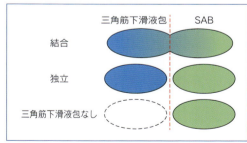

SAB と三角筋下滑液包の関係

⑤ 外上方

> 体位・穿刺位置

### 1. SAB

　患側を上にした側臥位にて，検査側の手を大腿近位外側に当て，肩関節を軽度伸展させる．肩外上方へプローブを当てる．大結節と高エコー像の棘上筋腱を描出する．SAB を観察して，その天井にある白く肥厚した滑液包周囲脂肪層（peribursal fat：PBF）を目標とする．

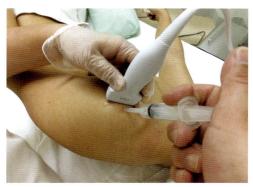

　SAB と三角筋下滑液包の関係については個人差が大きい．2 つの滑液包が結合して単房となり大結節や小結節まで覆うものが多いが，三角筋下滑液包を欠くもの，三角筋下滑液包はあるが，SAB と独立しているものもある．

### 2. 三角筋下滑液包

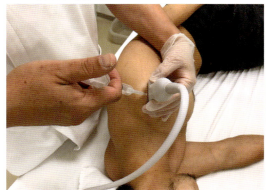
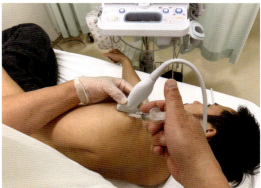

　患側を上にした側臥位にて，検査側の手を大腿近位外側に当て，肩関節を軽度伸展させる．プローブを三角筋肩峰部の長軸方向に当てて，三角筋の深層にある PBF の広がりを観察する．PBF が三角筋下にまで分布しており，かつ重積を認める場合にリリースを行う．

## エコー解剖

### 1. SAB

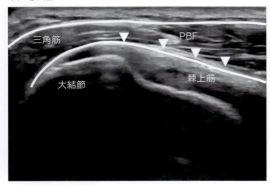

　三角筋と棘上筋腱の間に線状の高エコー像がみられる．これは SAB の天井にある PBF である．棘上筋腱は大結節の superior facet に付着する．この部位の解剖学的構造は不明な点が多いが，表層より三角筋下面→ PBF → SAB →棘上筋筋外膜の順であると考えられている．PBF は滑液包周囲脂肪層のことである（白矢印）が，PBF 自体も解剖学的に不明な点も多く，経験上，リリースにより何層にも分かれる．SAB は閉鎖腔であり，液体を注入して初めて内腔が確認される．

### 2. 三角筋下滑液包

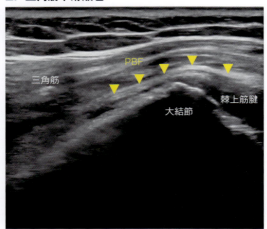

　三角筋の下にある PBF を同定する．前述の通り分布は個人差が大きい．

⑤ 外上方

**リリースの手順**

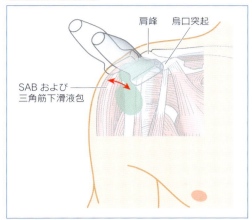

SABにプローブを当て前後に動かしながら白く厚く描出されるPBFを探す．次にプローブを遠位に移動して，同様に三角筋下滑液包のPBFの重積を描出する．滑液包とPBF，PBF/SAB表層，SAB深層と棘上筋筋外膜は一体化していて，それぞれの同定は難しいので，白く重積した部分を幅広く広範囲にリリースする．

1. SAB [WEB動画▶]

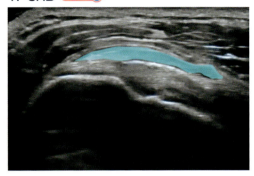

2. 三角筋下滑液包 [WEB動画▶]

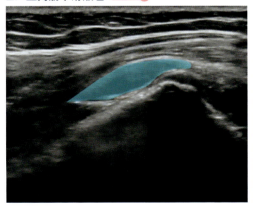

**起こり得る合併症**

・血管穿刺による出血・血腫
・穿刺部からの感染（滑液包への注射は関節内注射に準じた操作が必要）
・注射後の穿刺部痛
・遅発性筋痛
・局所麻酔薬中毒・アレルギー反応
・迷走神経反射

135

## SAB と PBF のエコー解剖

　肩峰下滑液包（subacromial bursa：SAB）の構造は，三角筋-線維層浅層-脂肪層浅層-滑膜層浅層-滑液包内腔-滑膜層深層-脂肪層深層-線維層深層-腱板となっている（**図1**）．特に三角筋と線維膜浅層は密に結合し，また線維膜深層と腱板は密に結合している特徴がある．両脂肪層ともに各組織の滑走性を担保しているが，脂肪層浅層は線維層浅層が肥厚・炎症がある場合に摩耗して消失していることが多く，脂肪層深層は若年のうちに摩耗で消失していることが多い．

　peribursal fat（PBF）（**図2**）は，エコー画像上，SAB の線維層浅層-脂肪層浅層-滑膜層浅層に相当する部位が高エコーで認識された場合に名づけられる超音波解剖用語である．つまり，fat と表現されているものの，生体解剖では脂肪層のみが滑液包を包み込んでいるのではなく，「線維層の肥厚，滑膜層の肥厚」の両者を含んだ構造をしている．両者の鑑別は，SAB 内に注射をして，滑膜増生の有無をエコー画像で判断することで行われる（**図3**）．

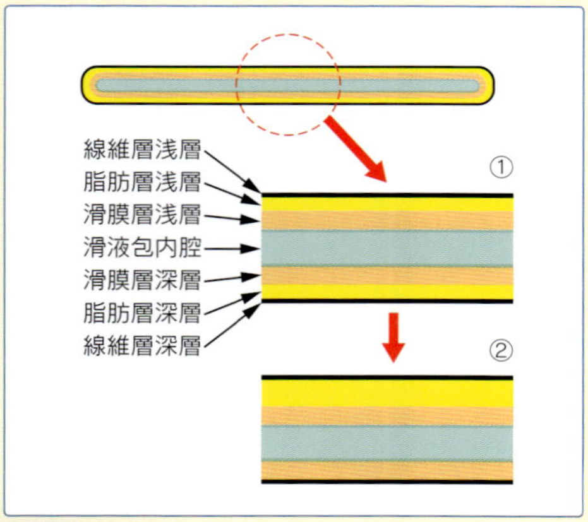

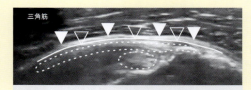

三角筋
線維層浅層（PBF ①）三角筋と密に結合
脂肪層浅層（PBF ②）
滑膜層浅層（PBF ③）
滑液包内腔
滑膜層深層
脂肪層深層
線維層深層　腱板と密に結合
腱板

**図2** PBF
▼ peribursal fat　▽肩峰下滑液包
peribursal fat の下層に肩峰下滑液包が存在する．エコー上で PBF が肥厚している場合，線維層浅層が影響（実際の肥厚，エコーでの反射などを含め）していることが多いが，脂肪層はエコーの多重反射の影響もあり消失を確認するのは困難である（エコーを斜めから入れると確認できることもある）．

**図1** SAB の構造
①滑液包のミクロ解剖，②脂肪層深層は若年のうちに消失することが多い．

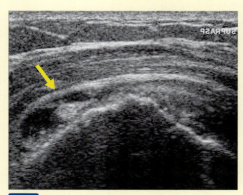

**図3** SAB 内の滑膜増生

## ⑥内上方

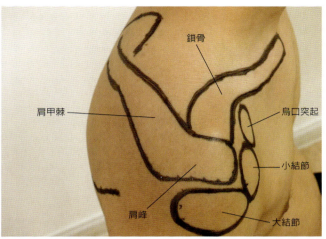

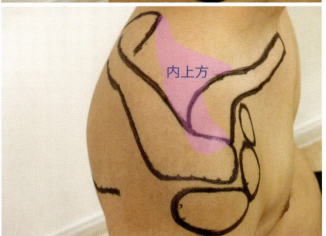

### リリース法
- 棘上筋（深層）および関節包（関節窩付着部）
- 前鋸筋上部線維，肩甲下筋起始部（上部）

## 1) 前鋸筋上部線維，肩甲下筋起始部（上部）

**■ポイント**
- 肩甲胸郭関節の可動域制限がある場合に用いる．
- 深呼吸をして肩甲骨の運動に左右差がある場合．
- 気胸を起こさないために胸膜の位置を必ず確認する．

### 解剖

前鋸筋は第1〜8（9）肋骨の外面と第1・2肋骨間の腱弓に起始し，肩甲骨の上角・内側縁・下角に停止し，肩甲骨の外転と上方回旋を担う．起始部は中・後斜角筋に連続し，停止部は肩甲挙筋，菱形筋に連続している．肩関節の可動域制限や疼痛，あるいは肩凝りに関係するのは，主に第2・3肋骨を乗り越えて第1肋骨に付着している最上部の線維（第1・2肋骨に起始し，肩甲骨上角から肩甲骨内側縁の上部に停止）である．可動域制限がある肩関節では挙上・外転の代償動作として，肩甲骨の上方回旋および斜角筋と連動した頚部の動作を担う．

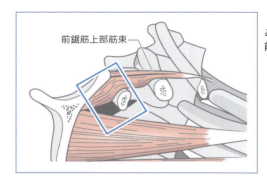

深呼吸をして呼気と吸気で肩甲骨の運動に左右差があるとき，あるいは肩関節の可動域が変化する場合に前鋸筋上部線維の治療を考える．

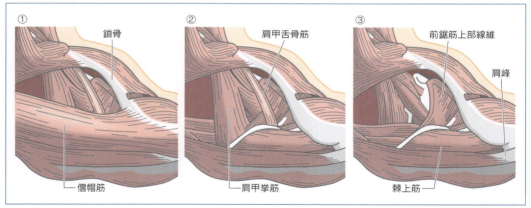

右鎖骨上窩を上から観察した図．①では広頚筋を，②ではさらに僧帽筋を，③ではさらに肩甲挙筋と肩甲舌骨筋を取り除いてある．前鋸筋の起始部は鎖骨の下に位置するのでよく見えない．

このように解剖学的構造上，起始と停止が直線でなく，強いられたカーブを描く部分には痛みや凝りなどの症状が出やすいことは臨床上よく経験される．

⑥ 内上方

### 体表解剖

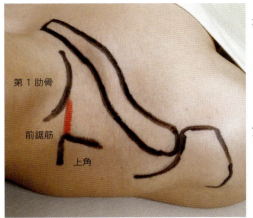

鎖骨上窩にて前鋸筋の最上部の筋束を触診できる．第1肋骨上縁に起始するが，ここは鎖骨に覆われるため触れることは困難である．停止は肩甲骨の上角であり，ここからほぼ背→腹方向に伸びる筋束を触れられる．

前鋸筋は菱形筋群と共同して肩甲骨を胸郭に引きつける働きをする．そこで患者に肩をすくめてもらうとこの部分の収縮を触知できる．あるいは頸部の同側側屈（斜角筋の収縮）を指示しても収縮を触知できる．前鋸筋が斜角筋と共同して動くためである．

### 体位・穿刺位置

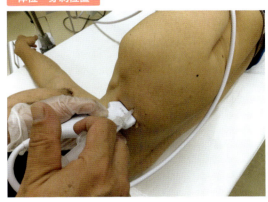

患者は患側を上にした側臥位で，術者は患者の頭側に立つ．

僧帽筋の前縁内側部付近に圧痛点があることが多い．肩甲骨の上角付近にプローブを前後方向に当てると僧帽筋の下に肩甲骨に付着する前鋸筋が観察される．

### エコー解剖

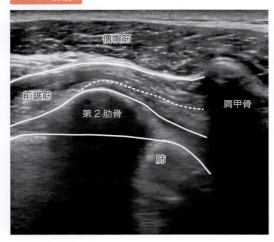

僧帽筋の下層に肩甲骨の上角〜内側縁付近に付着する前鋸筋を描出する．さらにその下層には肋骨および，肺が確認される．本画像では第2肋骨が描出されており，前鋸筋のうち第1肋骨から肩甲骨に付着する成分（上部）と，第2肋骨から肩甲骨に付着する成分（下部）が確認できる．ただし，両者は連結しており境界は不明瞭である．

### リリースの手順　WEB動画

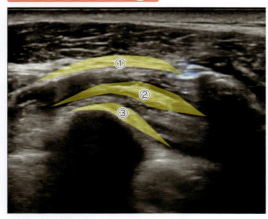

この位置からの穿刺では以下の fascia をリリースする．
① 僧帽筋と前鋸筋の間
② 上部前鋸筋のうち第1肋骨に起始する筋束と第2肋骨に起始する筋束の間
③ 前鋸筋と肋骨の間
　さらに，効果が不十分な場合は以下を追加することもある．
④ 前鋸筋の肩甲骨上縁〜内側上角部の付着部
⑤ 肋骨間の腱膜
　いずれの場合も肺を誤穿刺しないように十分に注意すること．

### 起こり得る合併症

・血管穿刺による出血・血腫
・穿刺部からの感染
・注射後の穿刺部痛
・遅発性筋痛
・局所麻酔薬中毒・アレルギー反応
・迷走神経反射
・胸腔内への誤穿刺（気胸・血胸）

## 2）棘上筋＋上方関節包（肩甲骨付着部）

■ポイント
> 可動域制限の強い凍結肩に用いる．
> 外転制限の強い場合に用いる．
> 棘上筋＋関節包のリリース（154頁）とともに施行する場合が多い．

### 解剖

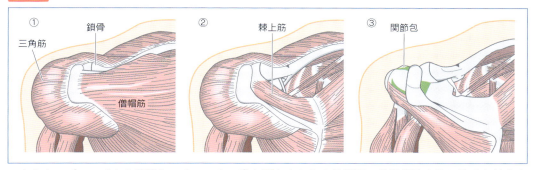

内上方アプローチから関節包へのルート．①左肩上方からの俯瞰図．②僧帽筋を取り除くと棘上窩に棘上筋が見える．③さらに棘上筋を取り除くと鎖骨と肩甲棘に挟まれた隙間の外側端付近の奥に，わずかに肩関節包が見えている．

### 体位・穿刺位置

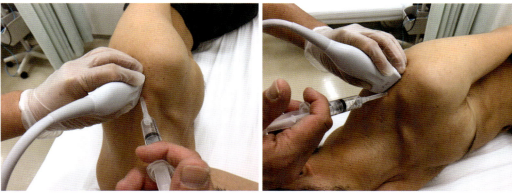

患側を上にした側臥位として，棘上筋の長軸方向にプローブを当てる．プローブの一端は肩峰上に置くと良い．
この部位では肩甲上腕関節は体表から深い部位にあり，外側にはずれて描出しづらい場合もあり，その場合は，肩峰に近い部位から針先を外側に向ける．

### エコー解剖

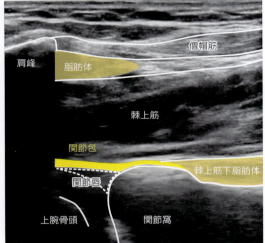

表層から僧帽筋，棘上筋があり，棘上筋の下には外側に肩甲上腕関節がみられ，内側には肩甲骨がみられる．僧帽筋と棘上筋の間，および棘上筋と肩甲骨の間には脂肪体があり，後者を棘上筋下脂肪体と呼ぶ．

治療部位となる関節包は関節窩の側面から始まり上腕骨の解剖頸に至っているが，画面の左端近くは肩峰に遮られて見えにくいことが多い．また，この画像では肩甲上腕関節が観察できるが，観察できない場合も少なくない．

### リリースの手順 WEB動画

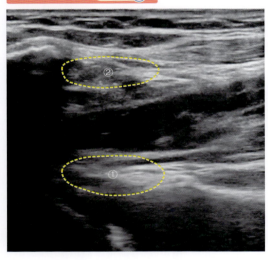

肩峰に近い部位から穿刺して関節包を狙う．この場所のリリースでは，関節包の関節窩上面付着部から関節窩近傍の関節包をリリースすることができる（①）．

ここでいう関節包のリリースは，厳密には棘上筋の下部を構成するとされる烏口上腕靱帯の深部と，関節包自体のリリースである．

その他，僧帽筋と棘上筋の癒着が強い場合に，②の部分のfasciaの重積をリリースする．

### 起こり得る合併症

- 血管穿刺による出血・血腫
- 穿刺部からの感染（関節包への注射は関節内注射に準じた操作が必要）
- 注射後の穿刺部痛
- 遅発性筋痛
- 局所麻酔薬中毒・アレルギー反応
- 迷走神経反射

## ⑦腋窩

### 1) 肩甲下筋/前鋸筋

■ ポイント
> 肩甲胸郭関節の可動性低下（肩甲骨外転・上方回旋制限）に有効である．
> 
> 適応となる動作制限は広く，関節包への治療と併用する頻度も高い．
> 
> 肩甲骨下部ではエコーが肩甲骨を透過することが多く，肩甲骨下部前面にある各組織を確認できる．

**解剖**

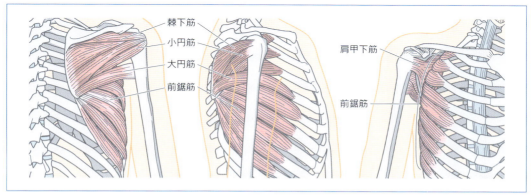

　肩甲下筋と前鋸筋は肩甲骨と肋骨の間で肩甲胸郭関節の形成に関与している．肩甲下筋は肩甲骨前面と肩甲下窩から肩甲骨前面に沿って走行し，上腕骨小結節稜に停止する．前鋸筋は肩甲骨内側縁から肩甲骨前面を走行し，第1～9肋骨外側面中央部に停止する．

　肩甲下筋/前鋸筋の治療が適応される動作制限は広く，肩関節30°以上での屈曲制限，肩関節60°以上での外転制限や，外転位での外旋制限などで頻用される．

**体位・穿刺位置**

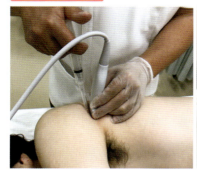 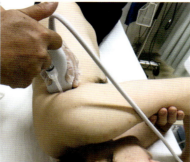

患者は患側を上にした側臥位となる．術者は患者の背側に立つ．

患側上肢は体側のやや前方に屈曲（または90°程度屈曲）し，必要があれば健側の手で患側上肢を支えてもらう．

## 3 注射の治療手技

**エコー解剖**

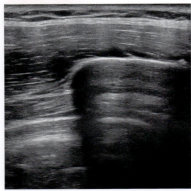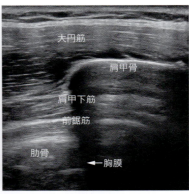

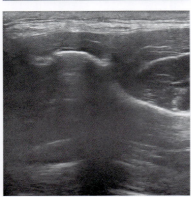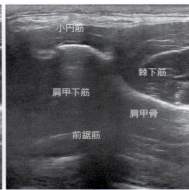

まず，肩甲骨外側下部で肩甲骨前面から肩甲骨外側へ連続する肩甲下筋・前鋸筋を同定する．また，気胸を避けるために胸膜の位置を必ず確認する．この部位で圧痛がありfasciaの重積が見られる場合，肩甲下筋/前鋸筋をリリースすることもある．深呼吸時に肩甲下筋/前鋸筋に滑走性低下を認める場合がある．

次に，プローブを肩甲下筋・前鋸筋を確認しながら肩甲骨外上方へ，関節窩下まで移動する．この部位に圧痛があることが多く，肩甲下筋/前鋸筋のリリースが有効なことが多い．

**リリースの手順** WEB動画▶

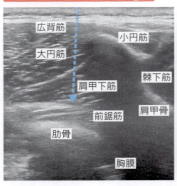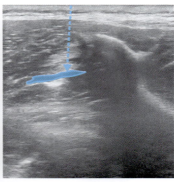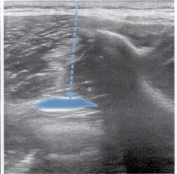

肩甲骨外側縁から，肩甲下筋/前鋸筋に刺入し，重積したfasciaに薬液を注入する．27G 38mmの針を用いる場合が多い．肺を誤穿刺しないように，深呼吸で胸膜の位置を確認するなど，細心の注意が必要である．

**起こり得る合併症**

・血管穿刺による出血・血腫
・穿刺部からの感染
・注射後の穿刺部痛
・遅発性筋痛
・局所麻酔薬中毒・アレルギー反応
・迷走神経反射
・胸腔内への誤穿刺（気胸・血胸）

## 2) 烏口腕筋/広背筋

- **ポイント**
  - 次の場合に治療を検討する：
    1) 肩関節の外転・屈曲が 90°以上 160°未満で痛みを訴える，2) 結帯動作困難，3) 肩関節の最終可動域で痛みが残る場合．
  - 筋皮神経リリースを実施する場合を除き，筋皮神経周囲の誤穿刺に注意する．

### 解剖

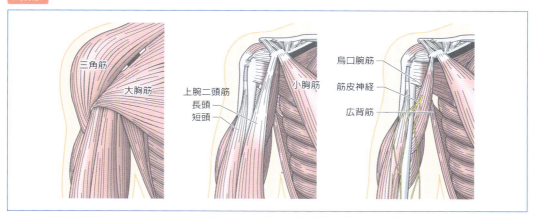

　烏口腕筋は肩甲骨の烏口突起から起始し，上腕骨中央内側縁に停止する単関節筋である．起始部では浅層に走行する上腕二頭筋短頭と癒合し共同腱となり烏口突起に付着している．烏口腕筋の筋線維内には筋皮神経が貫通し走行している．肩関節の屈曲，内転，2nd 内旋，水平屈曲などの作用があり，腱板の補助的な役割として肩関節の安定性，最終可動域までの運動にも関与する．
　広背筋は烏口腕筋と大円筋の間を走行し上腕骨の小結節稜，または結節間溝に停止する．結帯動作に関わる肩関節の伸展，内転，内旋，2nd 内旋に作用する．
　臨床的には肩関節の外転，屈曲，肩甲骨面挙上が 90°以上 160°未満で痛みがある場合に頻用される．

### 体位・穿刺位置

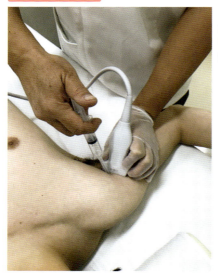

患者の可能な範囲で肩関節を外転外旋 90°とした背臥位で，大胸筋腹部線維の外縁に合わせ上腕二頭筋短頭上にプローブを当てる．上腕二頭筋短頭と並走する烏口腕筋とその深層に走行する広背筋の間の重積した fascia を描出する．

エコー解剖

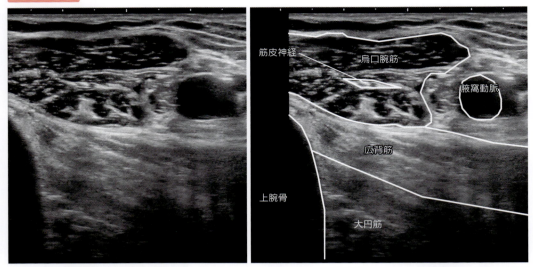

　上腕骨や腋窩動脈，筋皮神経を目印に烏口腕筋を描出する．描出後にプローブを動かすと烏口腕筋の筋線維内を走行する筋皮神経が確認できる．烏口腕筋の深層には広背筋と大円筋が上腕骨小結節稜に向かい並走している．

リリースの手順　WEB動画▶

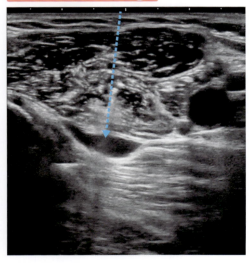

　烏口腕筋/広背筋に刺入し，重積したfasciaに薬液を注入する．例では烏口腕筋から穿刺している（図青矢印）．本手技で筋皮神経周囲や広背筋/大円筋のリリースも施行することができる．

起こり得る合併症

・血管穿刺による出血・血腫
・注射後の穿刺部痛
・遅発性筋痛
・局所麻酔薬中毒・アレルギー反応
・迷走神経反射
・神経損傷（筋皮神経）

⑧ 関節包複合体

## ⑧関節包複合体

### 1) 総論（機能解剖, 基本的評価・治療法）

■ポイント
> 腱板筋群・上腕二頭筋長頭腱（関節包内の部分）・腱板疎部・関節包を含めて「関節包複合体 articular capsule complex」と定義する.
> 可動域制限が強く aROM ＝ pROM の場合は凍結肩が疑われる.
> 凍結肩の治療には関節包複合体の治療が不可欠である.

前述（51頁）の通り我々は, 腱板筋群・上腕二頭筋長頭腱（関節包内の部分）・腱板疎部・関節包を含めて,「関節包複合体 articular capsule complex」（**表1**）という名称を提案し, 凍結肩を「肩関節周囲炎で関節包複合体に拘縮が及んだもの」と再定義した. 以下に, 1. 上腕関節包の解剖, 2. 関節包複合体の解剖, 3. 関節包複合体の機能と評価法, 4. 関節包複合体の fascia リリース, に関して述べる.

| 表1 | 関節包複合体を構成する組織 |
|---|---|

- 腱板筋群（筋内腱, 停止腱を含む）
- 上腕二頭筋長頭腱（関節包内の部分）
- 腱板疎部
- 関節包

#### 肩甲上腕関節の解剖

肩甲上腕関節は肩甲骨関節窩と上腕骨頭で構成される球関節である. 関節包を構成する組織は伸張性に富み, 人体で最大の可動性をもつ. 外層は網状のコラーゲン線維が何層も重なっており, 内層は滑膜に覆われている. 肩甲骨側では関節窩を包むように肩甲骨の頚部および関節唇とその外周から起こり, 上腕骨側では上方側は大結節および小結節に, そして下方側は解剖頚に付着する. 関節包の容積は上腕骨頭の約2倍と言われている. 全体として非常に柔らかいが, 上腕骨頭を一定の状態に保つために, 関節包が特定の肢位で緊張するようになっている.

関節包は腱板筋群（rotator cuff）によって覆われている. 腱板筋群は肩甲下筋, 棘上筋, 棘下筋, 小円筋により構成される. 棘上筋・棘下筋・小円筋の停止部は, 関節包に密

に付着している. その付着部において, 筋組織（腱組織）と関節包の間に, 肉眼所見上は明確な間隙を認めず, 組織学的所見上もその線維成分は連続しており両者の明確な分離はできない. 肩甲下筋は下方では関節包と密着しているが, 前方部は強い筋内腱性部が関節包の前を走行している. 関節包には肩甲下筋の上方および下方に, 筋がその表層を覆わない領域がある. 上方の肩甲下筋と棘上筋の間を腱板疎部と呼ぶ. 腱板疎部は表面側からは烏口上腕靱帯によって, また内部からは力学的に上腕二頭筋長頭腱によって補強されている. 下方の肩甲下筋と小円筋の間にはより広い間隙が存在するが, 後述する下関節上腕靱帯（inferior glenohumeral ligaments：IGHL）によって補強されている.

#### 関節包複合体の解剖

##### ♪1) 上前方関節包複合体

上前方関節包複合体は凍結肩の治療において最も重要な部分である. 上前方関節包複合体は, 棘上筋腱前方部分とそれに接する関節包, および腱板疎部によって構成されている.

147

# 3 注射の治療手技

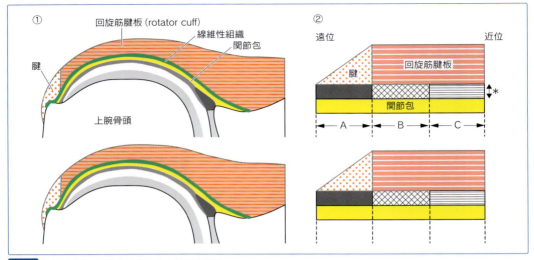

**図1** 回旋筋腱板と関節包を介在する線維性組織

① 回旋筋腱板（赤）と関節包（黄）の間には線維性組織（緑，黒矢印）の層が存在する．② 部位による回旋筋腱板と関節包の結合の強さの違い．回旋筋腱板と関節包は上腕骨への結合部位付近では緊密に結合して一体化している（A）．回旋筋腱板の筋組織遠位と関節包は緩く結合している（B）．関節窩付近では回旋筋腱板と関節包の結合はなく互いに自由に滑走する（C）（*回旋筋腱板と関節包の間にある線維性組織．単一の連続した組織ではないことに注意）．

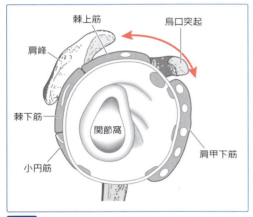

**図2** 上前方関節包複合体

上図は右肩関節矢状断像．各腱板筋の内部の円形あるいは板状の白色部は筋内腱を示す．赤の両矢印で上前方関節複合体の位置を示した．棘上筋の前方部分と腱板疎部に区分できる．

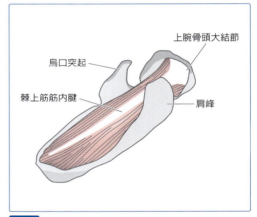

**図3** 棘上筋筋内腱

右棘上筋を上方より観察．肩峰下滑液包は取り除いてある．停止腱を灰色で示した．筋腹の中央部の厚みは約2cmある．筋腹の中央部にはひも状の停止腱があり，筋束は放射状を呈する．

### ① 棘上筋前方部

経験的に腱板筋群の治療では筋内腱を目標にすると大きな効果が得られることがわかっている．

### ② 上関節上腕靱帯（SGHL）

SGHLは関節唇の上極付近から起始し結節間溝の前縁付近に停止する．CHLは烏口突起に起始し上腕骨頭の大結節と小結節に停止する．したがってSGHLとCHLはそれぞれの起始部付近では別の組織として区別できるが，停止部付近では両者は融合し一体化するため区別はできない．概念としては，関節包の一部であるSGHLの表層にCHLが位置することになる（**図4**）が，エコー画像上では

⑧ 関節包複合体

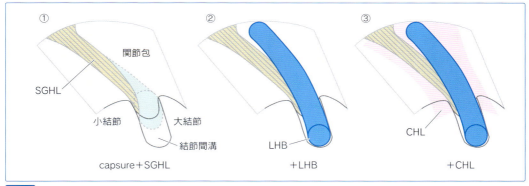

**図4** SGHL，CHL，LHB の位置関係（概念図）
左図：SGHL は関節包の肥厚部であり結節間溝の手前に停止する．
中図：SGHL は結節間溝付近で LHB を裏面および前下方から支持する．
右図：CHL は関節包，SGHL，LHB を表面側から覆って補強する．

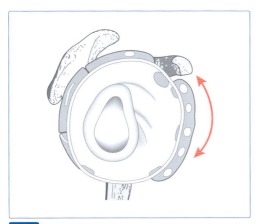

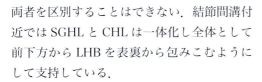

**図5** 前方関節包複合体

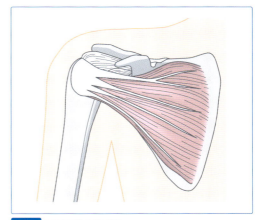

**図6** 肩甲下筋の筋内腱

両者を区別することはできない．結節間溝付近では SGHL と CHL は一体化し全体として前下方から LHB を表裏から包みこむようにして支持している．

③ **腱板疎部**

腱板疎部の構造は非常に複雑で理解しにくい．関節包，関節上腕靱帯，CHL，SAB などが複雑に入り組んでおり，概念としてはそれぞれを個別に考えられるが，エコーでも肉眼解剖学的にも明確に区分するのは困難である．凍結肩では腱板疎部の著しい肥厚と血流増加が見られる場合が多く，この部分の治療は非常に重要である．

2) **前方関節包複合体（図5）**

前方関節包複合体は上部〜中部の肩甲下筋によって覆われた部分に相当する．肩甲下筋の腱板は複数の筋内腱（図6）とそれらを繋ぐ線維性結合組織で構成される．個体差はあるが一般的に筋内腱は4〜5つ存在すると言われている．

3) **下前方関節包複合体（図7）**

下前方関節包複合体の領域は肩甲下筋下部と anterior band，さらに axillar pouch の前方部に対応する．anterior band や axillar pouch のエコーによる特異的な同定が現状では困難である．fascia リリースの目標としては，肩甲下筋の筋内腱，およびその深層に

149

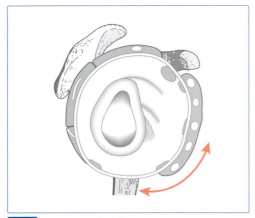

図7 下前方関節包複合体

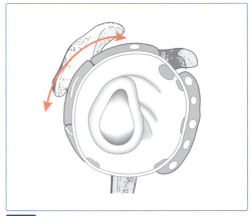

図8 上後方・後方関節包複合体

ある関節包と肩甲下筋停止部である．

### 4) 上後方関節包複合体・後方関節包複合体（図8）

これらの領域はほぼ棘下筋によって覆われる領域に相当する．棘下筋は上部，中部，下部に3領域があり，最も強靱な停止腱（図9）は大結節の前縁にかけて幅広く付着している．棘下筋の筋内腱は，関節窩に直行する背側線維束と下から上に向かって斜走する腹側線維束とが遠位で前後に重なり合って構成されている．

### 5) 下後方関節包複合体（図10）

下後方関節包複合体は棘下筋腱の下端付近と小円筋腱に覆われた部分に対応する．小円筋の筋内腱は上部線維と下部線維を隔てている（図11）．単一の細くて短い筋内腱が停止腱へ移行している．上部線維は大結節のinferior facet に下部線維は外科頚に向かって走行する．

## 関節包複合体の機能解剖と評価法

肩関節の著明な可動域制限があり，特にaROM＝pROMの場合に凍結肩を考える．凍結肩を疑ったら次に機能解剖学に基づいて関節包複合体の各領域の障害の程度を評価する．

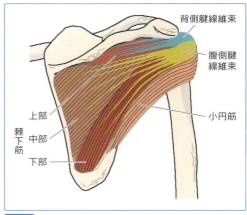

図9 棘下筋の停止腱

### 1) 関節包複合体の機能解剖

肩甲上腕関節の関節包は，上腕骨の長軸に対して約45°の角度で付着する．そのため，肩甲上腕関節を45°外転させると上下の関節包複合体が均等になり関節包複合体全体の緊張が最も均一な状態となる．この状態で肩を外旋，あるいは水平伸展すると上腕骨は前方に偏位させる力がかかるが，これを抑制するのが前方関節包複合体である．

第1肢位では関節包複合体の上部が緊張する．上方関節包複合体の張力は，上腕骨頭の支点形成力とともに，骨頭を上方から支持する．外旋（1st外旋）を加えると関節包複合体の上前方の緊張が強くなり，内旋を加える

⑧ 関節包複合体

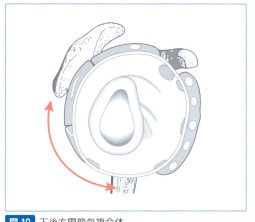

図10 下後方関節包複合体

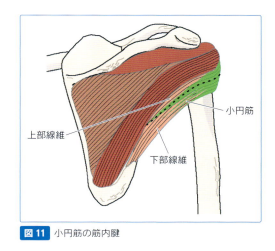

図11 小円筋の筋内腱

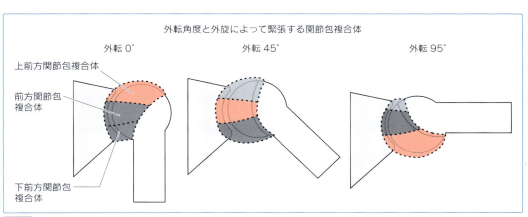

図12 外転角度と緊張するGHL
各肢位で特に強く緊張する関節包複合体の部位を示した.

と上後方関節包複合体の緊張が強くなる.

　肩関節を90°外転させると下方関節包複合体が緊張する．下方関節包複合体の張力は，上腕骨頭の支点形成力とともに，骨頭を下方から支持する．この肢位（第2肢位）で外旋・内旋時に上腕骨頭の下方偏位を抑制するために下方関節包複合体が緊張する．外旋時には下前方関節包複合体，内旋時には下後方関節包複合体が緊張する（図12）.

　肩関節を90°屈曲し，内外旋中間位を基準として内旋を加えると下後方関節包複合体が緊張し，上腕骨頭の後方偏位を制動する（図13）.

　肩関節の外転（0〜90°）は，上記外旋運動の可動範囲内の運動であるため，特に外旋運動を加えなくても前方関節包複合体が緊張する．このとき生じる前方関節包複合体の張力は，上腕骨頭の支点形成力とともに，骨頭を前方から支持する．外転初期（外転0°）では肩甲下筋腱の上部線維を中心として前方関節包が緊張するが，角度が増加すると徐々に肩甲下筋腱の中部線維（外転45°），肩甲下筋腱の下部線維（外転90°）へと緊張する部位が移る．このように関節包と肩甲下筋腱を含む関節包複合体は，肩関節運動の安定化に大きな役割を果たしている.

151

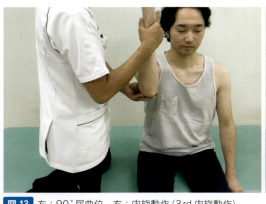 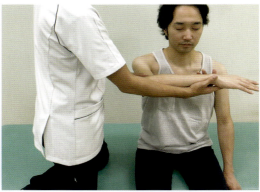

**図 13** 左:90°屈曲位,右:内旋動作(3rd 内旋動作)

**表 2** 可動域制限と目標となる関節包の領域

| 評価のための肢位 | 伸張される関節包複合体の部位 | 関節包複合体の伸張性低下を疑う基準 |
|---|---|---|
| 第 1 外旋 | 上前方 | 外旋＜45° |
| 第 1 内旋 | 上後方 | 内旋＜90° |
| 45°外転での外旋 | 前方 | 内旋＜70° |
| 45°外転での内旋 | 後方 | 内旋＜70° |
| 第 2 外旋 | 下前方 | 外旋＜50° |
| 90°屈曲で内外旋中間位からの内旋 | 下後方 | 内旋＜50°(*) |

*肩関節 90°屈曲で内外旋中間位とし(図 12 左),そこから肩関節を内旋させて 50°に達しない場合は下後方関節包複合体(posterior band 含む)の伸張性低下を疑う.

## 2) 関節包複合体の評価法

A) 第 1 肢位,肩関節 45°外転位,第 2 肢位における内外旋,および第 3 肢位における内外旋中間位からの内旋を評価する.関節包複合体各領域の伸張性低下を疑う基準を表 2 に示す.加えて,局所治療後の治療効果の適切な評価にも役立つ.

B) 各領域内のさらに具体的な治療部位を,身体診察・エコーを併用して検討していく(図 14).エコーの場合は,当該領域を詳細に観察し fascia の重積の強い部分を探していく.身体診察では,その領域に対応する肢位の操作を行い,触診で注意深く緊張の強い部分を探していく.丁寧に診察すると,負荷をかけたときに強く緊張する索状物を触知できる場合もある.さらにそこにエコーをあてると強い重積があることが多い.

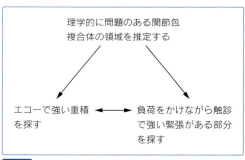

**図 14** 治療部位の検索法

### 関節包複合体の fascia リリース

上述の方法で同定した治療部位に順次治療を行っていく.しかしながら,関節包複合体の広さに対して一度に治療できる部分は狭い.SAB と CHL の治療は十分に併用される必要がある.凍結肩では全方向性の可動域制限があ

⑧ 関節包複合体

るが，基本的には最も可動域制限と痛みに対応した部位，あるいは患者が最も生活で困っている動作に対応した部位から治療を始める．可動域が改善してくると aROM < pROM となることがある．これは隠れていた周囲組織の問題が明らかになったことを意味する．結果，より詳細な発痛源評価が可能になり，それに基づいた筋・靭帯の治療も順次実施する．例えば，棘下筋深部の関節包の治療が必要な場合は，ほぼ常に棘下筋下脂肪体の治療が必要であるなど，関節包以外の軟部組織の治療の併用も重要になる．このように，関節包と周囲の筋・筋膜などの治療は並行していくことが多い．主な治療対象部位は**表3**に提示する．特に，腱板の停止部や筋内腱の治療が臨床的に重要である．

また，関節包複合体の fascia リリースに用いる主な道具を**表4**に提示する．

---

**表3** 凍結肩治療で目標とする部位

1) 腱板疎部
2) 腱板筋群（特に肩甲下筋）
3) 上腕二頭筋長頭腱周囲（結節間溝付近および関節包内部）
4) 関節包（腱板深部，筋内腱・停止腱を含む）
5) その他の fascia 重積部

---

**表4** 関節包複合体の fascia リリースに必要な道具

- イソジンなど適切な局所消毒用の医薬品
- 注射針：基本は，27G 38mm（ベベルの向きを慎重に線維方向に合わせて確実に各層構造をリリースする必要があるため，細い針の使用が望ましい．深部の治療の場合は，25G 60mm 長のカテラン針も使用することがある）．注射道具の選択に関する詳細は，「Fascia リリースの基本と臨床」（58頁）を参照
- 生理食塩水
- 局所麻酔薬（0.5％メピバカインが多い）：関節包複合体への注射は，注射治療後の痛みが強い傾向にあるため，局所麻酔薬も適宜使用する

## 2) 上前方関節包複合体（①棘上筋＋関節包）

- **ポイント**
  - ▷ 上前方関節包複合体はほとんどの場合，他の部位に比べて強く障害されている．
  - ▷ 外転制限および第1外旋制限の強い場合に用いる．
  - ▷ 癒着が強い場合は注入時に強い抵抗がある．

### 解剖

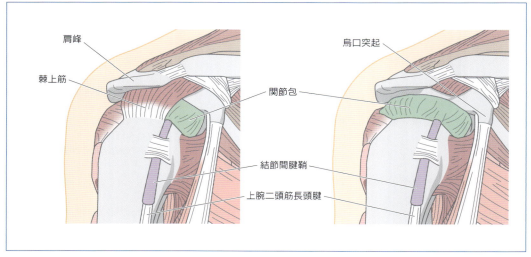

　右肩関節を斜め上方から見下ろした図．左図では僧帽筋と三角筋を取り除き，右図ではさらに棘上筋を取り除いた．
　棘上筋は，前方・上方・後方にある supraspinatus fascia（僧帽筋深部の deep fascia と解剖学的連続性あり）と下方にある棘上窩から起始する．発達した筋内腱を持ち，前部線維と後部線維の2つの羽状筋として構成される．上腕骨の大結節上部，一部は小結節上部，深部では関節包上面に停止する．棘上筋後部線維は棘下筋上部線維と停止部で共同腱を持ち，肩関節外転・外旋として作用する．棘上筋前部線維は肩関節屈曲・外旋として作用する．

### 体位・刺入方法

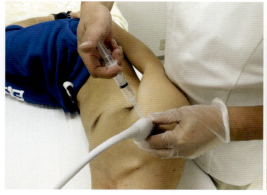 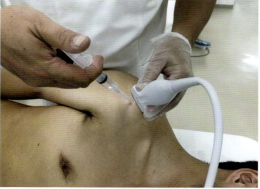

　患側を上にした側臥位にて，検査側の手を大腿近位外側に当て，肩関節を軽度伸展させる．棘上筋は主に大結節上部にある骨隆起（superior facet）に付着している．この付着部位は深部に位置するため，リリースの際には針の刺入距離が長くなるので，交差法で穿刺する．

⑧ 関節包複合体

**エコー解剖**

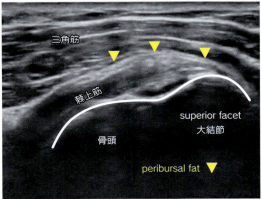

左図では，三角筋，その下の棘上筋を示している．

三角筋と棘上筋の間に線状の高エコー像（黄矢印）が見られるが，これは肩峰下滑液包の天井にある peribursal fat（PBF）である．棘上筋の深部と肩甲上腕関節の関節包を明確に区別することは困難なことが多い．

**リリースの手順** WEB動画

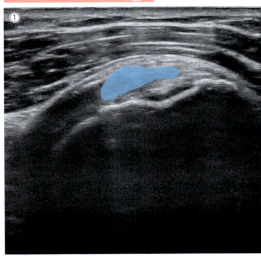
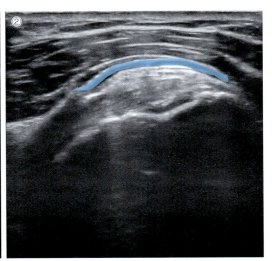

① 棘上筋の深部（＋肩甲上腕関節の関節包のリリース）
② 三角筋―PBF―SAB―棘上筋のリリース

その際，滑液包周囲脂肪層である PBF は経験上リリースにより何層にも分かれることが多いことと，SAB は閉鎖腔であり液体を注入して初めて内腔が確認されることを覚えておく．

155

## 3 注射の治療手技

## 3) 上前方関節包複合体（②腱板疎部）

■ポイント
▷ 凍結肩では腱板疎部が肥厚して血流増加がみられることが多い.
▷ 凍結肩において腱板疎部のリリースは特に有効である.
▷ 炎症が強い場合はステロイド薬の使用も考慮する.

### a. 腱板疎部の肥厚と血流増加

多くの凍結肩をエコーで観察していると，腱板疎部が肥厚して血流増加のみられる例が多いことに気づく. しかも，重症の凍結肩ほど，肥厚と血流増加が著しい傾向がある. 腱板疎部の病変は，凍結肩の主要病変部位として，今もなお世界中で議論されている.

重症の凍結肩では腱板疎部の全体にわたってこれらの所見を認めるが，その程度は結節間溝に近い部分ほど強く，そこから離れるほど軽度になるようである. これは，凍結肩発症の契機として，上腕二頭筋長頭腱の周囲の炎症の存在を我々が疑う理由にもなっている. 重症例では，炎症所見は，棘上筋や肩甲下筋の筋内腱および表裏にまで波及しているように観察されることが少なくない. それは，広義の烏口上腕靱帯 CHL および肩甲下筋の筋内腱の分布と一致したものであり，凍結肩における病的変化が fascia，特に CHL および肩甲下筋筋内腱を経由して拡大していくことを示唆するものかもしれない（詳細は，論考196頁）.

### b. 肥厚して血流増加した腱板疎部の評価と治療

腱板疎部は，炎症性病態であることが多い. そのため，ステロイドを用いた fascia リリース注射を推奨する.

① エコーによる観察（ WEB動画▶ ）

組織の肥厚と血流増大をよく観察する（**図1，2**）. 所見の強い部分を治療目標とする. 上記のごとく，結節間溝付近を最初の治療目標とすることが多い.

② 注射手技の詳細（ WEB動画▶ ）

必ずイソジンなどを用いて適切な消毒を行う. 薬液は局所麻酔薬（例：0.5％メピバカイン 5 ml）とステロイド注射液（例：デキサメタゾン注射液 1.65 mg，あるいはトリアムシノロンアセトニド 5 mg），針は 27 G 38 mm を用いる.

穿刺にあたっては大きな血管の穿刺をできるだけ避けるようにする. そのためには平行法を用いて針先を常に確認する. ゆっくり針を進めてなるべく広い範囲を丁寧に，組織をはがすようにリリースして広範囲に薬液を行き渡らせるようにする. 針を抜かずに刺入方向を変えて別の部位を治療することも，複数箇所を穿刺することもある. なるべく，広い範囲を治療するように心がける.

化膿性肩関節炎が否定できない例では使用禁忌である. なお，ステロイド注射液を用いた局所注射の適応と禁忌につき習熟した治療者のみが慎重に実施すべきである. fascia リリースにおけるステロイドの適応に関しては，「Fascia リリースの基本と臨床」（65頁）も参照.

⑧ 関節包複合体

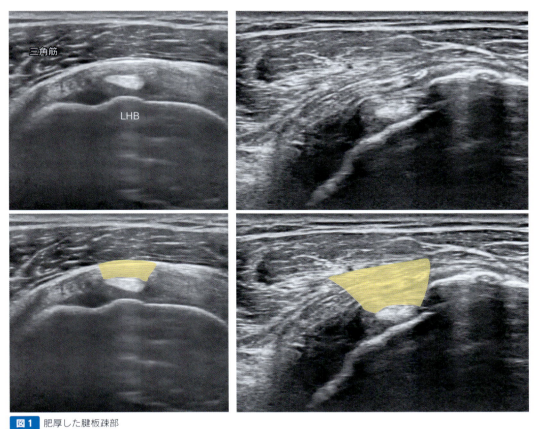

図1 肥厚した腱板疎部
左はほぼ正常な腱板疎部，右が肥厚した腱板疎部．左右とも下のエコー図に腱板疎部を黄色透明で示した．

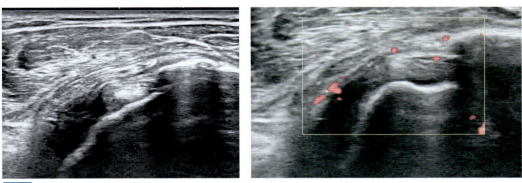

図2 肥厚して血流の増加した腱板疎部

157

## 4) 前方関節包複合体 (①上部肩甲下筋腱＋関節包)

■ ポイント
> 以下の場合の治療を考慮する．1) 肩甲上腕関節の第1肢位での外旋45°に満たない場合．2) end feel で関節包性の硬い抵抗感を感じ aROM ＝ pROM である場合．
> 関節包とともに fibriller pattern を示す肩甲下筋腱の固有線維束，およびその関節包付着部をリリースする．

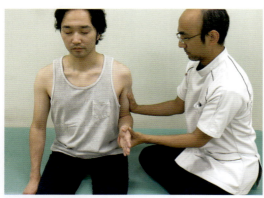
第1肢位　基本肢位

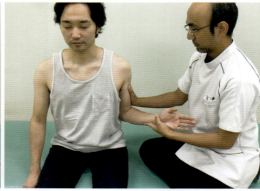
第1肢位　外旋

### 描出方法　WEB動画 ▶

まず，結節間溝部で上腕二頭筋長頭腱 (long head of biceps tendon : LHB) を短軸で描出する (**図1**)．プローブを近位へ移動後，LHB 長軸像を描出するように回旋操作する．LHB が短軸から長軸に変わる部位で，LHB の深層に見えてくる fibrillar pattern が肩甲下筋腱最上部の固有線維束である (**図2**)．描出できない場合は，プローブをわずかに内下方へ移動させるとよい．

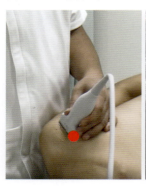
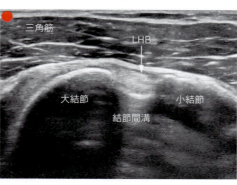

**図1** 結節間溝部での LHB 短軸像

⑧ 関節包複合体

図2　エコー解剖：LHB長軸像（黄矢印），肩甲下筋腱（矢頭），SGHL（白矢印）．

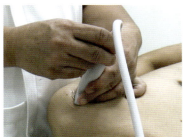
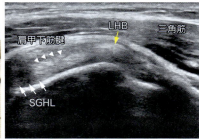

### 解剖

　上前方関節包には上関節上腕靱帯（superior glenohumeral ligament：SGHL）と呼ばれる一部厚くなった線維層が存在する．さらにその浅層には太く強靱な肩甲下筋腱の固有線維束も存在する．
　上腕骨頭停止部付近では烏口上腕靱帯（coracohumeral ligament：CHL）と上関節上腕靱帯が融合して，LHBを包み込み肩甲下筋の一部である舌部，結節間溝と向かい上腕骨横靱帯へ付着する．
　CHLはLHBの浅層を烏口突起に向かい，SGHLは深層を肩甲骨関節窩へ走行する．
　両者はLHBと並走することで上腕骨頭が過度に上方偏位しないよう抑制する機能を持つ．内転位で緊張した状態では上腕骨頭を前方・後方・下方への抑制に関与する．

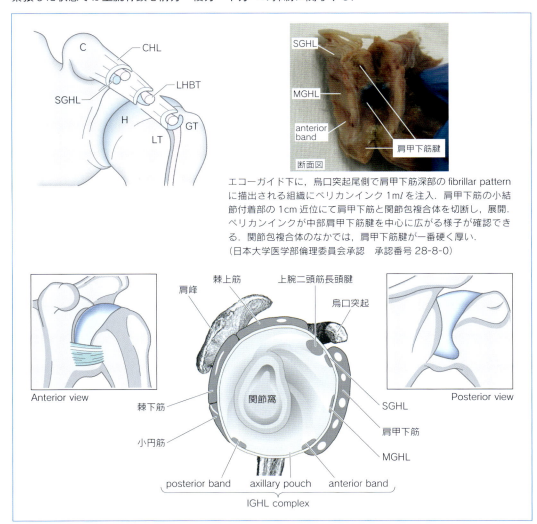

エコーガイド下に，烏口突起尾側で肩甲下筋深部のfibrillar patternに描出される組織にペリカンインク1mlを注入．肩甲下筋の小結節付着部の1cm近位にて肩甲下筋と関節包複合体を切断し，展開．ペリカンインクが中部肩甲下筋腱を中心に広がる様子が確認できる．関節包複合体のなかでは，肩甲下筋腱が一番硬く厚い．
（日本大学医学部倫理委員会承認　承認番号28-8-0）

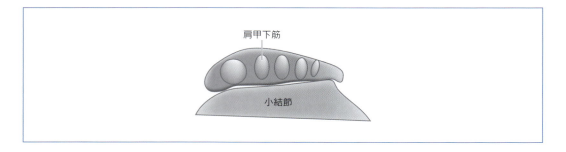

### 体位・穿刺位置

患側を上にした側臥位とする．効果的にリリースするためには可能な限り肩甲上腕関節を外旋させ，肩甲下筋腱を緊張させた状態で行う．

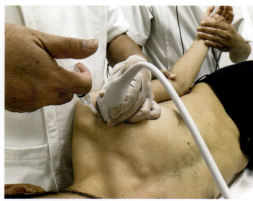
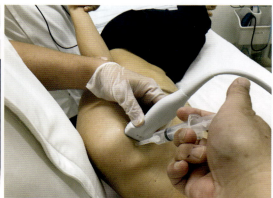

### エコー解剖

肩関節前方の上腕骨結節間溝のやや下方付近のエコー画像．表層に三角筋前部線維があり，その裏に CHL，LHB，肩甲下筋腱，SGHL の順に層になっている．LHB 前下方の深層部で fibrillar pattern を示す肩甲下筋腱の固有線維束を描出する．SGHL は一部が描出できることもあるが，困難なことも多い．その描出方法は，今後の課題である．

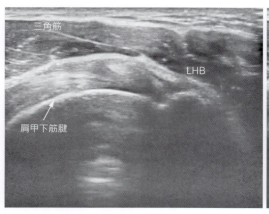
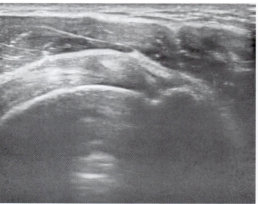

⑧ 関節包複合体

**リリースの手順** WEB動画 ▶

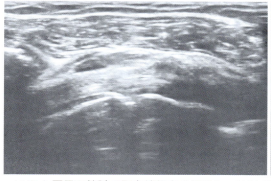 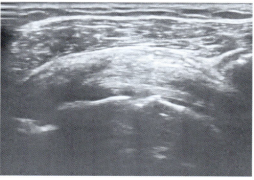

　LHBと肩甲下筋腱の固有線維束を描出し，LHBの前下方深層部にある肩甲下筋腱の fibrillar pattern を同定する．肩関節前方より三角筋前部線維へ刺入し，肩甲下筋腱の固有線維束および，その深部にある関節包をリリースする．

**起こり得る合併症**

・血管穿刺による出血・血腫
・穿刺部からの感染（関節包への注射は関節内注射に準じた操作が必要）
・注射後の穿刺部痛
・遅発性筋痛
・局所麻酔薬中毒・アレルギー反応（局所麻酔薬を使用する場合）
・迷走神経反射

## 5）前方関節包複合体（②中部肩甲下筋腱＋関節包）

■ ポイント
> 関節包とともに fibrillar pattern を示す肩甲下筋腱をリリースする．
> 肩甲上腕関節の外転 45°を開始肢位として外旋 70°に満たない場合．
> end feel で関節包性の硬い抵抗感を感じ aROM ＝ pROM である場合．
> 上前方関節包で効果が得られない場合．

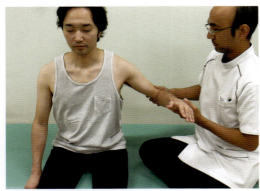
45°外転位　基本肢位

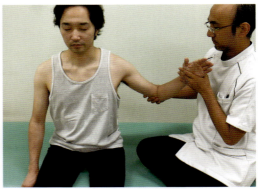
45°外転位　外旋

### 解剖

　前方関節包には中関節上腕靱帯（medial glenohumeral ligament：MGHL）と呼ばれる関節包が一部厚くなったヒダ状の線維層が存在する．さらにその浅層には太く強靱な肩甲下筋腱が存在する．
　前方関節包および MGHL は肩甲骨の関節窩上縁から走行する線維であり，肩甲下筋腱と合わさり上腕骨解剖頚前面に付着する．

### 体位・穿刺位置

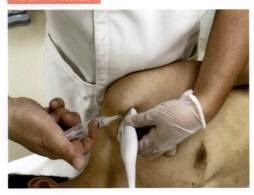

　患側を上とした側臥位で肩甲上腕関節を外旋位として術者は背側に立つ．fibrillar pattern を示す肩甲下筋腱を長軸像で描出する．

⑧ 関節包複合体

### エコー解剖

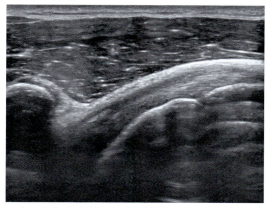
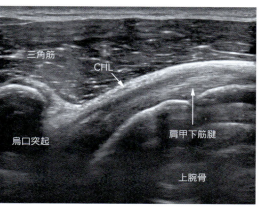

烏口突起を確認し，その外側のCHLとその深層の肩甲下筋腱を描出する．fibrillar patternを示す肩甲下筋腱がはっきり見えるようにプローブを微調整する．

### リリースの手順 WEB動画

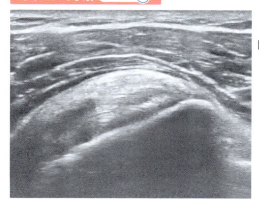

fibrillar patternを示す肩甲下筋腱を描出する．針先を進めながら，CHL/肩甲下筋腱，およびその深部の関節包もリリースする．

### 起こり得る合併症

・血管穿刺による出血・血腫
・穿刺部からの感染（関節包への注射は関節内注射に準じた操作が必要）
・注射後の穿刺部痛
・遅発性筋痛
・局所麻酔薬中毒・アレルギー反応（局所麻酔薬を使用する場合）
・迷走神経反射

## 6）下前方関節包複合体

■ポイント
- 肩甲上腕関節の 2nd 外旋での外旋 50°に満たない場合．
- 肩関節外転 60°以上挙上できない場合．
- 関節包とともに fibrillar pattern を示す肩甲下筋腱，およびその関節包付着部をリリースする．
- end feel で関節包性の硬い抵抗感を感じ aROM ＝ pROM である場合．

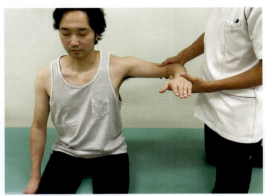

2nd　基本肢位

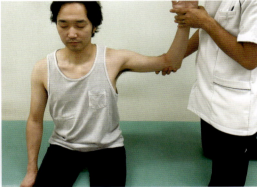

2nd　外旋

### 解剖

　下関節上腕靱帯（IGHL）は anterior band と呼ばれる一部厚くなった線維層と posterior band と呼ばれる一部厚くなった線維層，およびその間の関節包（axillary pouch）から成る．anterior band は肩甲骨の関節窩下縁から横走する線維であり，肩甲下筋腱と合わさり上腕骨解剖頸前下面に付着する．

### 体位・穿刺位置

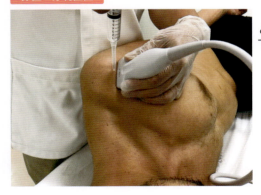

患側を上とした側臥位として肩甲上腕関節を外旋位として術者は背側に立つ．fibrillar pattern を示す肩甲下筋腱を長軸像で描出する．

⑧ 関節包複合体

> エコー解剖

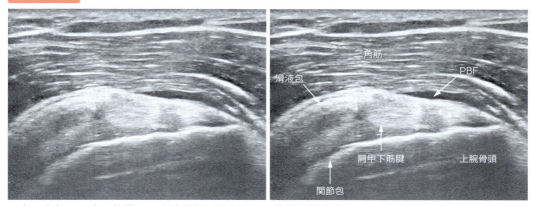

　烏口突起の下方の位置で，上腕骨頭が平坦となる位置を描出する．骨頭上部に fibrillar pattern を示す肩甲下筋腱がはっきり見えるようにプローブを微調整する．肩甲下筋の深層には，関節包が一部描出できる場合もあるが，肩甲下筋との画像上の分別は難しい．三角筋と肩甲下筋腱の間に SAB や PBF を確認できる．

> リリースの手順 WEB動画▶

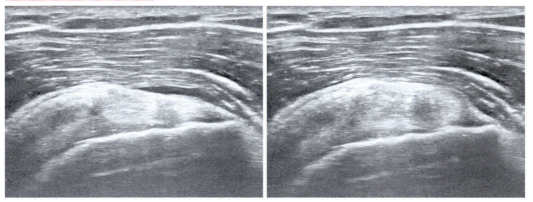

　fibrillar pattern を示す肩甲下筋腱を描出する．PBF の肥厚が認められれば，リリースを同時に行う．針先を深部に進めながら，PBF，肩甲下筋腱，およびその深部の関節包もリリースする．

> 起こり得る合併症

・血管穿刺による出血・血腫
・穿刺部からの感染（関節包への注射は関節内注射に準じた操作が必要）
・注射後の穿刺部痛
・遅発性筋痛
・局所麻酔薬中毒・アレルギー反応（局所麻酔薬を使用する場合）
・迷走神経反射

3　注射の治療手技

## ⑨神経リリースの基本的評価法

■ポイント
> nerve traction test により，腕神経叢から末梢神経の fascia を評価する．
> 2nd 外旋は，腕神経叢（特に，C7/8）〜尺骨神経も評価する．
> 3rd 内旋や外転制限では，腕神経叢（特に C5/6）〜橈骨神経も評価する（特に，肩甲上神経や橈骨神経溝）．
> 水平屈曲では，四辺形間隙（QLS）を通過する神経も考慮する．

神経＝神経線維＋fascia（**図 1**）であり，神経線維の障害は神経の機能低下による持続的な症状（感覚鈍麻，筋力低下，腱反射低下，振動覚低下）を引き起こす．神経の機能低下を伴わない痛みや異常感覚・知覚過敏の症状は，fascia の異常である場合が多いことは「解剖・動作・エコーで導く Fascia リリースの基本と臨床」でも提示した．

神経リリースは，神経線維を除いた部分の fascia の治療であり，神経線維に異常を起こしている原因の排除（神経を絞扼 entrapment している fascia 自体の治療），神経近傍の異常な fascia の治療などを含む治療手技である．これによりさまざまな症状が改善することが，治療的診断ともなる．本項では，腕神経叢から橈骨神経・正中神経・尺骨神経に至る解剖，発痛源評価のための動作分析の紹介と神経リリースの頻用されるパターン例を紹介する．

### 各神経の解剖

● **橈骨神経**：橈骨神経は C5 から T1 の神経根に由来し，上・中・下神経幹から後神経束を経由して腋窩に至る．腋窩部では上腕動静脈，正中神経，尺骨神経の背側を走行し，上腕骨の橈骨神経溝に接してらせん状に回り，上腕の遠位 1/3 付近で腕橈骨筋と上腕筋の間を通って，肘関節の外側に達し，浅枝と深枝に分かれる．浅枝は腕橈骨筋の内側面を下行し，深枝は回外筋を貫い

て多数の筋枝を出して手関節に至る．上腕から前腕の後面および第 1〜3 指橈側の皮膚知覚を支配する．

● **正中神経**：正中神経は C6 から T1 の神経根に由来し，内側神経束，外側神経束が合わさり腋窩に至る．腋窩から肘関節にかけて上腕動脈と伴走した後，円回内筋の深層と浅層の間を通過して前腕に達し，浅指屈筋と深指屈筋の間を走行して手関節掌側中央に至り，手根管を通って手掌に達する．手関節掌側，手掌および第 1〜4 指（橈側），手背では第 2〜4 指の中節・末節の皮膚知覚を支配する．

● **尺骨神経**：尺骨神経は C8，T1 の神経根に由来し，内側神経束を経由し腋窩に至る．腋窩部では正中神経，橈骨神経とともに上腕動脈と伴走し，上腕骨内側上顆の尺骨神経溝を通り，肘部管を通って前腕尺側に至る．前腕部では尺側手根屈筋の上腕頭と尺骨頭の間を走行して手関節に至り，Gyon 管部で浅枝と深枝に分かれる．手掌および手背部の尺側の皮膚知覚を支配する．

### nerve traction syndrome

腕神経叢から末梢神経は 1 本のロープのようにつながっているため，各末梢神経が特に牽引される動作を行うと，痛みの出現や増悪が起こる．海外でも nerve tension test は有名であるが，神経線維の伸張（tension）よりも神経線維以外の fascia の伸張が原因と

166

⑨ 神経リリースの基本的評価法

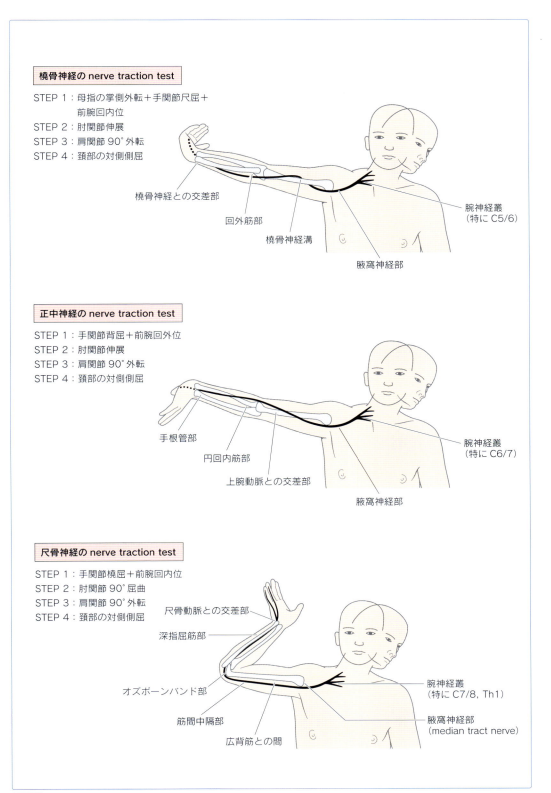

図1 橈骨神経，正中神経，尺骨神経の nerve traction test

なるため，区別するために牽引 (traction) の用語を我々は採用している．またそれに伴い，現段階で神経の牽引による一群の症候を nerve traction syndrome と仮称した（**図 1**）．

以下に各神経の nerve traction test を STEP 形式で提示する．これは，通常の発痛源検索で行う「動作の足し算・引き算」の考え方と同じである．基本肢位から始め，各 STEP で痛みやしびれの増悪があれば，神経走行に沿い触診を行うことで発痛源を同定することができる．STEP 1 は主に手関節部，STEP 2 は主に肘関節部，STEP 3 は主に肩部，STEP 4 は頚部での traction である．また，神経自体の丁寧な触診による圧痛評価も重要である．

最後に肩に関する神経リリースの治療について，経験上頻用されるパターンを 4 つ紹介する．

① 2nd 外旋動作で痛みが残る場合，頚部対側の側屈を加えて悪化すれば頚神経根リリース：特に C5 神経根と C6 神経根の間，C7 神経根と C8 神経根の間の fascia 治療が多く，圧痛とエコー画像で評価する．また，神経根リリースの場合はデルマトームも考慮する．

② 外転動作で痛みが残る場合，橈骨神経溝の圧痛を確認して，橈骨神経リリース

③ 棘上筋，棘下筋の動作で痛みが残る場合，肩甲上神経リリース

④ 水平屈曲の痛みの鑑別および治療としての quadrilateral space (QLS) における腋窩神経リリース

神経周囲リリースは，海外でも hydro-dissection の名称で，その有効性の報告が増えている．本書では，② 橈骨神経溝における橈骨神経リリース，③ 肩甲上神経リリースに関して次頁より詳述する．

なお，C7/8 神経根リリースは「Fascia リリースの基本と臨床」(100 頁) 参照，QLS のリリースは上腕三頭筋長頭腱/小円筋，四辺形間隙 (124 頁) を参照．

## 1）肩甲上神経＋肩甲上動脈

■ポイント
> 棘上筋や棘下筋の痛みが残る場合．
> 外転制限（棘上筋萎縮・筋出力低下）がある場合．

### 解剖

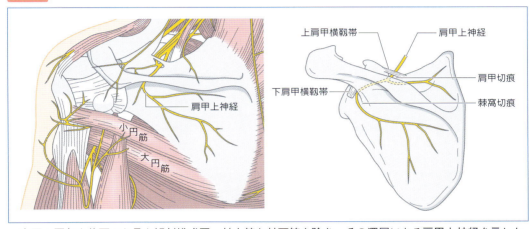

左図：肩部を後面から見た解剖模式図．棘上筋と棘下筋を除き，その深層にある肩甲上神経を示した．
右図：肩甲上神経の走行を示した．

　肩甲上神経（C5，C6）は腕神経叢の上神経幹に由来する．僧帽筋と肩甲舌骨筋の深層を走行し，上肩甲横靱帯と肩甲切痕の間を肩甲上動静脈と並走する．そして，棘上筋を支配する分枝を出した後，棘窩切痕を通りながら下行し，棘下筋に向かう．また，肩甲上腕関節へも分枝を伸ばし関節包の感覚も担っている．
　棘上窩の最深部を治療対象とすることが多いが，棘下筋下脂肪体の治療（120頁参照）と一緒に棘窩切痕部の肩甲上神経周囲のfasciaを治療することもある．

### 体位・穿刺位置

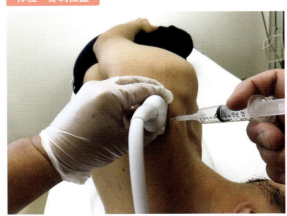

　患側を上とした側臥位で，肩甲棘に平行となるようにプローブを当て棘上窩の最深部を描出する．

### 3 注射の治療手技

**エコー解剖**

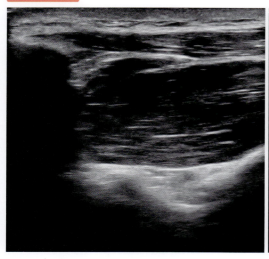
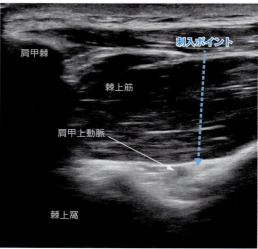

**リリースの手順** WEB動画

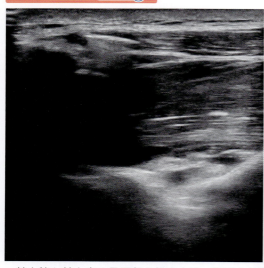
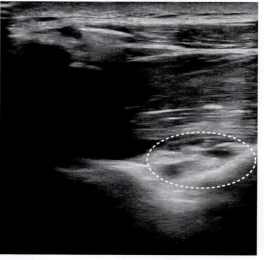

棘上筋と棘上窩の最深部を描出する．肩甲上神経は直接見えないことが多く，並走している肩甲上動脈の拍動をドプラを用いて確認する．上肩甲横靱帯および棘上筋深部の肩甲上動脈周囲の重積した fascia をリリースする．

**起こり得る合併症**

- 血管穿刺による出血・血腫（肩甲上動静脈）
- 穿刺部からの感染
- 注射後の穿刺部痛
- 神経損傷（肩甲上神経）
- 胸腔内への誤穿刺（気胸・血胸）

## ⑨ 神経リリースの基本的評価法

### 2) 橈骨神経溝

■ ポイント
> 3rd 内旋や外転時に痛みが残る場合で，橈骨神経溝の圧痛がある場合．
> いわゆる honeymooner's palsy (or Saturday night palsy) にも有効であることが多い．

**解剖**

橈骨神経は腕神経叢に由来する．腋窩から上腕背側に回り込み，ほぼ上腕骨に沿って上腕三頭筋の深部を下行しながら橈側に移動する．この時，上腕三頭筋と上腕骨の間隙を上腕深動脈と一緒に通過する．その後，上腕の遠位1/3付近で腕橈骨筋と上腕筋の間に入り，肘関節では上腕骨小頭のほぼ屈側正面の位置を通り，浅枝と深枝に分枝する．「Fascia リリース基礎と臨床」(116頁)も参照．

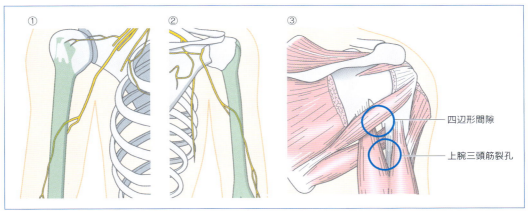

① 右上腕を前方から観察．上腕骨は透かしてある．
② 右上腕を後面から観察．橈骨神経が後方から前方へ上腕骨を越えて，回り込む．
③ 上腕三頭筋長頭と上腕骨(あるいは上腕三頭筋外側頭)と大円筋で囲まれた間隙．上腕深動脈と橈骨神経が並走して通過する．

### 橈骨神経溝の描出法 　WEB動画 ▶

　上腕骨遠位1/3付近にプローブを上腕骨に対し短軸に当て，上腕筋と腕橈骨筋の間に位置するぶどうの房状の橈骨神経を描出する．描出できたらそのまま橈骨神経を頭側へ追っていくと，上腕骨をまたぐように橈骨神経が前方から後方へ移動するのが観察できる．この部位で橈骨神経周囲にあるfasciaの重積をリリースする．

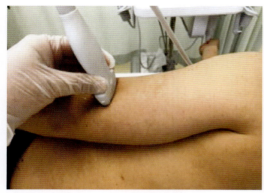
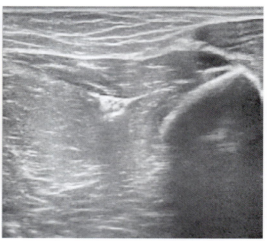

上腕骨遠位1/3付近での橈骨神経の描出

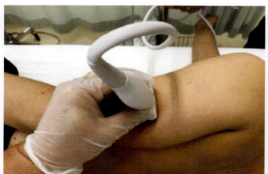
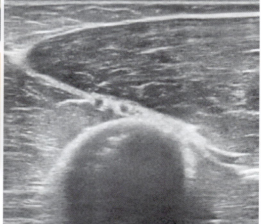

橈骨神経溝レベルでの橈骨神経の描出

⑨ 神経リリースの基本的評価法

> 体位・穿刺位置

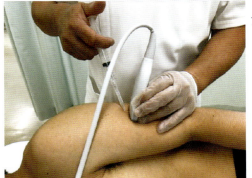

穿刺位置の外観

患側を上とした側臥位とし，術者は背側に立ち短軸方向にプローブを置き交差法で穿刺する．

> エコー解剖

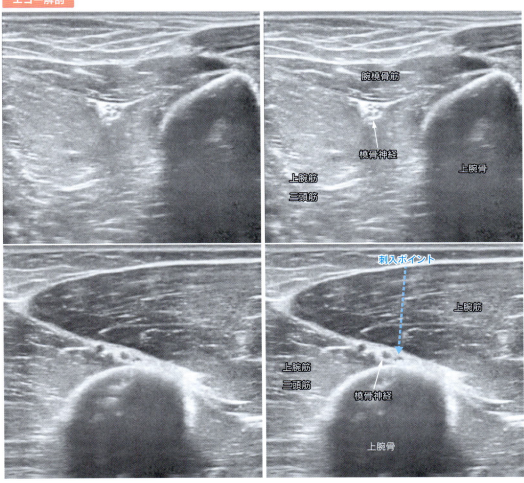

173

### 3 注射の治療手技

**リリースの手順** WEB動画 ▶

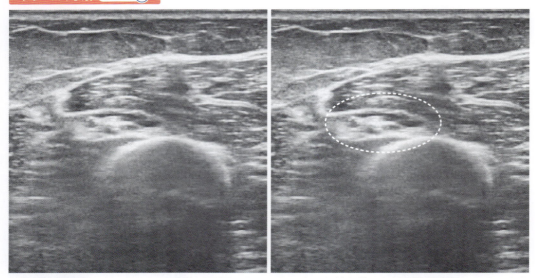

　橈骨神経周囲にある fascia の重積が目標である．ゆっくりと針を進めて橈骨神経を傷つけないように注意しながら，周囲の fascia をリリースする．なお，上腕深動脈と一緒に通過する上腕三頭筋と上腕骨の間隙でも橈骨神経リリースを実施することもある（上腕外側部痛の原因として，四辺形間隙（QLS）とも間違われやすいが，上腕深動脈をエコーで確認しながら圧痛評価で鑑別可能である）が，橈骨神経溝部での fascia リリースで，上腕三頭筋と上腕骨の間隙の圧痛も消失する場合が多い．

**起こり得る合併症**
・血管穿刺による出血・血腫
・穿刺部からの感染
・注射後の穿刺部痛
・神経損傷（橈骨神経）

# 注射以外の治療方法 4

4 注射以外の治療方法

#  注射以外の治療方法

## ①総論

■ポイント ▶ 各治療手技は，その侵襲性とリリースできる範囲と癒着程度などに応じて選択され，相補的な関係として活用される．

　異常な fascia の治療方法は多様である．注射以外の局所治療としては，鍼・灸・徒手・物理療法・体操・ストレッチなどがある．各治療手技は，その侵襲性とリリースできる範囲と癒着の程度などに応じて選択され，相補的な関係として臨床では適宜組み合わせて実施される（図1）．法的に実施できる範囲の治療方法を最大限組み合わせて，最も効果的かつ有効な局所治療のストラテジーを構築して頂きたい．

　局所治療の効果が継続しない場合，発痛源の見逃しなど治療が不十分であることも非常に多いが，セルフケアも大事になってくる．治療効果の向上，再発予防のためのセルフケアとしては，生活動作の工夫，体操・ストレッチ，認知行動療法などがある．また，薬物療法も適切に使用すれば有用である．詳細は，188頁を参照頂きたい．

　本項では，これらのうち，肩関節周囲炎に対する鍼，徒手，生活指導，薬物療法に関して，その利点・不利点を踏まえて概説する．

| 病態 | 治療方法 | 治療の特性 |
|---|---|---|
| 可動域制限　癒着の強さ<br>弱い　　　　弱い<br><br>強い　　　　強い | Grade 0：他部位（遠隔）の刺激で fascia の動きが改善できるレベル<br>Grade 1：徒手・運動療法で剥離可能なレベル<br>Grade 2：鍼（雀啄術，置鍼，electric acupuncture）で剥離可能なレベル<br>Grade 3：注射（エコー下筋膜リリース注射）で剥離可能なレベル<br>Grade 4：manipulation や鏡視下手術が必要なレベル | 侵襲度　　　　1回の治療範囲<br>（治療時の痛みの強さ）<br>少ない　　　　広い<br><br>大きい　　　　狭い |

図1　癒着の Grade 分類と治療方法の特性
癒着の強さと可動域制限・組織の伸張制限は比例傾向にある．また，癒着の程度よりその治療手段は異なる．
Grade 0：例としては，顎関節の治療による，頸部や腰部の可動域の改善などがある．いわゆる軟部組織による全身の繋がりやバランスの調整という概念である．歯を食いしばると全身の筋緊張が亢進し，逆に開口状態では重い物を持つのは大変なことが多い．
Grade 1, 2：徒手や鍼にも様々な技術があり，優しい刺激から注射に匹敵する剥離を実施できる治療家がいるのも事実である．徒手は低侵襲で広い範囲を短時間で治療可能であるが，強い癒着には対応困難である．
Grade 2, 3：エコー下で的確に治療することが可能である．
Grade 4：凍結肩 frozen shoulder や手術後の軟部組織癒着などで実施される．エコー下で鉗子や剪刀で剥離する場合もある．

## ②鍼

■ ポイント
> 適切なエコー活用により局所の炎症所見を評価する．炎症があれば鍼治療は禁忌と判断する．
> 鍼はペンシル型で細くて長いため，注射針に比べて低侵襲な治療が可能である．

近年，我々は鍼施術においてもエコーを活用している．いわゆる"肩関節周囲炎"の施術では，まずエコーで肩関節周囲をスクリーニングする．① 炎症所見の有無など鍼施術の禁忌を検討する．② 可動域評価・動作分析・圧痛とともに，エコーで筋やfascia（主に筋膜，靱帯，腱などの結合組織）の収縮性や伸張性を観察し，患者の可動域制限の原因が，どの結合組織に起因しているのかを評価する．鍼施術が適応の場合，雀啄術（鍼先を動かすことによる直接的な刺激効果）や置鍼術（鍼を局所に留めることによる局所ヒスタミン反応や末梢神経の軸索反射などを活用した局所の血流改善効果）などの技法により，fascia重積部（筋膜，靱帯，腱など）をリリースする．これらの手技を「鍼によるエコーガイド下fasciaリリース」と命名した．

鍼の先端は，注射針の先端と異なる．鍼先が丸い"えんぴつ型"であるため靱帯や腱に直接刺鍼しても組織への侵襲が少ない．そのため，何度も刺し直しすることの侵襲性は低い．結果，施術時の痛みが少なく，安全に，低侵襲で，発痛部まで鍼を到達させ，適切に施術することが可能になる．施術後は，一般的な評価に加えてエコーにて可動域の改善などを確認している．

以下に，鍼によるエコーガイド下fasciaリリースの具体例として，烏口上腕靱帯（CHL）と肩甲下筋を挙げる．

### 烏口上腕靱帯（CHL）

肩関節周囲炎あるいは凍結肩の患者で治療頻度が高い部位である．1st外旋制限の原因としてのCHLの伸張低下をエコーで確認する．CHLの烏口突起付着部近傍にエコーガイド下で刺鍼し，雀啄術を行う．CHLのfascia重積部がバラバラと解れていく様子が観察される（図1，WEB動画▶）．

### 肩甲下筋

肩甲下筋起始部は腋窩からアプローチすることが多い．深部に存在するため比較的長い鍼が必要となる．鍼には，外径0.20 mmの細さで，7.5 cmの長さのものが一般的に使用可能であり，通常の注射針が届きにくいような深部への施術も低侵襲で可能である（図2，WEB動画▶）．

今後，鍼灸師も鍼技術を可視化し，多職種連携を促すことが社会から求められている．日本超音波鍼灸協会（https://www.jau-japan.or.jp/）では，エコーを有効活用した教育プログラムを用意し，「エコー，解剖，動き，人間力，臨床力」の合言葉のもと，適切に医師や多職種と連携・共存・発展することを目指している．

4　注射以外の治療方法

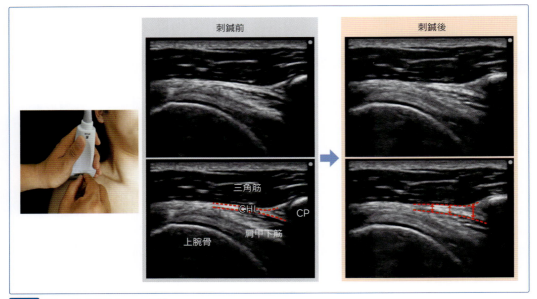

**図1** CHLの治療前後のエコー画像
CP：烏口突起

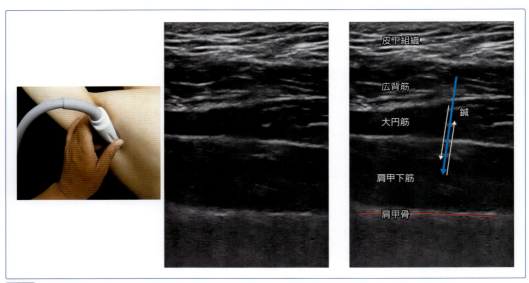

**図2** 肩甲下筋下部線維腋窩アプローチのエコー画像

③ 徒手

## ③徒手

■ ポイント ▷ 徒手治療には，直接法と間接法があり，注射よりも広い面積を一度に治療可能であるが，強い癒着部位の治療は不得手である．

▷ 局所注射の刺激が強い部位や治療範囲が広い部位では，局所注射に先行して徒手治療を実施することで治療は効率的になる．

Fasciaリリースの基本と臨床では，下記の各手技を間接法と直接法の2種類に分類（**表1**）し，その特性を提示した．直接法は，病変部位への圧迫刺激などの直接的なアプローチであり，治療者の技術によって患者への刺激強度は大きく変わる．間接法とは，筋の伸張や反射を利用したアプローチであり，一般的に患者への刺激が小さい傾向にある．実際に，どの技術を使用するかは，各治療者の得手不得手そして患者の希望で決定する．本項では，肩関節周囲炎に対する徒手療法の手技を具体的に提示する．

肩関節は，肩甲上腕関節，肩甲胸郭関節，肩鎖関節，胸鎖関節などから構成される．一般的に肩甲上腕関節の可動域制限を評価し，肩甲上腕関節の治療を行うことが多い．その理由は，患者の自覚症状の直接的原因（発痛源）は，肩甲上腕関節にあることが多いからである．しかし，肩甲上腕関節が痛みを発するには，肩甲胸郭関節の機能異常に発端があることが多い．肩甲胸郭関節の機能低下，つまり肩甲骨運動の低下が，代償的に肩甲上腕関節に負荷をかけている例は多い．

療法士は，肩甲胸郭関節を徒手で治療し，肩甲上腕関節へアプローチしやすくする環境をつくるところから始めることが多い．

肩甲胸郭関節において，前鋸筋上部線維と肩甲下筋上部線維は，徒手では治療が難渋することが多く，注射や鍼によるエコーガイド下fasciaリリースによる速やかな治療効果が期待される．

徒手によるfasciaリリースを迅速かつ確

---

**表1** 直接法と間接法で整理した徒手療法の一覧

【直接法】
- 関節モビライゼーション (joint mobilization：JM)
- AKA-博田法 (AKA-H)
- 筋膜リリース (myofascial release)
- 組織間リリース® (Inter-Structural Release：ISR)
- MYORUB®（ミオラブ）
- 振動刺激（物理療法の1つとして）

【間接法】
- ポスト・アイソメトリック・リラクゼーション (post isometric relaxation：PIR)
- マッスルエナジーテクニック (muscle energy technique：MET)
- ストレイン・カウンターストレイン (Strain & Counter Strain®：SRS)
- ポジショナルリリース (positional release)
- マッスルペインリリーフ (muscle pain relief：MPR)

---

実に行うために開発されたMYORUB®（ミオラブ）という治療器具がある．熟練者では深部のfasciaまでリリースが可能であるが，浅部は初心者でも比較的容易に行える．以下に，肩甲胸郭関節治療のピットフォールを提示するとともに，MYORUB®による治療手技を紹介する．

### 前鋸筋下部線維

肩関節の伸展，外転，2nd内旋に可動域制限や動作時痛がある場合に検討する．外転や吸気で前腋窩線レベルでの肋骨の浮き上がりが観察されることが多く，特に浮き上がる肋骨に付着する線維の治療が大事となる．

動作方向に皮下組織をズラすと可動域が改善されることで，治療適応を判断する．

# 4 注射以外の治療方法

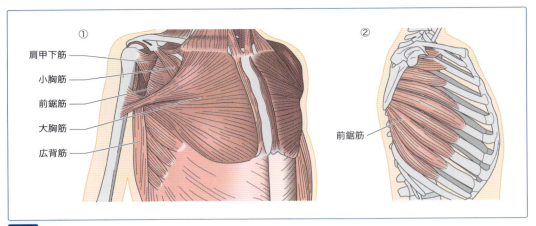

**図1** 解剖
①右前胸部を右斜め前から観察．三角筋および上腕の筋群を取り除いた．②右胸部を側面から観察．骨格と前鋸筋のみ示した．

### 機能解剖（図1）

前鋸筋は第1～8(9)肋骨の外面，第1・2肋骨間の腱弓に起始し，肩甲骨の上角，内側縁および下角に停止する．前方を大胸筋，小胸筋に，後方を肩甲下筋（肩甲骨），広背筋などに覆われるが，側面では他の筋に覆われない広い領域がある．下部線維に明確な定義はないが，ここでは腋窩からアプローチ可能な第4肋骨以下とする．肩甲胸郭関節への作用としては，主に肩甲骨の外転・上方回旋・後方傾斜に関わる．

### 治療

注射のポイントは，肩甲骨外側縁付着部（圧痛で確認）と，肋骨付着部（深吸気で最も浮き上がる肋骨付着部を確認）がある．しかし，治療部位が複数であることが多いため，徒手による治療がより手早く安全で有効である．

### 体位・MYORUB® でのリリースの手順

（WEB動画）

患側の肩甲骨背面に枕などを入れ，前鋸筋下部線維の肋骨付着部に沿って，患者の上肢を利用してリリースを行う．

**肩甲棘**

肩甲棘上での皮下組織のつまみ圧痛や皮膚ズラしなどで可動域および収縮痛の変化を見ることにより本部位への関与を分析する．

肩甲棘とは肩甲骨の背面上部1/3（第3胸椎の高さ）から外上方に伸びる骨隆起である．浅層には，肩甲骨の内転に関与する僧帽筋中部線維と肩甲骨の下制に関与する僧帽筋下部線維が主に停止する（図2-①）．深層には，内側からの菱形筋の線維と外側からの棘上筋と棘下筋の筋外膜も集まる（図2-②）．浅層と深層の間には，線維性結合組織としてのdeep fascia が層構造を形成しており，椎体と肩甲骨の運動連鎖に重要な役割があると注目されている．

### 治療

注射のポイントは，肩甲棘内側縁～内側1/3が多い．筋の付着部，deep fascia，筋外膜などの多層構造となっているため，各層を十分にリリースすることが大事である．しかし，治療部位が広いこと，注射の刺激が強い傾向にあることから，徒手治療が有効である．

### 体位・MYORUB® でのリリースの手順

手掌を上にした腹臥位で施行する．リリース部位の脱力を得るために，胸部と患側の肩関節前面にタオルを入れてから実施すると良い．

③ 徒手

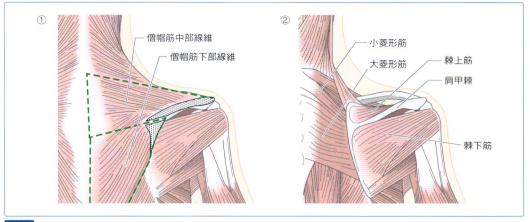

**図2** 肩甲棘付近の解剖
右背部を後方から観察．①三角筋と広背筋を取り除いた．②さらに僧帽筋を取り除いた．

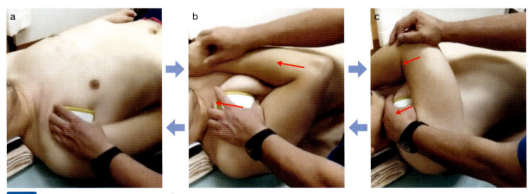

**図3** 大胸筋腹部線維への MYORUB® の使い方の例
a→b→c→b→a のサイクルで行う．
a　MYORUB® で大胸筋を保持する．
b　上肢を屈曲内転させ大胸筋を弛緩短縮させた状態で MYORUB® と上肢を一緒に頭側へ動かす．この際，身体に密着はさせるが決して強く押し付けすぎないように注意する．
c　最大可動域まで到達したら，その状態で5秒ほど停止する．

### 大胸筋

　椎体のアライメントにも影響する前胸部の筋であり，肩甲上腕関節や肩甲胸郭関節の機能低下の原因として見逃されていることが多い．大胸筋の停止部や大胸筋と小胸筋の間は注射による治療をすることが多いが，起始部や筋腹は治療対象面積が大きいため，注射や鍼のみの治療では時間がかかる．そのため，徒手治療を行うことが多いが，前胸部の手掌による治療の場合，治療者が男性で患者が女性の場合は，実施しにくい．そこで，MYORUB® を使用することで，羞恥心などの患者の治療に対する抵抗感を軽減できる（図3，WEB動画）．

### 広背筋

　肩甲上腕関節の伸展・内転に関与しているが，一般的な肩甲上腕関節や肩甲胸郭関節の治療対象として見逃されることが多い．注射・鍼治療としては大円筋との間や上腕骨停止部で行うが，起始部の面積が広く，浮遊肋骨である第9～12肋骨上の起始部は徒手の方が安全かつ早い治療が可能である．徒手圧迫による，浮遊骨の骨折リスクに注意する．

# ④生活指導

■ ポイント
> 生活指導とは，患者が日常生活で困っている具体的動作を確認し，それが無事実施できるための工夫を提供することである．
> 具体的動作を外来で再現し，その状態を詳細に分析することが重要である．
> 夜間痛を1つ例にとっても，考慮必要な病態が非常に多い．

生活指導とは，患者が日常生活で困っている具体的な動作を確認し，それが無事実施できるための工夫を提供することである．肩関節では，挙上動作，結髪動作，結帯動作が日常生活動作（ADL）に対して重要とされる．まず，患者に受診理由を質問し，日常生活や仕事への具体的な肩の影響を確認することが大事である．具体的には，挙上動作は高いところに手を伸ばす行為，結髪動作は入浴時の洗髪，ネックレスをつける行為，結帯動作はベルトを回す，ズボンを履く，上着をズボンに入れる，ブラジャーを着けるなどの行為である．工夫の例としては以下になる．高齢者への介護動作，障がい者への生活サポート動作の情報なども参考になる．

- 挙上動作：外転挙上が痛みにより難しい場合，屈曲挙上を指導する．踏み台を使う．
- 結髪動作：洗髪時は頚部前屈動作を指導する．ネックレスなどの留め具を留めるときは，頚部の前方で留めてから後方へ回す．
- 結帯動作：体幹の回旋を使った結帯動作を指導．椎体の同側回旋による結帯動作の補助．前側ホックのブラジャー．

また，ADL障害には直接影響することは少ないが，座位での机への肘付き（両腕の腕組み状態：屈曲・外転・内旋位）も動作のポイントである．肘を付く角度によって身体への作用は異なるが，腕組みの状態では肩前方組織や上方支持組織の伸張性低下が起こり，胸腰筋膜の弛緩を介した肩甲骨の外転・挙上・上方回旋により肩甲胸郭関節はストレッチされ続け，上肢帯の過剰な負荷などを起こす．これら，一連の機序は，骨盤の前傾・後傾と椎体の彎曲への影響と合わせて全身のアライメントへとつながる（column 骨盤と肩の関係（33頁）参照）．

以下に具体例として肩部の夜間痛に対する生活指導を示す．

## 肩部の夜間痛の症例学

肩部の夜間痛という主訴は「仰臥位で眠れない＝正常ではない」とも理解できる．その際，仰臥位で眠れない原因が運動器疾患とは限らない．内科疾患（例：不安定狭心症，胆石発作，慢性閉塞性肺疾患，慢性心不全），耳鼻咽喉科疾患（例：睡眠時無呼吸症候群，アレルギー性鼻炎，慢性副鼻腔炎），他領域疾患（例：顎関節症，頚椎症性神経根症）などの可能性も検討する必要がある．これらの判断には，外来診療では，患者に眠っている姿勢を再現してもらう．あるいは，眠っている姿勢を同居人に撮影してきてもらう．また，入院患者では睡眠姿勢を直接確認することで対応できる．また，患者に実際に目の前で仰臥位になってもらい，どの部位が辛くなるか，どのような症状か，を確認すると良い．肩部の夜間痛の原因が内科疾患でない場合，十分に可動域制限を確認する．可動域制限が著明であれば，肩関連の夜間痛として対応する．

④ 生活指導

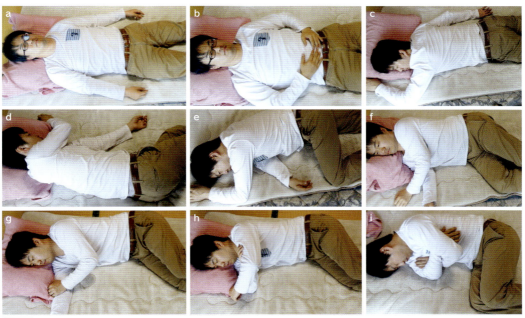

**図1** 睡眠時の姿勢と肩の関係の一例
a　仰臥位：異常なし．
b　両腕を腹部に置いた仰臥位：肩の前方組織の伸張制限，上方支持組織の癒着による内転制限．
c　患側右：0°伸展→肩前面のストレッチ動作．
d　患側右：90°屈曲軽度内旋→肩の前方組織の伸張制限，棘下筋の伸張ストレッチ動作．
　　患側左：40°屈曲→屈曲・外転制限．
e　患側右：50°屈曲，内転120°→肩の前方組織の伸張制限，棘下筋の伸張ストレッチ動作．
　　患側左：90°屈曲，内転15°＋頚部屈曲＋胸椎後彎→棘下筋・斜角筋の伸張ストレッチ．
f　患側右：80°屈曲＋上腕骨の床面への押し付け→上方支持組織への圧ストレス．
　　患側左：80°屈曲，肘屈曲，内旋→上腕二頭筋との伸張制限．
g　患側左：左手で右腕を掴むことで左肩を免荷している．
h　患側左：右手で左腕を支えて免荷している．
i　患側左：hよりも外転・屈曲制限が悪化した場合．また枕を低くして頚部屈曲し頚部前面を弛緩．

## 肩部の夜間痛の病態

　肩疾患による夜間痛の発生の原因にはさまざまな考察と報告がある[1〜3]．以下はfasciaの視点から，その病態および姿勢と肩部の夜間痛に関して考察する．

### 1．夜間痛と肩峰下圧の関係性

　癒着性関節包炎は睡眠障害に有意に影響があり，その病因として，仰臥位での夜間痛は，肩峰下圧（第2肩関節の上方支持組織内圧）が影響するとの報告がある．睡眠姿勢と肩峰下圧の関係に関しては，健常人の肩峰下圧は仰臥位よりも側臥位で優位に高いことが示された[4]．また，肩峰下圧は内旋で上昇し，外旋で低下するが，2nd内旋および3rd内旋で特に上昇する[5]．図1gのように患側上で肩を内旋させる状態が，外力も加わり最も肩峰下圧が上昇している可能性がある．烏口肩峰靱帯の切除術や肩峰下除圧術が夜間痛に有効と過去には報告されたが，そもそも肩峰下圧が上昇している原因としてのfascia・筋の治療が基本と考えている．

### 2．夜間痛と肩甲上腕関節内圧の関係

　肩甲上腕関節内圧の変化は，関節包，腱板，周囲筋群，Weitbrecht孔・Rouvière孔

183

の閉塞などの影響が挙げられるが，これまでは体位によってその形状を変化させる関節包の影響が主に調査対象とされてきた．現在では，関節内圧の変化は周囲筋群の収縮の影響が大きいと考えられている[5]ものの，肩関節内圧上昇の原因は不明なままである．

### 3. 夜間痛における血流と関節内圧の関係

側臥位による患側肩の圧排が有意に局所の血流低下を引き起こすかは不明である（187頁参照）．患側下の側臥位で痛みが出る理由として，患側の圧迫による局所の血流低下と関節内圧上昇などが示唆されてきた．夜間痛と局所の血流を調査した2014年の研究では，夜間痛を有する腱板断裂患者において前上腕回旋動脈上行枝の収縮期血流速度の"増加"が痛みと相関していたが，夜間痛がない腱板断裂患者の血流増加と痛みの相関関係は認めなかった[6]．（肩に限定されない）局所の病態であれば，局所酸素飽和度の低下と局所の痛み閾値の相関関係がマウスの実験で報告されている[7]が，今後のさらなる研究結果が待たれるところである．

### 4. 夜間痛と異常血管の完成

異常血管（造影X線写真における"もやもや血管"）と疼痛の関係，さらには肩関節周囲炎に対する異常血管の治療効果も報告されている[8]．また，慢性夜間痛に対する異常血管の塞栓術の有効性も報告された[9]．しかしfasciaおよび血流と肩関節周囲炎との関係は十分には解明されていない．

### 5. 夜間痛とMPS・fasciaの関係

肩部の夜間痛は，同一姿勢持続により徐々に増悪してくる症状と，寝返り動作により誘発される伸張痛の2種類がある．前者は，肩峰下圧の上昇なども関与しているであろうが，伸張性が低下した筋やfasciaへの持続的伸張刺激による伸張痛とも解釈できる．また，寝返り動作を同一姿勢が続けられなくなった時の逃避行動としての意味と解釈すれ

ば，ある姿勢からある姿勢へ寝返りした理由と，寝返りの具体的方法を検討することが可能となる．次項ではこの視点の詳細を述べる．

### 6. 夜間痛と心理的要因の関係

睡眠時の姿勢に関しては，側臥位の方向（患側下，健側下）によらず，有意な因子としては，睡眠中の寝返りの頻度とパートナーに背を向けているかどうかが重要との報告[2]もあり，その病態は複雑さが推察されている．

### 夜間痛と肩関節可動域

夜間痛を訴える患者は，肩甲上腕関節の可動域制限が著しい傾向にある．具体的には，烏口上腕靱帯（CHL）や肩甲下筋などの前方組織の伸張制限や癒着，棘下筋や棘下筋下脂肪体などの後方組織の伸張制限とobligate translation（骨頭上前方偏位）による前方組織と上方支持組織の短縮，関節包自体の伸張制限などがある．伸展制限（10°未満），1st外旋制限（10°未満）程度まで悪化すると，夜間痛が出やすい傾向にある[10]．また経験上，伸展制限（15°未満），1st外旋制限（15°未満）で一般的な寝返り動作が制限される．

### 1. 肩前面と上方支持組織の癒着の評価

夜間痛が自覚される以前から，軽度の上方支持組織の癒着が生じている例は多いと推察している．上方支持組織と肩前面の伸張性評価は，仰臥位時に患側の肩が床面に着かないことで判断する（図2）．この状態は，肩前方および上方支持組織の伸張性低下を意味する．また，肘関節伸展は上腕二頭筋の伸張により肩前方の緊張を増加させるため，肘屈曲・肩内旋をとるようになる．これは睡眠姿勢によって作られるものではなく，多くの場合は日中の姿勢（例：肘を付く姿勢，いわゆる猫背，荷物を肘にかける持ち方，パソコン作業姿勢）に起因している．日中の身体へのストレスを睡眠で解消したいところであるが，

④ 生活指導

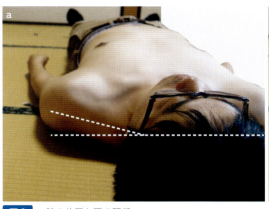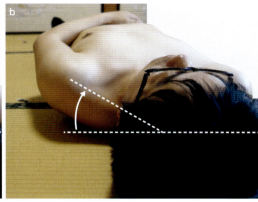

図2　腕の位置と肩の関係
a　正常．仰臥位で肩後面が床面に着く．
b　異常．仰臥位で患側の肩が床面に着かない．患側上肢を支えるために，掌を腹部に置いた姿勢を取るようになる．

仰臥位で肩が床面より浮くということは，仰臥位では肩周囲の脱力が十分にできないことになる．しかし，軽度の上方支持組織と肩前面の癒着は，自然に代償されることが多いため，睡眠障害を引き起こさず，患者にも自覚されにくい．具体的には，患側の腕を腹部に置く（図2b：肩屈曲・内旋，肘屈曲），側臥位で寝るなどである．

### 2. 上方支持組織の癒着から始まる睡眠姿勢の変化と特徴

上方支持組織の癒着増悪に従い，患側下の側臥位，健側下の側臥位，枕の調整など患者は意識的あるいは無意識的に工夫して眠るようになる．上方支持組織・肩前面の癒着から始まる臨床的に高頻度で観察される流れを図3に提示する．具体的には，仰臥位ができなくなった時点で，側臥位をとることが多い．患側の肩が上の側臥位で水平内転動作制限が出てくるようになると，抱き枕を抱える姿勢を好むようになる．

次に，さまざまな睡眠姿勢と各軟部組織との関係（主に肩関節）を図1に提示する．図1eのような状態（90°屈曲，内転15°＋頚部屈曲＋胸椎後彎強化）が続くと，広背筋・大円筋の伸張，および肩前方組織の短縮

による肩甲上腕関節の可動性低下，さらに肩甲骨と胸郭の間の運動低下による肩甲胸郭関節の可動性低下を引き起こす．このように，眠る姿勢によって合併してくる筋膜性疼痛症候群（myofascial pain syndrome：MPS）のパターンがある．夜間痛を生じさせるのは伸張性が低下したfasciaへの持続的あるいは間欠的伸張刺激による伸張痛が多いと考察しているが，その場合の睡眠姿勢（仰臥位と側臥位）と枕と頚部・肩の関係を整理した（表1）．

### 夜間痛への対応方法

夜間痛にも種類や程度がある．痛みはあるが睡眠障害の自覚はない場合も，明け方の肩こり症や疲労感としての症状が出る．痛みで夜間覚醒する場合は，睡眠の姿勢からの寝返り（伸張痛）による痛みであることが多い．痛みで入眠困難の場合は，患者自身もさまざまな工夫をしていることが多いが，局所治療に加えて，内服薬（ベンゾジアゼピンなどの睡眠薬よりも芍薬甘草湯などの筋弛緩薬を優先する：詳細は薬物療法（188頁）参照）や寝具などの睡眠環境をサポートすることで患者

185

| 癒着 | 体勢 | 肩関節の特徴 | 寝具の変化 | 肩以外の影響 |
|---|---|---|---|---|
| 軽度 | 仰臥位 | 仰臥位で肩が床より浮く | 柔らかい敷布団や肩枕を好む傾向．これらの使用により肩が床につくようになるため | 頚部前面・患側側面の持続的短縮：MPS |
| | 患側下の側臥位 | 患側の肩が浮いた状態は前方組織の過剰な伸張刺激による痛みを起こすため，患側下側臥位方向へ体位変換（30°程度まで）する | 高い枕で頚部屈曲＋患側への側屈で患側の弛緩をはかるようになる | いびき・睡眠時無呼吸症候群の悪化．噛み締めが増えるため顎関節症の合併 |
| | 患側下の側臥位 | 30°を超えたあたりから，上腕骨頭が上方内転方向に床から圧排されて押し込まれるため，上方支持組織の圧が上昇し，痛みを生じる | 頚部屈曲と胸椎後彎（姿勢を丸くして，エビのような姿勢）．腹筋・大胸筋の弛緩も利用するようになる | 噛み締めが悪化し，歯ぎしりが始まる患者が増える．顎関節の緊張のため，肩部の筋緊張も亢進する |
| | 患側上の側臥位 | 患側の上方支持組織への圧が軽減されるが，患側が内転位の維持により，肩後面組織（棘下筋など）の伸張性の痛みを起こす | 低い枕を好むようになる傾向．短縮した斜角筋をストレッチする姿勢 | 斜角筋のMPSの合併 |
| | 腹臥位 | 患者によっては腹臥位になる．肩前方組織の軽度伸展ストレッチ＋肩後方組織の弛緩．この程度の肩前方伸展刺激でも痛みが出るようになると，眠れる体勢候補がなくなってくる | うつ伏せ用枕でなければ，頚部は患側回旋を好むようになる．肩前面と斜角筋の弛緩 | 肩甲舌骨筋・後頭下筋などの頚部後面の筋群のMPS合併が増える |
| 重度 | 患側上の側臥位 | 痛みで眠れない状態となる | 抱き枕などを利用し，肩内転しないように工夫する | 不眠による全身の交感神経緊張による悪影響 |

**図3** 肩部の夜間痛
上方支持組織の癒着程度と睡眠時姿勢の関係の一例．MPS：筋膜性疼痛症候群

**表1** 睡眠時の姿勢と頚部・肩の関係の一例

- 仰臥位：枕が高い→後頚部の伸張痛
- 仰臥位：枕が低い→前頚部の伸張痛
- 側臥位：患側下→肩後面の伸張痛
- 側臥位：健側下→肩前面の伸張痛
- 腹臥位：頚部の向き

のADLが向上する．また，肩部の症状が頚部からの関連痛であることもあるように，肩こり症（neck stiffness/neck discomfort）の場合は，睡眠時無呼吸症候群の有無も影響するが，むしろ側臥位で症状が楽になる傾向がある．

## 夜間痛の今後の治療

凍結肩 frozen shoulder の病態概念，無症候性と有症候性の腱板断裂の差などの考察を含め，近年 fascia をキーワードに病態の再構築を検討（詳細192頁参照）しており，夜間痛も病態の再構築，治療体系の変化が見られる可能性が高い．夜間痛に対して非常に効果的とされる関節包自体の離断術（授動術 manipulation）も fascia を加えた視点で整理されていく可能性がある．上述の考察と報告に加え，一般的に認知されているような環境因子の影響も踏まえて，今後の成り行きを注意深く見ていただきたい．

④ 生活指導

文献

1) Zenian J：Sleep position and shoulder pain. Medical Hypotheses 74：639-643, 2010
2) Kempf B, et al：Association between the side of unilateral shoulder pain and preferred sleeping position：a cross-sectional study of 83 danish patients. J Manipulative Physiol Ther 35：407-412, 2012
3) Mulligan EP, et al：Sleep quality and nocturnal pain in patients with shoulder disorders. J Shoulder Elbow Surg 24：1452-1457, 2015
4) Werner CML, et al：Subacromial pressures vary with simulated sleep positions. J Shoulder Elbow Surg 19：989-993, 2010
5) 信原克哉：肩 その機能と臨床，第4版，医学書院，東京，2012
6) Terabayashi N, et al：Increased blood flow in the anterior humeral circumflex artery correlates with night pain in patients with rotator cuff tear. J Orthop Sci 19：744-749, 2014
7) So K, et al：Hypoxia-induced sensitisation of TRPA1 in painful dysesthesia evoked by transient hindlimb ischemia/reperfusion in mice. Sci Rep 6：23261, 2016
8) Okuno Y, et al：Short-term results of transcatheter arterial embolization for abnormal neovessels in patients with adhesive capsulitis：a pilot study. J Shoulder Elbow Surg 23：e199-e206, 2014
9) 奥野祐次：慢性的な肩関節の夜間痛に対する経動脈的微小血管塞栓療法の有効性．PAIN RESEARCH 29：233-241, 2014
10) 赤羽根良和：肩関節拘縮の評価と運動療法，林典雄監修，運動と医学の出版社，神奈川，2013

## column

# 局所血流

　局所の血流には「動脈，細動脈，毛細血管，細静脈，静脈」の血管内の血液量および流速の「増加，分布異常，シャント，低下」が関係しており，外からの圧迫で容易に局所の血流が途絶することはない．例えば，静脈は側副血行路が豊富なため寝返りが全くない状態でも布団・ベッドが柔らかければ，静脈うっ滞性虚血（例：褥瘡）の発生は考えにくく，睡眠の姿勢（安静時）で肩の前上方部分が全周性に持続的に圧排されるとは考えにくいため，動脈性虚血も考えにくい（心臓の冠動脈や頚動脈や下肢血管の研究からも90％以上の高度狭窄であっても安静時の血流量は低下しない）．

## ⑤薬物療法

■ポイント
▶ 薬物療法は，局所治療が十分にできない場合，あるいは痛みが強く患者の ADL が損なわれている場合に，処方期間などの明確な目的のもとで処方する．
▶ 局所の炎症所見を認めた場合，あるいは日中の overuse が避けられない場合には，抗炎症作用として（痛み止めではなく）NSAIDs を活用する．
▶ 安易に，ベンゾジアゼピン系内服薬などの抗不安薬を使用しない．

痛みの薬物療法に関して，「THE 整形内科」（南山堂）の薬物療法の項目も参照頂きたい．ここでは，肩疾患に限定した薬物療法の工夫の一部を紹介する．原因となっている肩の病態（例：炎症の有無，感染の有無，二次的な炎症への危惧）と心理的反応の程度（例：不眠，不安）によって薬剤を使い分ける．基本的に，トラマドール/アセトアミノフェン（トラムセット®），ベンゾジアゼピン系薬，抗うつ薬，プレガバリン（リリカ®）などの抗てんかん薬は使用しない．使用する場合でも，炎症のコントロールや MPS の治療と並列することを前提に，依存性や副作用に注意して可能な限り短期間の使用に留めることが望ましい．

### 炎症急性期の所見（発赤・熱感・腫脹など）を認める場合

リウマチ性疾患が除外されていれば，抗炎症作用を期待した薬物療法を考慮する．局所注射にステロイドを使用し，内服で非ステロイド性抗炎症薬（NSAIDs）やステロイド，漢方薬を使用する．NSAIDs は，局所の抗炎症作用として使用するのが原則であり，患者の自覚症状に応じた使用は行わないことが大事である．つまり，診察・エコー上で血流や組織の浮腫を確認しながら NSAIDs を一定期間処方することを推薦する．なお，ステロイドに関しては，局所注射と内服でその有効性に差がないという報告もある．糖尿病がなく，局所注射に自信がない時（特に，結晶誘発性関節炎の場合）は，内服薬を考慮する．

例1：セレコキシブ（セレコックス®）100 mg 1 日 2 回，ロキソプロフェン（ロキソニン®）などの半減期が短い薬物の頓用は控える．

例2：プレドニゾロン（プレドニン®）0.5mg/kg 1 日 1 回 朝 5 日間 飲みきり終了（ステロイドは不眠の原因となるため朝 1 回の投与が原則である）

一方，副作用への懸念（NSAIDs：腎障害，消化管障害，心血管障害，造血障害など，ステロイド：高血糖，うつ状態悪化，不眠，感染症悪化，骨粗鬆症，血栓症など）から使用できない場合もある．その時は，炎症の自然消退を期待した局所安静や，廃用予防を十分に意識した局所安静や生活動作指導を行いながら，以下の内服薬を考慮する．

例3：アセトアミノフェン（カロナール®）400～1,000 mg 頓用

例4：トラマドール/アセトアミノフェン（トラムセット®）1 錠 頓用

### 炎症急性期の所見＋感染を疑う場合

念のための抗菌薬を処方してはならない．関節穿刺培養後にしかるべき抗菌薬とドレナージ・洗浄などの治療が必要であるため，治療可能な医師へ紹介する．

### 炎症急性期の所見がない場合

当然，抗炎症作用を期待した薬剤は使用しない．例外としては，患者の生活・仕事での

overuse が避けられない場合がある．生活指導ができない場合には，overuse による二次的な炎症を予防するために，生活・仕事時間に応じた半減期の NSAIDs を使用する場合もある．

（ア）肩前面（肩甲下筋・烏口上腕靱帯など）の MPS
　1）二朮湯　2.5g　1日2回
　2）二朮湯　2.5g　＋附子　0.5〜1.5g　1日2回
　3）二朮湯＋半夏厚朴湯
（イ）肩後面（棘下筋など）や頚部の MPS
　1）葛根湯＋附子　例：葛根加朮附湯
　2）桂枝加朮附湯
　3）桂枝加朮附湯＋桂枝加苓朮附湯
（ウ）肩甲胸郭関節障害＋椎体周囲の MPS
　1）桂枝加朮附湯
　2）桂枝加朮附湯＋桂枝茯苓丸

### 負荷の強い動作（仕事）が予想される場合

遅発性筋痛症および炎症を予防目的とした内服薬は，各薬剤の半減期と最高血中濃度に到達するための時間を考慮して処方する．

（ア）長時間の仕事：メロキシカム（モービック®）　5mg　1錠　作業1時間前．最高血中濃度まで約7時間，半減期　約28時間
（イ）中時間の仕事：セレコキシブ（セレコックス®）　100mg　1錠　作業30分前．最高血中濃度まで約2時間，半減期　約7時間
（ウ）短時間の仕事：ロキソプロフェン（ロキソニン®）　60mg　1錠　作業15分前に服用．最高血中濃度まで約45分，半減期　約1時間

### 睡眠障害がある場合

原則生活指導から行う．中枢神経作用薬は安易に使用しない．また，NSAIDs などの抗炎症作用の薬剤の眠前投与は就寝中の交感神経緊張を悪化させ，熟眠感の低下・心血管への負荷を与えるため積極的に使用しない．夜間痛への不安が非常に強い時の睡眠導入障害に関しては，半減期が短く筋弛緩作用もあるジアゼパム（セルシン®）などを考慮する．エチゾラム（デパス®）は筋弛緩作用も抗不安作用も強力であるが，極めて強い身体依存性と離脱症状があるため原則，使用しない．睡眠障害の原因となっている肩の病態と心理的反応の程度によって薬剤を使い分ける．

**例1：筋弛緩効果目的**
　1）チザニジン（テルネリン®）　1mg
　2）桂枝加朮附湯　2.5g　眠前
　3）芍薬甘草湯　2.5g　眠前
　4）芍薬甘草湯＋附子　眠前

**例2：筋弛緩効果＋痛みへの不安による睡眠導入障害**
　1）抑肝散　2.5mg　＋芍薬甘草湯　2.5mg　±附子　眠前
　2）ジアゼパム（セルシン®）　2mg　眠前

**例3：明け方の痛みによる不安と中途覚醒**
　1）抑肝散加陳皮半夏　2.5g　眠前
　2）クロナゼパム（リボトリール®）　0.25mg　眠前
　3）プレガバリン（リリカ®）　25mg　眠前

**例4：寝返りによる痛み（MPS）がメイン**
　1）二朮湯2.5g　＋附子0.5〜1.5g　眠前
　2）アセトアミノフェン（カロナール®）　400〜1,000mg　眠前
　3）トラマドール/アセトアミノフェン（トラムセット®）　1錠　眠前

**例5：寝返りが激しく炎症増悪を疑う時**
　1）メロキシカム（モービック®）　5mg　1錠　眠前

# ［論考］
## fascia からみた
## 肩関節周囲炎の病態と治療

# 5

# 5 ［論考］
# fascia からみた肩関節周囲炎の病態と治療

## ①肩関節の可動域制限をきたす病態・治療方法

**■ポイント** ▶ 凍結肩 frozen shoulder の病態概念は十分に解明されていない．五十肩という江戸時代から続く症状名や肩関節周囲炎という病態概念が混同されている．一方，解剖・エコーの発展により，筋膜性疼痛症候群（MPS）や fascia の痛みの診断・治療技術が近年著しく向上している．今回，我々は肩関節の可動域制限（拘縮肩）という病態を，「外傷あるいは日常動作・姿勢に起因した 1 箇所の炎症あるいは不動・廃用（disuse）により局所病変（線維化・伸張性低下）が生じる．局所病変周囲の結合組織の代償動作を含む誤使用（maluse/misuse）に伴う "使い過ぎ（overuse）" と "disuse" の総和として，病変が解剖学的連続性かつ多巣的に波及していく病態」と再整理した診断と治療方法を提示した．また，拘縮肩の病歴を急性発症と緩徐発症に分類した．炎症病態への局所のステロイド注射と，fascia の癒着による非炎症病態への fascia リリース治療（徒手，鍼，注射，鏡視下手術）の関係性を体系づけた．この議論に真の解答を求めるとすれば可動域制限を伴う肩痛の患者相当数を早期から観察して，初期の炎症の有無，発症と進行の時間経過，発痛部位，可動域制限のタイプなどを調べて集計してみるしかない．この課題解決に向けた研究が進行することを期待したい．

## はじめに

"肩が上がらない・動かない" という症状からどんな病気を考えるだろうか？ 五十肩，凍結肩，肩関節周囲炎だろうか．これらはすべて，英語の frozen shoulder の日本語訳（整形外科用語集，第 8 版）である．その定義は以下とされる．

- 凍結肩 frozen shoulder：進行する関節包の肥厚・短縮を主病態とした肩関節疾患．腱板断裂・上腕二頭筋断裂・石灰化性腱板炎など明らかな疾患がない．

- 肩関節周囲炎 scapulohumeral periarthritis：肩関節（肩甲上腕関節）を構成する軟部組織（筋，腱，靱帯など）の炎症を主病態とした肩関節疾患．
- 五十肩：江戸時代から使用されてきた俗語であり，中高年に発症した "肩痛" が一般的に "五十肩" と表現される．

五十肩は江戸時代からの名残である症状名，凍結肩は肩が凍結した状態，肩関節周囲炎は肩関節を構成する軟部組織の "炎症" という病態名であり，決してイコールとは言えない．そもそも，肩関節の可動域制限＝frozen shoulder と十把一絡げで理解されていること

① 肩関節の可動域制限をきたす病態・治療方法

も多い．しかし，その原因は，MPS，腱板炎，腱板断裂，上腕二頭筋長頭腱炎，凍結肩など多岐にわたる（195頁参照）．凍結肩ではないが，上腕二頭筋長頭腱炎と拘縮肩に対する授動術（52頁参照：マニピュレーション）は手術室で整形外科医によりしばしば実施されている．本項では，現在の凍結肩の概念を再整理し，"肩関節の可動域制限"という観点からの病態と治療法を提案する．

### 現在の分類で用いられる凍結肩の病態

frozen shoulder の拘縮悪化の危険因子としては，糖尿病，甲状腺機能低下症，副甲状腺機能亢進症，パーキンソン病，局所の不動などが知られている．しかし，その病態は十分に解明されていないため，症状を基礎とした分類（**図1**）が一般的であり，日本語の凍結肩（癒着性肩関節炎）などに関する用語と対応していないことが，理解を難しくさせている．従来の日本語と英語の関係性は**図1**であるが，ICD-11（国際疾病分類の第11回改訂版）では癒着性肩関節炎の中に，凍結肩と肩関節周囲炎が位置する（**表1**）．両者の言葉の定義は一致していない．依然として，「周囲」の定義もない．そのため，凍結肩という原因不明の病態用語ではなく，上腕二頭筋長頭腱炎や腱板断裂なども含めた「肩関節拘縮（拘縮肩）」を引き起こす"症状"という観点に基づいた病態の再整理を提案する．

### "肩が上がらない・動かない"の3つの原因

肩関節の可動域に制限がある状態（以下，拘縮肩）の病態を考察していく前に，肩が痛い・動かないといった症状自体の症候学を簡単にまとめておく（**表2**）．以下のうち，1.と2.の症状＝"拘縮肩"ではない．これらの症状のうち，"拘縮肩"と適切に診断するためには，痛みの有無と関節可動域の評価（自

| | frozen shoulder | | |
|---|---|---|---|
| 国際標準 | freezing stage 肩の痛みと動きが悪化 2～9ヵ月 | frozen stage 肩の痛みが極端に制限され激しく痛む 4～12ヵ月 | thawing stage 肩の痛みや動きが改善していく段階 1ヵ月以上 |
| 日本 | 凍結肩（癒着性肩関節炎） | | |
| | 肩関節周囲炎 | | |

**図1** 日本と国際標準の用語の意味の違い

**表1** ICD-11（国際疾病分類の第11回改訂版）からみる日本語・英語名称の関係性と病態の主座

| 英語名称 | 日本語名称 | 病態の主座 |
|---|---|---|
| adhesive capsulitis of shoulder | 癒着性肩関節炎 | 関節包およびその周囲組織 |
| frozen shoulder | なし | 関節包 |
| primary frozen shoulder | 凍結肩 | 関節包 |
| secondary frozen shoulder | 原疾患で表記（例：腱板断裂後の拘縮肩） | 関節包 |
| scapulohumeral periarthritis | 肩関節周囲炎 | 関節周囲組織 |

**表2** 症状による可動域制限の特徴

| | aROM | pROM |
|---|---|---|
| 1. 痛みで動かない | 低下 | 低下 最終可動域で痛みあり |
| 2. 痛くはないが動かない | 低下 | 低下 最終可動域でも痛みなし |
| 3. 動かし方がわからない | 低下 | 正常 |

動関節可動域 active range of motion：aROM，他動関節可動域 passive range of motion：pROM）を踏まえた類似病態の除外が必要である．

### 1. 痛みで動かない

国際疼痛学会では，"痛み＝組織の実質ないし潜在的な障害と関連した，あるいはこのような障害と関連して述べられる不快な感覚

的・情動的体験"と定義している．つまり，痛みには感覚的要素と情動的要素の2つがある．"痛みで動かない"とは，痛覚過敏部位の疼痛閾値を超える刺激が，肩の挙上動作によって引き起こされることを意味する．運動器疼痛の観点から見れば，"痛み＝局所の疼痛閾値を超える刺激が入力され，神経を介した脳の知覚および体験"と言えるだろう．損傷（fasciaの異常，局所の炎症など）の大きさと症状は比例する．炎症やfasciaの異常により過敏となった局所性病変の疼痛閾値よりも，肩の挙上動作自体の刺激が大きい場合に痛みを感じうる．さらに，軟部組織が強く癒着している状態で，筋群の収縮時あるいは伸張時に過剰な刺激が入力される．fasciaの異常の原因は十分に解明されていないが，使いすぎ（以下overuse），不動・廃用（以下disuse），誤用・代償動作（以下maluse），局所の炎症性瘢痕などが考えられる．また，痛みへの恐怖感などの心理状態は，軽微な末梢の痛み信号を脳に体験させ，"肩を上げられなくなっている"という思念を患者に与えている可能性を考慮する必要がある．

## 2．痛くはないが動かない

局所の疼痛閾値を超える刺激が入力されない状態である．筋の収縮は保持されているが，関節包や靱帯の炎症後の線維化のため動かない場合が多い（凍結肩のfrozen stageに相当）．また，腱板断裂や上腕二頭筋長頭腱断裂など，物理的に力が入らない場合もある．その他の鑑別としては以下が挙げられる．

- 脳・脊髄・末梢神経レベルの神経障害による"麻痺"：本物の神経障害は症状の変動がない．MPSなどfasciaの異常でも筋力低下は生じるが，日内変動など症状に変動があるのが特徴である．
- 痛みへの恐怖感で力を入れようとしていない場合：麻痺と混同しないことが大事である．
- 神経疾患による痙縮（痙性：spasticity）や固縮（強剛：rigidity）：動かしにくいだけで関節可動域制限はない．MPSの合併など二次的に痛みが生じている場合も少なくない（column 右頁）．

## 3．動かし方がわからない

上記1．，2．の期間が長かった場合，正しい動かし方を忘れてしまっている場合も多い．

---

### column

# 凍結肩の海外事情の1コマ

米国整形外科学会（American Academy of Orthopaedic Surgeons：AAOS）では，凍結肩は大きな関心事ではない傾向にあるらしい．米国では，肩痛の初期診療は"家庭医 Family physician"が対応し，カイロプラクティックや代替療法で加療されている患者が多い．一方，整形外科医はあくまで"外科医 Surgeon"であり，紹介されてきた患者を手術することが主な仕事であるため，肩が痛い患者を現場で診療することが稀という現状がある．なお，肩の領域の先進国は，整形外科の生みの親であるNicolas Andry（仏，1658〜1742）の国であるフランスとも言われている（職場の運動器予防の活動"産業リハビリテーション分野"が盛んなのもフランスである）．

また，脳卒中による脳の運動プログラムが障害されている場合もある．この場合，pROMは正常のため，動きの指導のリハビリテーションが中心となる．

以上の1.～3.の観点から，拘縮肩を正確に診断することが第一歩である．

## 拘縮肩を引き起こす原因

拘縮肩を起こす原因としては，"痛み"と"軟部組織の伸張性低下"がある．痛みによる運動制限の原因としては，いわゆる血流増加や血管拡張などの時期である炎症の急性期（第1期）（例：腱板炎，上腕二頭筋長頭腱炎，肩峰下滑液包炎，烏口上腕靱帯炎）あるいはMPSなどのfasciaの異常の影響を考える．軟部組織の伸張性低下の原因としては，肉芽形成・線維化の時期である炎症の消退期（第3期），あるいはfasciaの異常による結合組織の伸張性低下の影響を考える．

拘縮肩にはさまざまな原因があるが，**表3**のような分類を提案する．いずれにしても，適切にpROMを評価することが第一歩であることは変わらない．

拘縮肩のほとんどの原因は，② 軟部組織による可動域制限である[2)]．キーワードは炎

---

**表3** 拘縮肩の原因

**拘縮肩（肩関節の拘縮）の原因**
① 変形性関節症（OA）による骨性可動域制限
② 軟部組織による可動域制限．overuse・disuse・maluse・炎症とMPSが相互に関与し進展する

---

症とfasciaの理解である．次項では，今一度"炎症"の病態と定義を確認していく．

## 炎症とは何か？（図2）[3)]

- 炎症 inflammation：生体組織に何らかの有害な刺激を起こす物質（起炎物質）が作用したときに生体が示す局所の反応であり，生体防御反応の一過程である．臨床上は"症候"と病理学上の変化を示す"病理学用語"の2つの側面がある．
- 炎症の5徴：炎症の4徴（発赤 rubor・熱感 calor・腫脹 tumor・疼痛 dolor）＋機能障害 dysfunction

病理では，炎症とは第1期である急性期（血管透過性の亢進する過程）→第2期（白血球が主体を演ずる時期）→第3期である消退期（組織の再生修復期）の全過程と定義される．一方，臨床的には，"炎症"＝炎症の4徴という症候，および血流増加・浮腫という

---

### column

# 痙縮，固縮，拘縮の差異

- 痙縮：速度依存性があり，ある関節を他動的に早く動かしたときに抵抗が強く，ゆっくり動かせば抵抗の弱くなる状態．
- 固縮：速度依存性がなく，早く動かそうとゆっくり動かそうと抵抗は変わらない（例：鉛管様固縮 lead pipe rigidity）．抵抗が間歇的にゆるむこともあり歯車様

(cog-wheel)と称されることもあるが，この時も他動運動速度で抵抗の大きさが変わるわけではない．
- 拘縮：関節可動域が狭まっている状態．痙縮，固縮それ自体で関節可動域が縮まることはなく，関節可動域制限があるときは必ず拘縮がある．

## 5 [論考] fascia からみた肩関節周囲炎の病態と治療

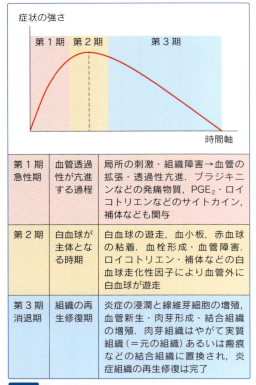

図2 炎症の過程

炎症の急性期をイメージされることが多い．そのため，炎症の議論をする際に，いわゆる炎症の急性期を想像する人と，炎症の急性期（第1期）から消退期（第3期）までを想像している人がいるため，議論が咬み合わないことが多い．

炎症の4徴に機能障害 dysfunction が加えられて，炎症の5徴となった理由は，炎症の消退期である第3期もまた臨床上重要であり，線維化が組織機能に悪影響を及ぼしていることを明記する必要があったためとされる．例えば，慢性甲状腺炎による線維化は甲状腺機能を低下させる．胸膜の線維化は肺の拡張能を低下させる．関節構成結合組織の線維化は関節可動域制限を起こす，などである．

つまり，病理学上の炎症と臨床上の炎症のイメージを対応させ，炎症の議論を進めていく時は，臨床的な炎症を4徴ではなく5徴として理解することが大事なのである．

### 筋および筋膜における炎症

上記の考えを基礎に，筋および筋膜の病態を考えてみる．

筋の機能（収縮，伸張，筋緊張の調整など）が障害された時は，伸張性の筋力の低下・筋緊張の調整力の低下が生じる．筋膜の機能（パッケージング，保護，姿勢，血管や神経の通路，痛みセンサー）が障害された時は，筋膜間の滑走性の低下・筋膜の柔軟性低下，水分量やpHの不安定化，姿勢・アライメントの悪化，圧上昇による血流低下，fasciaの異常による痛みなどが生じうると考察される．

従来の遅発性筋痛症（delayed onset muscle soreness：DOMS）の研究では，筋細胞には炎症細胞がない"浮腫"であると報告されてきたが，2015年に運動による疲労筋の筋膜に白血球がIL-1などの刺激により集積していること，つまり筋膜にも"炎症（第1期→第2期→第3期）"が生じている可能性が示唆された[4]．

### 拘縮肩としての病態生理

前述のように，拘縮肩を起こす原因としては，"痛み"と"軟部組織の伸張性低下"があり，その病態解釈を進めるためには，炎症とfascia（Fasciaリリースの基本と臨床（9頁）参照）の理解が必要となる．それでは，以下に表4の病態を具体的に解説していく．

診察およびエコーでpROMの最終可動域で骨同士が当たっていること，およびX線やCTでの骨棘などの変形性関節症（osteoarthritis：OA）変化を確認することで診断できるOAによる骨性可動域制限（表4-①）以外は，以下のような病態を提案する．

外傷あるいは日常動作・姿勢に起因した

### 表4 拘縮肩（肩関節の拘縮）の原因

① 変形性関節症（OA）による骨性可動域制限
② 軟部組織による可動域制限．overuse・disuse・maluse・炎症が相互に関与し進展する．解剖学的特徴の視点から以下の3つに分類する
　A）MPS（肩甲下筋→上腕二頭筋長頭腱）から始まる
　B）腱板損傷・腱板炎から始まる
　　例：烏口上腕靱帯複合体（CHL complex），腱板の浅層，肩峰下滑液包，石灰化性腱板炎
　C）関節包自体から始まる
　　例：CHL complexの深部，上腕関節靱帯（GHL），リウマチなど内因性

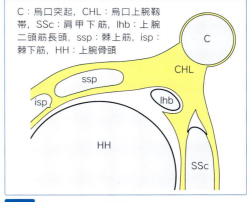

**図3** CHL complexの解剖イラスト

1箇所の炎症あるいはdisuseにより局所病変（線維化・伸張性低下）が生じる．局所病変周囲の結合組織の"maluse/misuse"を伴う"overuse"と"disuse"の総和として，病変が解剖学的連続性かつ多巣的に波及していく病態である．

つまり，解剖学的にどの部位から炎症やdisuseが始まるのかが病態理解には重要と考えられる．では，どこから始まるのであろうか？ 従来，Weitbrecht孔あるいはRouvière孔（肩甲上腕関節包内と肩甲下滑液包の交通路）の閉鎖や，烏口上腕靱帯（coracohumeral ligament：CHL）の炎症から凍結肩が始まるという議論がされていた．しかし，現在は両者とも否定的であり，"何らかの原因による"関節包自体の炎症（freezing）→線維化（frozen）→線維成分の柔軟化（thawing）と理解されている．前述のように，リウマチなどの内因性疾患，OAの骨棘，偽痛風などの結晶誘発性などは，関節包の内部から炎症が始まる．一方，腱板炎などに起因する一般的な凍結肩の患者では，関節上腕靱帯（glenohumeral ligament：GHL）などの関節包の外層から炎症が始まることが多いと認識されている．つまり，凍結肩の炎症・線維化の発症部位は，発症原因により異なるといえる．この視点から，我々は，CHLの拡張された概念であるCHL複合体（CHL complex）（図3）

の一部の炎症（腱板炎，上腕二頭筋長頭腱炎など）から始まり，周囲組織へ炎症→線維化を反復することで線維化部分が拡大していく過程を推察している．一方，overuseや自己免疫疾患などによる慢性炎症が生じていると，全身のサイトカインの放出が増えるので，傷害されていない部位でも同じことが起こる．また，炎症が解剖学的連続性のみならず，さまざまな部位で多発してくる．

なお，disuseの筋は正常に比較して，筋線維が減少し，筋膜など結合組織が増加する現象が報告されている．一方，overuseでは，付着部炎が象徴するように筋の一部が炎症・肥厚することが推察される．以上から，両者をエコーで判別できる可能性も期待されている．

これまで，筋・腱・靱帯・関節包のどこから拘縮は始まるか？ あるいは，筋・腱・靱帯・関節包のどれが拘縮の原因か？ という議論がされてきた．しかし，筋・腱・靱帯・関節包をすべてfascia（線維性結合組織の総称）として連続性のある構造体と考えれば，拘縮肩の議論は「どのfasciaの異常から始まったか？」と，その論議を変えることになる．そして，肩甲上腕関節のように骨頭と関節窩で構成される関節包内のスペースspaceと肩峰下滑液包などの滑液包brusaは，運動時のクッションとして機能している．

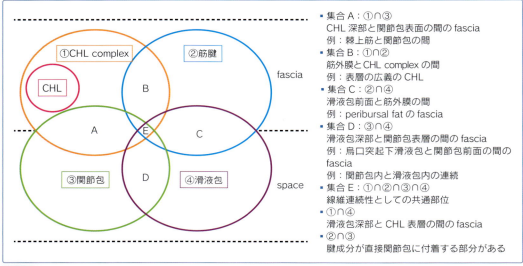

図4 fasciaとspaceで整理した肩の解剖

obligate translation の例など，結合組織の異常が関節腔のスペースおよび関節の軸を偏位させるように，両者は深い関係性にある．そのため，我々は肩関節を fascia と space（関節包＋滑液包）でその病態を整理した（**図4**）．この概念により，本書で示した fascia リリース注射のアプローチ部位の整理が進んでいる．

### 典型的な拘縮肩の病態① MPS から始まる（図5）

軽症の拘縮肩の原因は，MPS のみに起因することも少なくない．肩関節動作に関係する筋群（棘上筋・棘下筋・肩甲下筋など腱板筋群だけでなく，大胸筋・小胸筋・上腕二頭筋・上腕三頭筋・前鋸筋なども含む）のうち1つあるいは複数の筋に MPS が生じる．MPS 罹患筋の代償のために，他の筋群が MPS となる．各筋群の伸張性が低下した結果，深部の CHL などの靱帯群の disuse や overuse による筋群の付着部炎を引き起こす．痛みのため，安静による disuse と代償動作による maluse と overuse を反復し，炎症と廃用が進展し，拘縮肩が悪化していく．

以下に頻度の高い具体例を挙げる．

### 1. 肩甲下筋 MPS →上腕二頭筋長頭腱から始まる（図6）

最も典型的な例は，肩甲下筋 MPS →上腕二頭筋長頭腱→結節間溝周囲の炎症→関節包靱帯・関節包という流れだろう．腱板断裂がない患者が拘縮肩（多くの"いわゆる"凍結肩 frozen shoulder）へ進展する典型的な病態の理解のためには，上腕二頭筋長頭腱（long head of the biceps：LHB）の存在が重要と考えている．結節間溝の近位側（LHB lesion といわれる関節包内への入り口の部位）が力学的にも損傷を受けやすい．また，結節間溝周囲の解剖は，筋膜・関節包が密に結合している部位（例：肩甲下筋深層の停止部は大結節に，肩甲下筋浅層は横上腕靱帯となり小結節に付着．棘上筋・棘下筋の停止部も近くに付着．腱板疎部という強固な fascia を含む異所性脂肪体の存在．CHL complex や GHL も解剖学的に連続）である．特に結節間溝内は関節包内と連続している．また，LHB →結節間溝を構成する結合組織（CHL complex）→ GHL（LHB との関係性からは特に SGHL）という順番で連続している．この

① 肩関節の可動域制限をきたす病態・治療方法

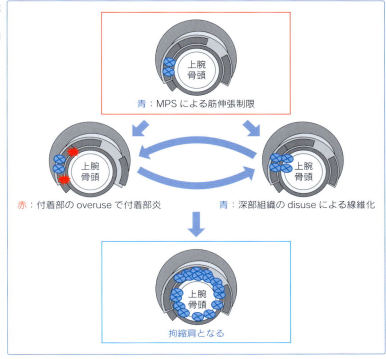

図5 MPSから始まる可動域制限
図内の「青」は線維化や瘢痕，図内の「赤」は炎症や損傷

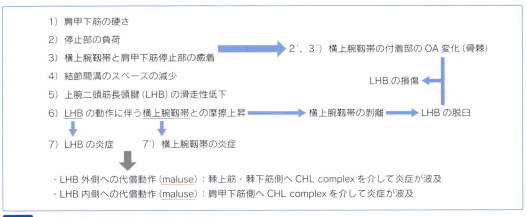

図6 肩甲下筋MPSから始まる拘縮肩への経過

解剖学的特徴に沿って，炎症が波及すると考えている．

　経験上，LHBの単独炎症という患者は極めて稀である（軽度の外旋制限があることが多い）．MPSとしての拘縮肩の原因筋および外旋制限の発症早期の主要な原因筋は，肩甲下筋と知られている．また，筋は起始部よりも停止部に力学的負荷がかかる．さらに，肩甲下筋の停止部は小結節ではなく横上腕靱帯を介して大多数が大結節まで連続している．拘縮肩のうち腱板断裂がない患者では，三角筋/横上腕靱帯/肩甲下筋の間のリリース注射は，病期の初期から晩期を通じて重要な治療部位と考えている．以上から，我々は典型的な凍結肩の病態経過を以下のように推察している．

199

### 2. 棘下筋の MPS から始まる

炎症・損傷・disuse などの原因による CHL 伸張性低下→骨頭の前方偏位→棘下筋下部線維の代償動作→骨頭の上前方偏位 (oblique translation) → CHL 短縮・廃用の悪化→周囲軟部組織の overuse, maluse による炎症→線維化→周囲へ波及.

### 3. 頚部の MPS から始まる

胸鎖関節の可動域低下→鎖骨の運動能低下→肩関節外転制限→腱板の disuse ＋周囲組織の overuse, maluse による炎症→線維化へ進展. 同様の流れは, 顎関節, 帽状腱膜, 後頭下筋群, 僧帽筋上部線維, 斜角筋群などからも始まりうる.

### 4. 腰背部の MPS から始まる

胸腰筋膜・僧帽筋の緊張→肩甲骨の挙上・外旋制限→棘下筋・肩甲下筋などの腱板の overuse →付着部炎→周囲軟部組織の overuse, maluse による炎症→線維化→周囲へ波及.

### 5. 胸腹部の手術創から始まる

前胸部の伸張性低下→胸鎖関節・胸肋関節の可動域低下および大胸筋の伸張ストレス→ CHL の短縮による廃用（線維化）＋腱板の代償作用による overuse →炎症→線維化→周囲への波及.

> **典型的な拘縮肩の病態②炎症（腱板損傷・腱板炎）から始まる（図 7）**

<u>広範囲な炎症ほど, 広範囲な線維化が起きやすい</u>（前述：個人差はある）. 炎症が治まってきた時期に, 十分なリハビリテーションがされていないと収縮性瘢痕が広範囲に残るため急性発症の凍結肩になると考えられる. また, おそらく頻度として高いのは, MPS などの fascia の異常を契機として, 二次的に関節構成靱帯や周囲筋群の maluse および overuse と, 痛みの逃避行動による disuse による伸張制限（ストレッチ不足で結合組織の柔軟性が低下する現象）が相互的に起こり,

反復・拡大する微細な炎症と線維化を経て, 拘縮肩へ進展していくと考えられる.

炎症病態で始まる拘縮肩は, **図 7** のようにイメージされる.

以下に具体例を挙げる.

### 1. overuse による棘上筋腱炎

棘上筋付着部（深部）と GHL の炎症→線維化→腱板の代償動作→ overuse による炎症→線維化→周囲へ波及. 筋, 筋腱移行部, 腱付着部などの解剖学的部位とその損傷の程度によって, 関節安定性への影響は当然異なる. 棘上筋と棘下筋は停止部では重層状態であり, 従来棘上筋断裂と認識されていた病態は, 実は棘下筋の成分の断裂であった, という報告もある.

### 2. 腱板不全断裂

拘縮肩に進展しやすいが, 不全断裂の種類により違う. 関節包面（深部）の断裂に比較して, 滑液包面（浅部）の不全断裂は肩関節の拘縮を起こしやすい傾向にある. その理由は, 周囲の overuse や炎症による変性が原因であることが多いためと推察している. また, 関節包を離断・剥離した場合も, 可動域制限が残ることもしばしばあり, 肩峰下滑液包 (subacromial bursa：SAB) と周囲軟部組織間の剥離が必要なことも多い. また, それでも可動域制限が残る場合は, CHL（狭義）の離断, 上腕二頭筋長頭腱の治療, 烏口突起外側後面と肩甲下筋の癒着（烏口突起下滑液包を含む）剥離, さらに周囲結合組織の柔軟性改善が必要な場合もある.

### 3. 腱板完全断裂

腱板が完全に断裂した場合は, 関節は tight（拘縮）ではなく, loose（弛緩・不安定：穴が空いているため圧が逃げやすいというイメージ）になる. そのため, 全可動域制限をきたすような "いわゆる凍結肩" の病態には進展しにくい. 一方, 完全断裂にも程度がある. 不全断裂に近い病態で, 周囲に強い炎症が起きた場合は, CHL complex・関節包へ

① 肩関節の可動域制限をきたす病態・治療方法

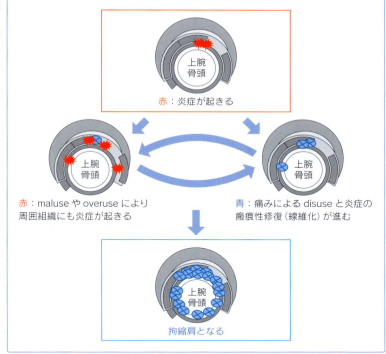

図7 炎症から始まる可動域制限

図内の「青」は線維化や瘢痕，図内の「赤」は炎症や損傷

### 4．石灰化性腱板炎

急性発症の非常に強い痛みによる可動域制限で発症する．早期に治療（ステロイド注射など）がされた場合は，早期に治癒（可動域の full recover・痛み消失）することがほとんどである．一方，治療行為がされなかった場合は，広範囲な炎症の結果として，広範囲の炎症による線維化と，疼痛回避に起因した disuse による筋線維減少と線維化により，腱板全体・CHL complex・関節包の線維化を引き起こし，早期に拘縮肩になると考えられる．なお，腱板の石灰化の位置も，上腕骨大結節の anterior facet と posterior facet の間の解剖学的に凸な部位から始まるとも示唆されている．結果的に力学的ストレスが掛かりやすい部位という理解は同じであるが，石灰沈着と炎症のどちらが先に生じているかは一定の見解はない．

以上の病態から推察するに，炎症期の痛みをどれだけ早くとれるかが，拘縮肩に進展するかどうかのポイントの1つであろう．一方，いくら局所の炎症が強くても，拘縮肩に進展しない人，軽微な炎症でも拘縮肩に進展する人がいるのも事実である．おそらく，内因性疾患（糖尿病，甲状腺機能，副甲状腺機能など）の影響，あるいは，元の組織が回復しやすい人と，線維化反応が起きやすい人などの遺伝的な特性も影響していると思われる．

#### 典型的な拘縮肩の病態③関節包自体から始まる

膠原病などの内因性や上腕二頭筋長頭腱の関節包通過部の炎症により，関節包深層から炎症が始まる．結果，瘢痕と痛みによる disuse により可動域制限が進展する．以下に，その具体例を示す．

1) 関節リウマチによる関節包炎：関節包深層（特に腱板疎部）から始まることが多い．
2) スポーツ障害などによる SLAP（superior

**表5** 急性発症と緩徐発症の病態

A) **急性発症の拘縮肩**：局所の強い炎症（石灰，外傷など）が周囲に広がる→広範囲の線維化で急速に拘縮肩に進展．一般的に，皮膚・筋・内臓でも炎症が強いほど，瘢痕・線維化（傷跡）は大きい

B) **緩徐発症の拘縮肩**：overuse や軽微な外傷がキッカケで，局所で炎症が収まる（線維化）→瘢痕化した組織の周囲組織が overuse などで二次的に炎症→局所で炎症が収まる（線維化）→少しずつ線維化が拡大し拘縮肩に進展

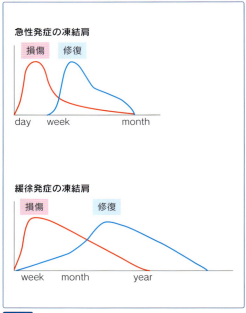

**図9** 急性発症と緩徐発症の病態の違い
【修復の過程は2種類】
1. 線維化を伴わない修復：従来あった組織が再生される修復→拘縮肩にならない．
2. 線維化を伴う修復（瘢痕性修復）：従来の組織では耐久性が低いため線維化が進んだ修復→拘縮肩になる．

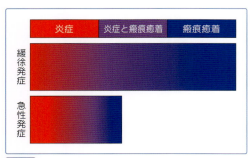

**図8** 急性発症と緩徐発症のイメージ
日本では肩関節周囲炎，国際的には"frozen shoulder"と称される病態は，初めに炎症が生じ，炎症の結果として瘢痕癒着が起こり，やがて炎症が鎮静化して瘢痕癒着が主体となり，さらに瘢痕癒着が解消して可動域が回復する一連の経過を示している．炎症がある時期と瘢痕癒着の起こる時期は明確に区別できるものではなく，実際は併行して病態が進んでいく．経過とともに炎症の中心となる部位が変化する場合もある．

labrum anterior and posterior lesion）損傷・下関節上腕靱帯（inferior glenohumeral ligament：IGHL）損傷
3) 深部の腱板断裂による上関節上腕靱帯（superior glenohumeral ligament：SGHL）損傷
4) OA の骨棘の引っ掛かりやインピンジメントに起因する関節包炎
5) 感染性肩関節炎
6) 上腕二頭筋長頭腱炎の関節包内部への炎症の波及

### 急性発症と緩徐発症の拘縮肩の病態

半年から年余にわたるような緩徐発症だけでなく，1ヵ月ほどの経過で急性発症する場合もある．前述の肩関節拘縮という概念のもと，炎症の病期と強さを勘案して，以下のように分類を提唱したい（**表5，図8**）．

やはり，凍結肩＝どこか1箇所で炎症が起きて，それが周囲に波及していくイメージである．従来の凍結肩の概念（**図1**）でも freezing stage → frozen stage → thawing stage という経過は，炎症の病期を反映していると考えると一元的に理解可能であろう．

急性発症と緩徐発症について**図9～11**のようにまとめた．

### 拘縮肩の治療方法

#### 1. 保存療法

- 炎症の急性期（第1期）の部位：炎症を抑えること（例：非ステロイド性抗炎症薬（NSAIDs）・ステロイドの局所注射・内服，安静）および炎症が起きている原因をなくすこと（線維化部分の fascia リリース，

① 肩関節の可動域制限をきたす病態・治療方法

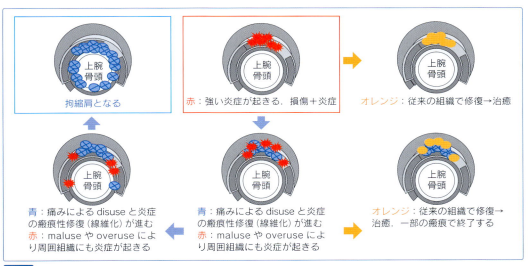

**図10** 急性発症の拘縮肩進展の病態
図内の「青」は線維化や瘢痕，図内の「赤」は炎症や損傷．

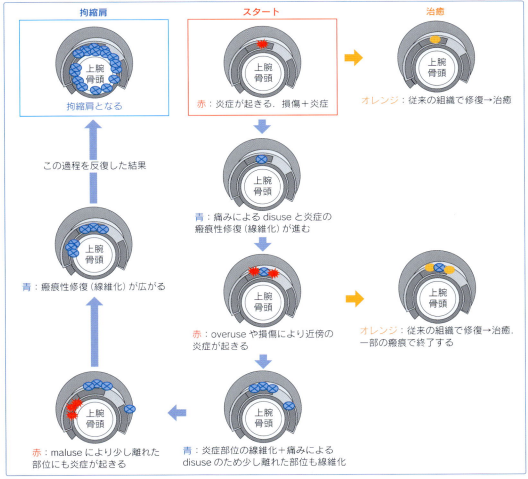

**図11** 局所の炎症から始まる拘縮肩の病態
図内の「青」は線維化や瘢痕，図内の「赤」は炎症や損傷．

maluse に対する動作指導）である．

- **炎症の消退期（第 3 期）の部位**：線維化・瘢痕部位の治療は，その癒着の程度によって，適宜，ストレッチや体操などの運動療法，注射・鍼・徒手などによる fascia リリース，silent manipulation や鏡視下手術などが検討される．

- **石灰や変形性関節症**：石灰や骨棘などが可動域制限や周囲軟部組織の反復炎症の直接的な原因と考えられる場合は，炎症部位へのステロイド注射で十分に疼痛コントロールができない時には，石灰除去術（パンピング）や骨棘を削る手術なども検討する．

## 2．手術療法

- silent manipulation（外来での腕神経叢ブロックによる肩関節授動術）
- 鏡視下の関節包剝離術（手術室での実施）
- カテーテル治療（異常血管の塞栓術）：線維化組織よりも炎症急性期および慢性炎症状態の病態への治療方法の 1 つと推察される．

外来における silent manipulation は，患者の ADL に大きく貢献できる素晴らしい治療手技である．一方，silent manipulation の術後に残存しやすい解剖学的部位があると感じている．関節包では，5 時方向（前下方関節包）と 0 時方向（上方関節包）が多いことを経験している．特に，0 時方向の関節包は残りやすい．しかし，最近は棘上筋深部の関節包付着部や腋窩アプローチによる前下方関節包の fascia リリース注射も実施しており（非常に硬いため，治療者も握力が必要であるが），その有効性を実感している．また，外来授動術・鏡視下剝離術実施後も，肩の動作に関与している結合組織の局所治療の追加が必要な場合も多く，肩甲上腕関節構成組織以外の結合組織の伸張性はほとんど改善しない．外旋制限で最も重要な筋である肩甲下筋の起始部や棘下筋・棘上筋の起始部，また肩関節可動域を代償していた筋群（菱形筋など

の肩甲骨内側縁に付着する筋群，斜角筋などの頚部の筋群，大胸筋から腹筋にかけての胸腹部の筋群など），さらに肩の動作に関与している靱帯・関節（烏口鎖骨靱帯，肩鎖関節，胸鎖関節，胸肋関節，肋骨）などの治療を，リハビリテーション・局所注射などで実施していくことが重要である．

これらの治療方法は，癒着の程度や炎症の病態・病期，治療の範囲，治療の侵襲度によって使い分ける必要がある（**図 12**）．

### 急性発症と緩徐発症の拘縮肩への治療

さらに，急性発症の病態に対応する治療を**図 13**，緩徐発症の拘縮肩に対応する治療を**図 14** に示す．

急性発症でも緩徐発症でも，発症早期から fascia リリース注射とリハビリテーションは重要である．炎症がある＝ステロイドの注射ではない．なぜ，その部位の炎症が起きているかを考えてほしい．炎症の原因が線維化・瘢痕化している別部位の maluse や overuse であることは非常に多い（**図 15**）．

### おわりに

この議論に真の解答を求めるとすれば，可動域制限を伴う肩痛の患者相当数を早期から観察して，初期の炎症の有無，発症と進行の時間経過，発痛部位，可動域制限のタイプなどを調べて集計してみるしかないであろう．そうすれば，そのなかに炎症の関与が強い患者の割合，炎症がほとんど関与しない患者の割合，急性発症と緩徐発症などのサブタイプがどれほどあるか，各種治療への反応性などが実証できるかもしれない．理想的には，炎症と廃用を融合した病態概念に加えて，血流（虚血・うっ血・異常血管）と神経の影響も加味する必要があるであろう．今回の我々の提案は，その第一歩に過ぎない．今後のさら

① 肩関節の可動域制限をきたす病態・治療方法

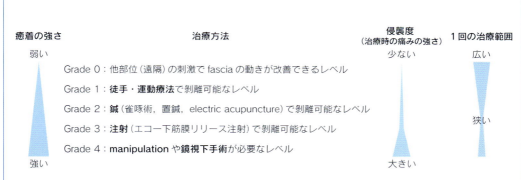

**癒着の Grade 分類**
- Grade 0：例としては，顎関節の治療で，頸部や腰部の可動域が改善するなどがある．いわゆる筋軟部組織による全身の繋がりやバランスの調整という概念である．歯を食いしばると全身の筋緊張が亢進することはよく経験しているだろう（開口状態で重い物を持つのは大変である）．
- Grade 1，2：徒手や鍼にもさまざまな技術があり，優しい刺激から注射に匹敵する剝離を実施できる治療家がいるのも事実である．徒手は低侵襲に広い範囲を短時間で治療可能であるが，強い癒着には対応困難である．
- Grade 2，3：エコー下で的確に治療することが可能になった．
- Grade 4：凍結肩 frozen shoulder や手術後の軟部組織癒着などで実施される．エコー下で鉗子や剪刀で剝離する場合もある．

**図12** 癒着の程度ごとの治療方法（文献5）より引用改変）

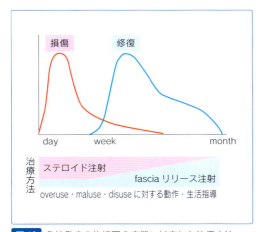

**図13** 急性発症の拘縮肩の病態に対応した治療方法

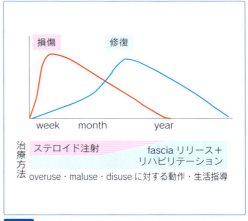

**図14** 緩徐発症の拘縮肩の病態に対応した治療方法

なる議論と研究を期待する．

**文献**
1) AAOS：Frozen shoulder. Orthoorg on American Academy of Orthopedic Surgeons, 2013
2) 沖田　実：関節可動域制限：病態の理解と治療の考え方，三輪書店，東京，2013
3) 松岡史彦ほか：プライマリ・ケア―地域医療の方法，メディカルサイエンス社，東京，2012
4) Chiba K, et al：Involvement of IL-1 in the maintenance of masseter muscle activity and glucose homeostasis. PLoS One 10：e0143635, 2015
5) 小林　只：MPS総括― Fasciaから再整理する軟部組織疼痛病変の診断と治療．第16回筋膜性疼痛症候群研究会，2015

# 5 ［論考］fascia からみた肩関節周囲炎の病態と治療

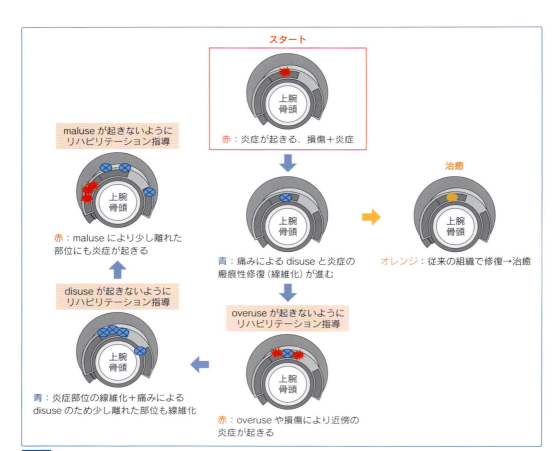

**図15** 拘縮肩の病態に合わせた治療方法のイメージ
図内の「青」は線維化や瘢痕，図内の「赤」は炎症や損傷．

---

### column

## エコーでわかる？ disuse の筋と overuse の筋

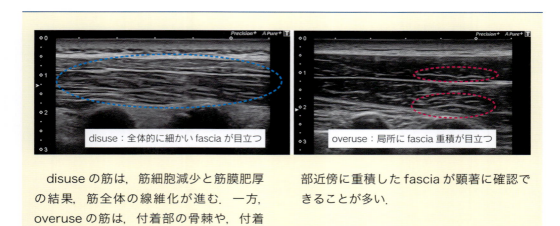

　disuse の筋は，筋細胞減少と筋膜肥厚の結果，筋全体の線維化が進む．一方，overuse の筋は，付着部の骨棘や，付着部近傍に重積した fascia が顕著に確認できることが多い．

# 和文索引

## あ

アセトアミノフェン　188, 189
悪化因子　**48**
アライメント　48

## い

異常血管　184
痛みへの恐怖感　194
インピンジメント　44

## う

烏口肩峰靱帯　68, 73, 87, 99
烏口上腕靱帯　16, 73, 197
──（烏口突起側，上腕骨側）
　101
烏口突起　2
──下滑液包　16
──下滑液包炎　37, **41**
烏口腕筋　16, 17, 19, 61, 64, 68,
　75, 78, 84, 87
──／広背筋　145
──・上腕二頭筋短頭　60, 61,
　80

## え

腋窩神経・腋窩動脈　61
エコー　46, 54
──ガイド下 fascia リリース
　179
──評価　38
エチゾラム　189
炎症　47, 195
──性　56
──の5徴　195
──の急性期（第1期）　195,
　196
──の消退期　48
──の消退期（第3期）　195,
　196

## か

開口・閉口　91
回旋筋腱板　4
外転　6
──挙上　8, 54, **60**
──挙上動作　19
解剖学的関節　3
カイロプラクティック　194
下後方関節包　16, 66, 75, 80
──複合体　150
下前方関節包　16, 78, 82
──複合体　149, 164
肩の解剖　2
滑液包　197
──周囲脂肪層　133
カテーテル治療　204
化膿性関節炎　37
化膿性肩関節炎　**39**
過負荷　111
下方関節包　16, 60, 61
寛解因子　36, 49
緩徐発症　202
──の拘縮肩　205
関節上腕靱帯　197
関節内出血　37
関節包　3, 164
──複合体　52, **147**
──複合体の fascia リリース
　152
──複合体の機能解剖　150
──複合体の評価法　152
関節モビライゼーション　179
関節リウマチ　37, 201
関連圧痛　38

## き

偽痛風　37
機能的関節　3
灸　176
吸気時　90
急性発症　202

──の拘縮肩　205
──の拘縮肩進展　203
胸骨　3
胸鎖関節　2, 3, 73, 87
──・胸肋関節　61
鏡視下手術　**53**
鏡視下の関節包剝離術　204
狭心症発作　37
胸肋関節　3
棘下筋　4, 16, 61, 64, 84, 200
──MPS　58
──下脂肪体　16, 66, 71, 73,
　75, 84, 120
──下部線維　16, 60, 66, 68,
　75, 77, 79, 82
──下部線維・小円筋　61, 78,
　82
──上部・中部線維　64
──上部線維　16, 71
──上部線維・棘上筋後部線維
　64, 68, 70, 73
──中部・下部線維　64, 75
──中部・下部線維・小円筋
　71
──中部線維　16, 71, 73, 84
棘上筋　4, 16, 19, 61, 64, 68
──（筋内腱，停止部）　141
──下脂肪体　16, 142
──腱炎　200
──後部線維　16, 60, 61, 64,
　71
──深部　60
──深部・関節包上面　61
──前部線維　16, 66, 68, 71,
　73
──前方部　148
局所血流　187
局所注射　204
局所のステロイド注射　192
挙上　33
筋弛緩薬　185
筋断裂　**41**
──・血腫　37
筋皮神経　146

207

# 索引

筋膜性疼痛症候群　38
筋膜リリース　179

## く

屈曲　6
――・1st 内旋　57
――挙上　7, 21, 65
クロナゼパム　189

## け

桂枝加朮附湯　189
桂枝加苓朮附湯　189
桂枝茯苓丸　189
痙縮　194, 195
痙性　194
頸長筋　19
血腫（外傷性）　41
結晶性関節炎　37
――（偽痛風）　39
結晶誘発性関節炎　45
結帯動作　8, 13, 31, 54, 57
――からの分析　88
結髪動作　8, 32, 54, 57
――からの分析　92
肩関節　2
――運動　6
――拘縮　193
――周囲炎　47, 92, 192
――周囲炎の鑑別　51
――脱臼　37
――評価　15
肩甲下筋　4, 16, 19, 84
――／前鋸筋　143
――下部線維　16, 60, 61, 64, 75, 77
――起始部（上部）　138
――上部線維　16, 64, 71, 73, 80, 82, 84, 87
肩甲胸郭関節　2, 4, 60, 67, 74, 80, 83
――の動作　17
肩甲挙筋　17, 19
肩甲棘　73, 180
――（僧帽筋）　60, 61, 82, 84
――（僧帽筋停止部）　68, 87

肩甲骨　2
――運動左右差　89
――関節下結節　124
肩甲上神経　61, 68
――（C5, C6）　169
――・肩甲上動脈　169
肩甲上腕関節　2, 3, 62, 67, 74, 76, 79, 85, 147
――以外の評価　88
――と肩甲胸郭関節の評価　17
――の動作　16
――の評価　16
肩鎖関節　2, 3, 61
検者間再現性　46
検者内再現性　46
肩痛　54
腱板　3
――炎　37
――炎（棘下筋腱炎）　44
――炎（棘上筋腱炎）　44
――炎（肩甲下筋腱炎）　44
――完全断裂　42, 200
――筋群　147
――疎部　3, 16, 149
――疎部の肥厚と血流増加　156
――疎部の評価と治療　156
――断裂　37, 92
――断裂を合併している肩関節周囲炎　92
――不全断裂　43, 93, 200
肩部の夜間痛　182
肩峰下圧　183
肩峰下滑液包　4, 16, 51, 60, 61, 64, 68, 75, 78, 80, 84, 99, 132, 136, 155, 200
――炎　37, 40
肩峰下関節　2, 4

## こ

抗うつ薬　188
膠原病　37
拘縮　195
――肩　193, 195, 196
広背筋　16, 19, 60, 61, 64, 66, 68, 71, 73, 75, 78, 82, 84, 87
――停止部　117

後方関節包　16, 71, 84
――複合体　120, 150
国際疼痛学会　193
五十肩　47, 192
固縮　194, 195
誤使用　192
骨棘　93
骨腫瘍　37
骨折　37
骨端線損傷　37
骨盤と肩の関係　33
骨盤の後傾　33
骨盤の前傾　34
骨梁骨折　46
誤用・代償動作　194

## さ

鎖骨　3
――上窩　139
三角筋　16
――／棘下筋　120
――／肩甲下筋　106
――／小胸筋（烏口突起付着部）　108
――下滑液包　16, 132
――下滑液包炎　40
――筋膜浅層　129
――後部線維　16, 66, 68, 71, 73, 75, 78, 80, 82, 84, 87
――前部線維　16, 64, 66, 68, 71, 73, 75, 78, 80, 82, 84, 87
――中部・後部線維　82
――中部線維　16, 60, 61, 64, 68, 78, 82
産業リハビリテーション　194

## し

ジアゼパム　189
時間経過　38, 50
自動関節可動域　15, 193
四辺形間隙　124, 125, 174
斜角筋　19
雀啄術　177
芍薬甘草湯　185, 189
尺骨神経　77, 166, 167
収縮痛　15, 50, 59, 62, 65, 69,

索　引

74, 76, 79, 81, 85
授動術　39, **53**
小円筋　4, 16, 19, 66, 68, 71, 75, 78, 80, 82
────・棘下筋下部線維　67, 87
上関節上腕靱帯　16, 148, 159
小胸筋　16, 17, 19, 60, 61, 68, 73
上後方関節包　16
────複合体　150
上肢の肢位　6
上前方関節包　16, 68, 73
────複合体　147
────複合体（肩甲骨付着部）141
────複合体（腱板疎部）　156
────複合体（棘上筋＋関節包）154
上方関節包　16, 64
────・棘上筋深部　64
上方支持組織　17, 41, 184
小菱形筋　19, 126
上腕骨　3
上腕三頭筋　16, 68, 84
────長頭　16, 60, 61, 66, 68, 78, 84, 87
────長頭腱／小円筋　124
上腕二頭筋　16, 68, 84
────短頭　16, 64, 71, 75, 78
────短頭・烏口腕筋　66, 75
────長頭　66
────長頭・短頭　68, 73, 78, 84, 87
────長頭腱　158, 198
────長頭腱／横上腕靱帯　110
────長頭腱／結節間溝入口部　110
────長頭腱炎　37, **43**
深吸気と深呼吸　57
神経リリース　**166**
靱帯　79
伸張痛　15, 50, 59, 62, 65, 67, 69, 72, 74, 76, 79, 81, 83, 85
伸展　6, 7, **22, 67**
振動刺激　179
心理的要因　184
診療フローチャート　54, 55

### す

随伴症状／重篤度　38, 49
水平屈曲　6, 9, **29**, 57, **83**
水平伸展　6, 9, **30**, **85**
睡眠姿勢　185
睡眠薬　185
スクリーニング　18, 32, 54
ステロイド　39, 47, 188
ストレイン・カウンターストレイン　179
ストレッチ　176
スポーツ障害　201

### せ

生活指導　182
正中神経　68, 166, 167
石灰化性腱板炎　37, **45**, 201
セルフケア　176
セレコキシブ　188, 189
線維化　48
────・瘢痕　47
前下関節上腕靱帯　16
全可動域診察の一般的な手順　59
前鋸筋　16, 140
────下部線維　60, 61, 68, 75, 179
────上部線維　60, 61, 71, 73, 78, 80, 84, 138
仙腸関節　33
洗髪　50
前方関節包　16, 78, 87
────複合体　149
────複合体（上部肩甲下筋＋関節包）　158
────複合体（中部肩甲下筋＋関節包）　162

### そ

早期の凍結肩　58
僧帽筋　16, 84, 138, 140
────・肩甲棘　71, 80
────と棘上筋の間　80
組織間リリース　179

### た

第1肩関節　2
第2肩関節　2, 4
大円筋　16, 19, 60, 61, 66, 68, 71, 75, 78, 80, 82, 84
────・広背筋　75
大胸筋　16, 19, 61, 64, 75, 77, 84, 181
────／小胸筋　115
────胸肋部線維　16
────鎖骨部　16, 68, 80, 82
────鎖骨部・胸部　66, 84, 87
────（鎖骨部・胸部・腹部）　78
────鎖骨部・中部　64, 71, 73, 75
────鎖骨部線維　16
────腹部　60
体操　176
代替療法　194
大動脈解離　37
大菱形筋　17, 19, 126
他動関節可動域　15, 193
単純X線写真　46
胆石発作　37

### ち

チザニジン　189
遅発性筋痛症　38, 196
中関節上腕靱帯　16, 162
注射　**53**
────以外の治療方法　176
治療的診断　38

### つ

痛覚過敏部位　194
使い過ぎ　192, 194

### と

凍結肩　37, 47, 51, 192
────以外の肩関節周囲炎　50, 51
────（重度の癒着性肩関節包炎）**40**

209

# 索 引

――の診断・評価　52
――の定義　52
橈骨神経　61, 75, 80, 166, 167
――溝　171
動作筋　16
動作痛・可動域制限　58
頭長筋　19
疼痛閾値　194
疼痛誘発動作　50
徒手　176, 179
ドプラ　38
トラマドール/アセトアミノフェン　188, 189

内転　6, 62
――動作　**20**
内服薬　185

二朮湯　189
日常生活動作　182
認知行動療法　176
猫背　17

は

場所/放散　49
――/可動域　37
パソコン作業姿勢　184
発症様式　36, 49
発痛源　**48**, 179
――の検索　49
――評価　49
鍼　176, 177
半夏厚朴湯　189

バンザイ動作　89

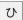

皮下組織のつまみ圧痛　180
非ステロイド性抗炎症薬　47, 188
皮膚ズラし　180
疲労骨折　46

ふ

附子　189
付着部炎　198
物理療法　176
不動・廃用　192, 194
ブラジャーをつける動作　50
プーリーシステム　111
プレガバリン　188, 189
プレドニゾロン　188

へ

米国整形外科学会　194
ベルトをつける動作　50
変形性肩関節症　37, **40**, 196
ベンゾジアゼピン　185, 188

ほ

ポジショナルリリース　179
ポスト・アイソメトリック・リラクゼーション　179

ま

マッスルエナジーテクニック　179

マッスルペインリリーフ　179
麻痺　194

ミオラブ　179
メロキシカム　189

もやもや血管　184
問診　36, 49

や行

夜間痛　50
薬物療法　176, 188
癒着のGrade分類　205
抑肝散　189
――加陳皮半夏　189

ら行

リウマチ性多発筋痛症　37
リハビリテーション　92, 200, 204
リフトオフ　69, 70
菱形筋　17, 19, 80, 84, 126
ロキソプロフェン　188, 189
肋椎関節包靱帯　80, 84
肋骨　3

腕神経叢　68, 75, 78, 80

# 数字・欧文索引

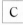

1st 外旋　6, 10, **24**, 72
1st 内旋　6, 10, **23**, 69
2nd 外旋　6, 11, **26**, 76
──＋3rd 内旋　54
2nd 内旋　6, 11, **25**, 74
3rd 外旋　6, 12, **28**, 81
3rd 内旋　6, 12, **27**, **79**, 90

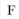

active range of motion（aROM）
　　15, 38, 193
aROM 3rd 内旋　27
aROM ＜ pROM　62, 65, 67,
　　69, 72, 76, 79, 81, 85
aROM ＝ pROM　62, 65, 69,
　　72, 76, 79, 81, 85
ADL　182
AKA-博田法　179
American Academy of Ortho-
　　paedic Surgeons（AAOS）
　　194
anatomy train　48
arthroscopic surgery　53
articular capsule complex　52,
　　147
axillary pouch　164

belt-tying movement　31
brusa　197

complicating factors　48
coracohumeral ligament（CHL）
　　56, 57, 101, 197, 200
──complex　101, 113
CT　46

delayed onset muscle soreness
　　（DOMS）　196
disuse　192, 194, 197, 206
drop arm sign　42

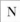

fascia と space で整理した肩の
　　解剖　198
fascia リリース治療　192
fibrillar pattern　100, 113
freezing　197
──stage　47, 193
frozen　197
──shoulder　47, 192, 193
──stage　47, 193

glenohumeral joint（GHJ）　3
glenohumeral ligament（GHL）
　　197

Hill-Sachs lesion　46
Hoppenfeld　31, 32

I

inferior apley scratch test
　　（iAST）　32
inflammation　195
injection/fascia release　53

L

lift off　70
long head of biceps（LHB）
　　198
──lesion　198

long head of biceps brachii
　　（LHB）　110
long head of biceps tendon
　　（LHB）　158

M

maluse　194
──/misuse　192, 197
manipulation　39, 53
medial glenohumeral ligament
　　（MGHL）　162
MRI　46
myofascial pain syndrome
　　（MPS）　38, 51, 184
MYORUB®　179

N

nerve tension test　166
nerve traction syndrome　166
nerve traction test　167
Nicolas Andry　194
NSAIDs　47, 188

O

obligate translation　120, 198
onset　36, 49
OPQRST　36, 49
osteoarthritis（OA）　196
overuse　42, 47, 111, 192, 194,
　　197, 200, 206

P

palliative/provocative　36, 49
passive range of motion
　　（pROM）　15, 38, 193
peribursal fat（PBF）　41, 100,
　　133, 136, 155
PMR　37
pull-down 現象　100

211

quadrilateral space(QLS) 124
quality 37

region/radiation 49
——/ROM 37
related symptoms/severity 38, 49
rigidity 194
rotator cuff 4, 147
Rouvière 孔 183, 197

scapulohumeral periarthritis 192
silent manipulation 204
SLAP (superior labrum anterior and posterior lesion) 201
——損傷 37
source of pain 48
spasticity 194
subacromial bursa (SAB) 4, 51, 56, 57, 132, 136, 155, 200
subdeltoid bursa 132
superior apley scratch test (sAST) 32
superior facet 154
superior glenohumeral ligament (SGHL) 148, 159
supraspinatus fascia 154

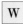

thawing 197
——stage 47, 193
THE 整形内科 188
time course 38, 50

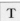

Weitbrecht 孔 183, 197

検印省略

Fascia の評価と治療
# 肩痛・拘縮肩に対する Fascia リリース
肩関節周囲炎を中心に

定価（本体 5,500円＋税）

2018年7月18日　第1版　第1刷発行

| 編集主幹 | 木村　裕明 |
|---|---|
| 編　　集 | 高木恒太朗・並木　宏文・小林　只 |
| 発 行 者 | 浅井　麻紀 |
| 発 行 所 | 株式会社 文 光 堂 |
| | 〒113-0033　東京都文京区本郷7-2-7 |
| | TEL （03）3813-5478（営業） |
| | 　　（03）3813-5411（編集） |

© 木村裕明・高木恒太朗・並木宏文・小林　只，2018　　印刷・製本：広研印刷

乱丁，落丁の際はお取り替えいたします．

ISBN978-4-8306-2737-8　　　　　　　　　　　　　　Printed in Japan

・本書の複製権，翻訳権・翻案権，上映権，譲渡権，公衆送信権（送信可能化権
　を含む），二次的著作物の利用に関する原著作者の権利は，株式会社文光堂が
　保有します．
・本書を無断で複製する行為（コピー，スキャン，デジタルデータ化など）は，
　私的使用のための複製など著作権法上の限られた例外を除き禁じられています．
　大学，病院，企業などにおいて，業務上使用する目的で上記の行為を行うことは，
　使用範囲が内部に限られるものであっても私的使用には該当せず，違法です．
　また私的使用に該当する場合であっても，代行業者等の第三者に依頼して上記
　の行為を行うことは違法となります．
・JCOPY〈出版者著作権管理機構 委託出版物〉
　本書を複製される場合は，そのつど事前に出版者著作権管理機構（電話03-
　3513-6969，FAX 03-3513-6979，e-mail：info@jcopy.or.jp）の許諾を得てください．